U0641712

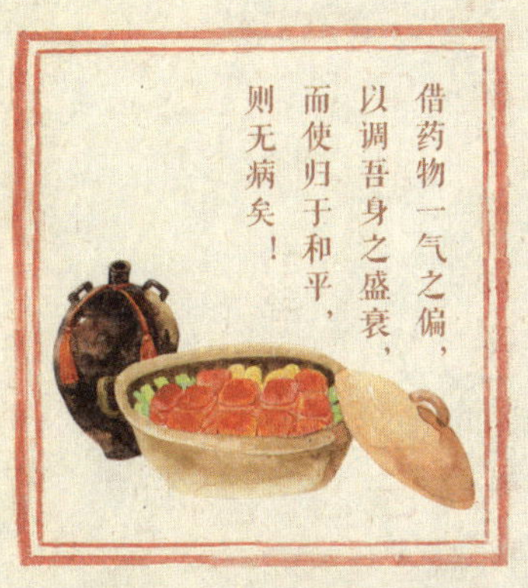
借药物一气之偏，
以调吾身之盛衰，
而使归于和平，
则无病矣！

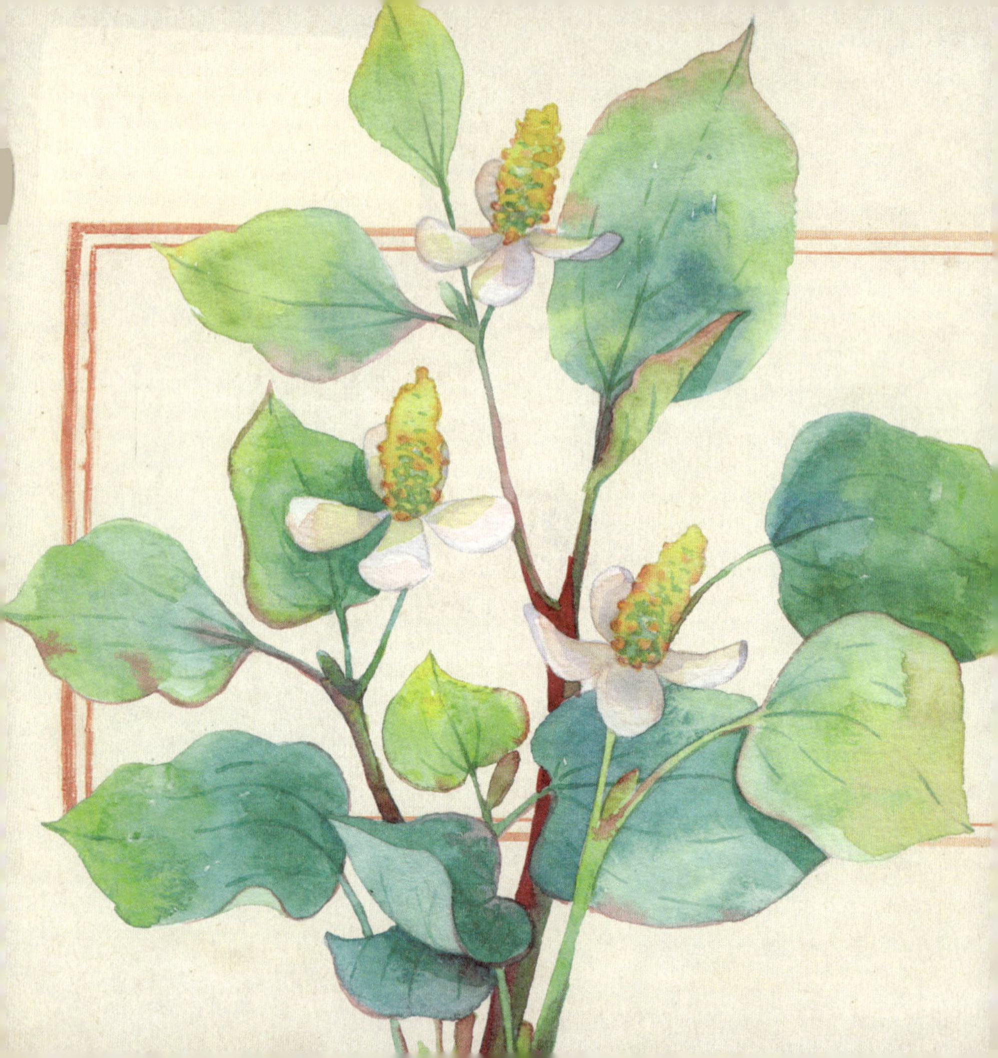

本草厨房

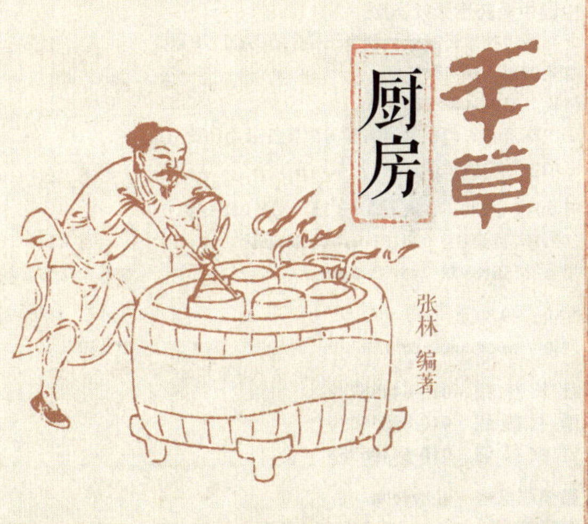

张林 编著

全国百佳图书出版单位
中国中医药出版社
·北京·

图书在版编目（CIP）数据

本草厨房/张林编著. —北京：中国中医药出版社，2021.2
ISBN 978–7–5132–6266–8

Ⅰ.①本… Ⅱ.①张… Ⅲ.①食物本草–介绍–中国 Ⅳ.①R281.5

中国版本图书馆CIP数据核字（2020）第104509号

中国中医药出版社出版
北京经济技术开发区科创十三街31号院二区8号楼
邮政编码 100176
传真 010-64405721
山东临沂新华印刷物流集团有限责任公司印刷
各地新华书店经销

开本880×1230 1/48 印张4.75 字数211千字
2021年2月第1版 2021年2月第1次印刷
书号 ISBN 978–7–5132–6266–8

定价 49.80元
网址 www.cptcm.com

社 长 热 线 010-64405720
购 书 热 线 010-89535836
维 权 打 假 010-64405753

微信服务号 zgzyycbs
微商城网址 https://kdt.im/LIdUGr
官 方 微 博 http://e.weibo.com/cptcm
天猫旗舰店网址 https://zgzyycbs.tmall.com

如有印装质量问题请与本社出版部联系（010-64405510）

前言

本草，始见于『汉书·平帝纪』，是中草药的另一种说法。中医用本草治病已有几千年的历史了，源远流长，及至16世纪，医药学家李时珍系统整理撰述『本草纲目』一书，收录药物1892种，为后人留下了一笔无比宝贵的财富。

那么本草为什么能治病呢？

清代著名医家唐容川在『本草问答』中说：『人生本天亲地，即秉天地五运六气以生五脏六腑。凡物虽与人异，然莫不本天地之一气以生，特物得一气之偏，人得天地之全耳。设人身之气偏胜偏衰，则生疾病。又借药物一气之偏，以调吾身之盛衰，而使归于和平，则无病矣！盖假物之阴阳以变化人身之阴阳也。故神农以药治病。』

本草能治病养生，盖因其独特的性味可以调和人体的阴阳。阴阳平衡，百病不生。

本书精心挑选了46味药食两用的常见药材，秉持通俗易懂、深入浅出的原则，精练阐述了药材的性味与功效主治和用药宜忌，并推荐适合家庭制作的药膳和药方，是一本趣味性、实用性兼顾的家庭重要养生书。

每个人的体质各有不同，本草疗效也各有差异。在制作膳食时一定要对症下药，用对分量，仔细斟酌。如有必要，请务必在医生指导下使用。

目录

第一章 健脾胃，安心神，补养气血

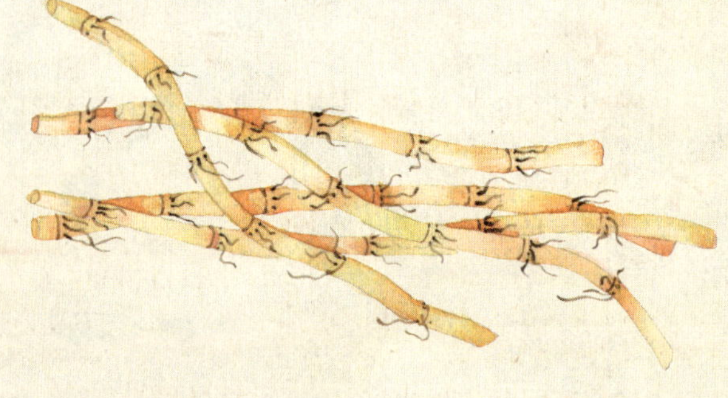

第二章 润肺止咳，通利二便

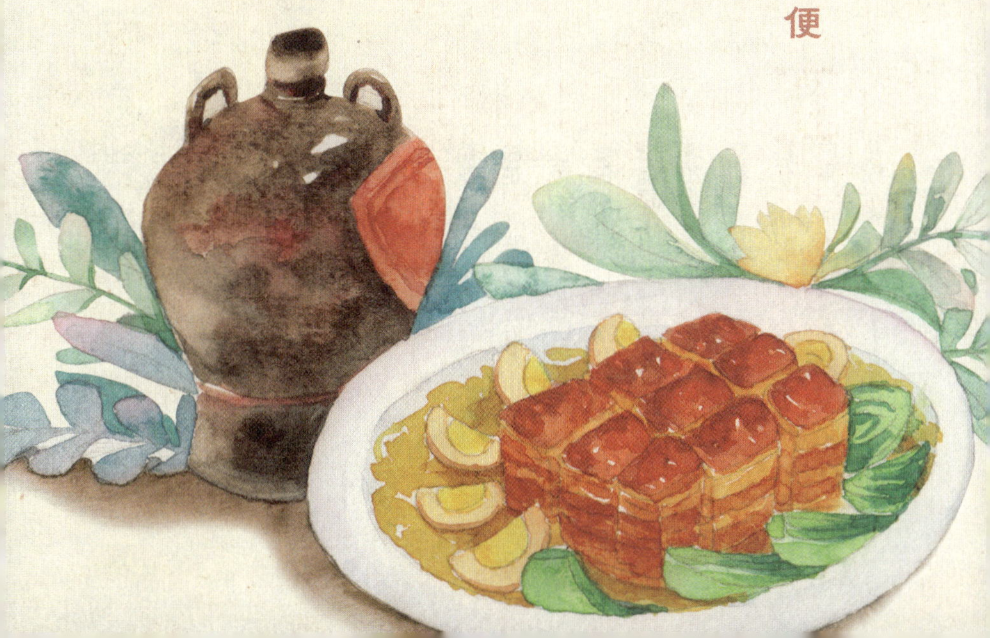

第三章 清火解毒，护肝补肾

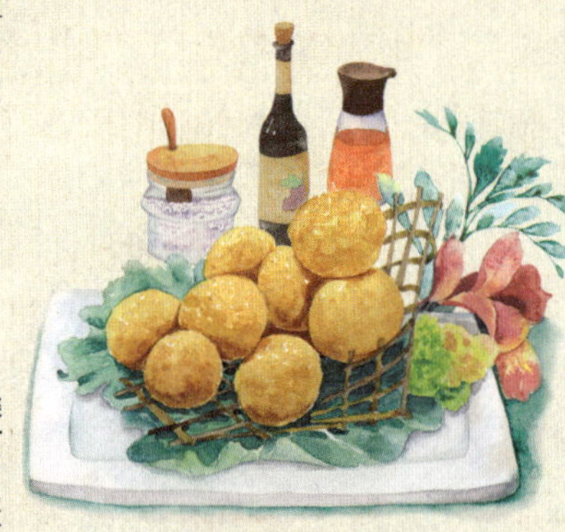

第四章 调理常见病，体健一身轻

第五章 小儿调养，胃口好、身体棒

附录

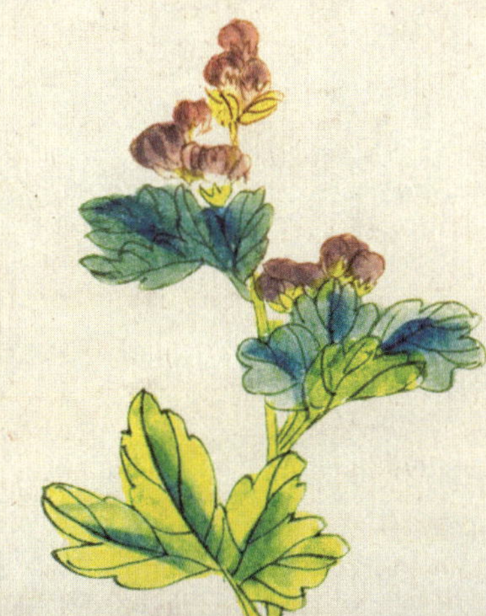

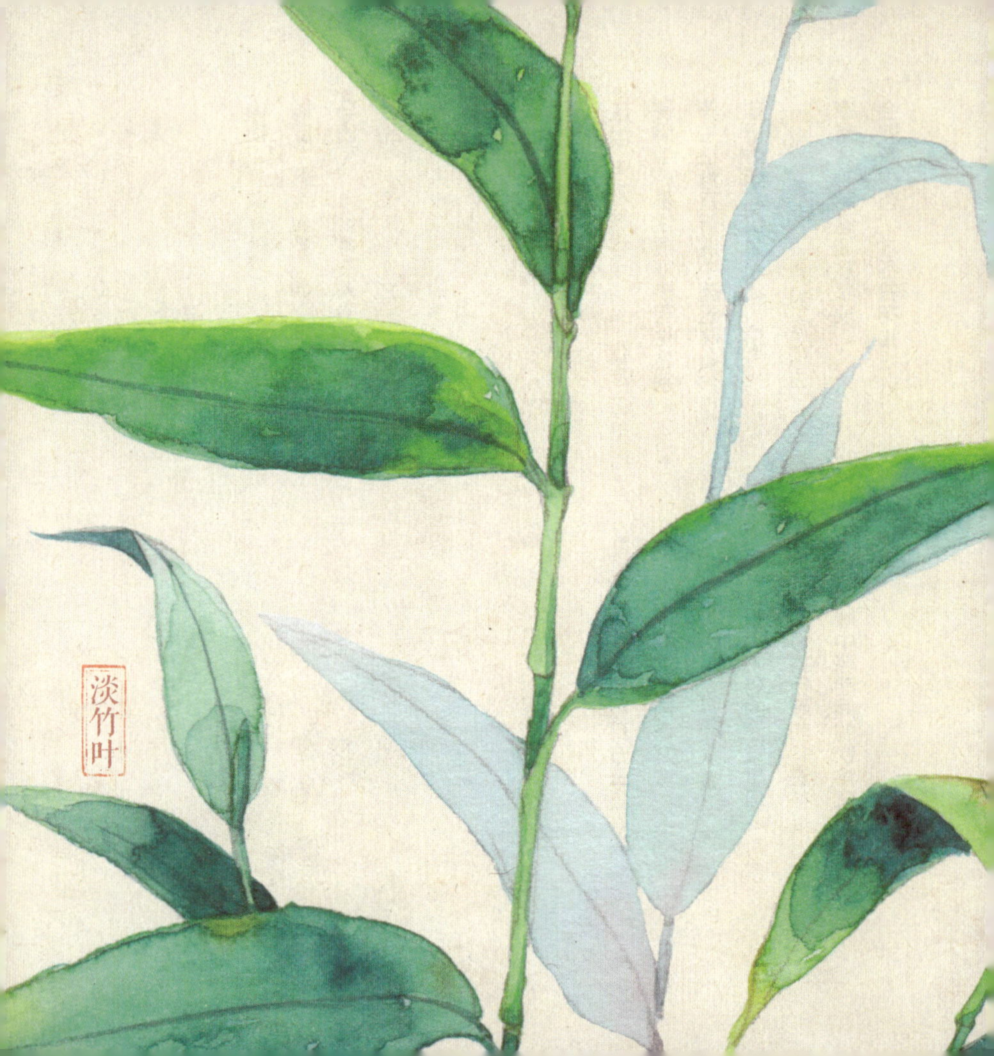
淡竹叶

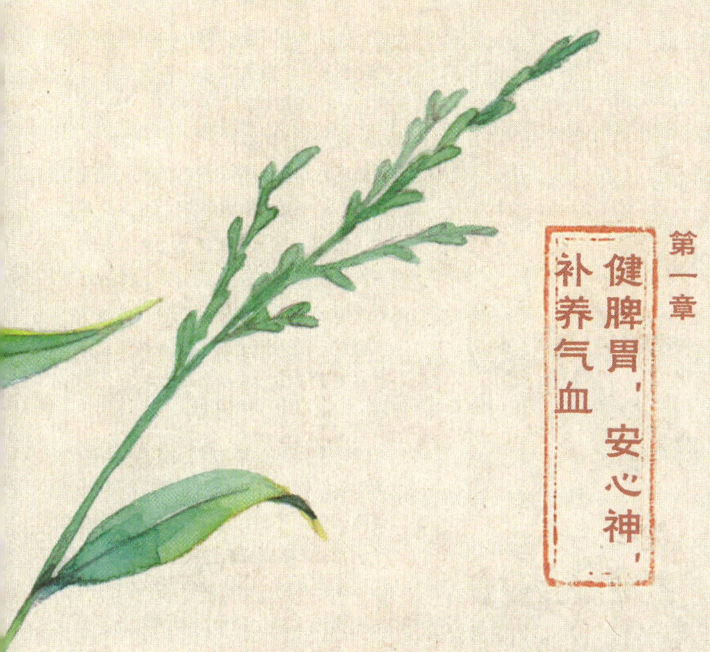

第一章 健脾胃，安心神，补养气血

枸杞子

强健体质，增强抵抗力

枸杞子味甘，性平，归肝、肾经，具有滋补肝肾、益精明目的功效，用于腰膝酸痛、眩晕耳鸣、阳痿遗精、内热消渴、血虚萎黄、目昏不明。

——《中华人民共和国药典》

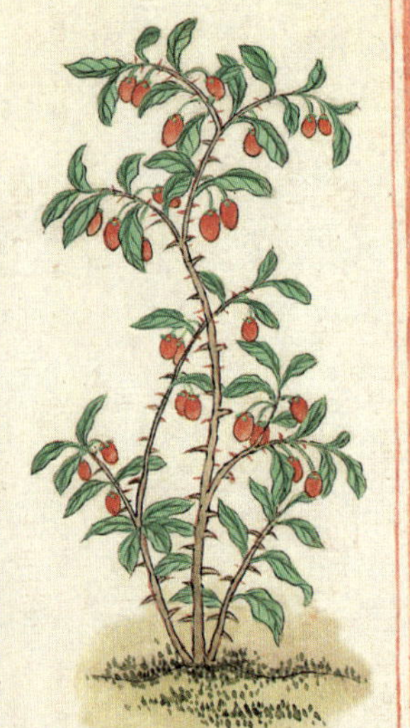

“枸”“杞”二字，最早可见于《诗经》的《小雅》中，“陟彼北山，言采其杞”；“翩翩者骓，载飞载止，集于苞杞”。李时珍在《本草纲目》中提道：“枸杞，二树名。此物棘如枸之刺，茎如杞之条，故兼名之。”这就是枸杞名字的来源。

枸杞子适合体质虚弱、抵抗力差的人服用。但一定要注意用量，每天一小把就够了（20 克以内），过量反而容易引起上火，可能会流鼻血或眼睛红胀等。此外，感冒发烧、腹泻或身体有炎症期间，最好别吃枸杞子，可能会加重病情。

具体吃法，干嚼、泡水、煮粥、炖汤，请随意发挥，还可以用来泡酒，等等，简直万能。不过，吃枸杞子前建议洗一洗，去掉表面附着的灰尘。

提起枸杞子，往往想到宁夏中宁，可见当地在枸杞营销上相当成功。但单就枸杞子的功效而言，产自甘肃、宁夏、新疆、内蒙古还是青海，并不那么重要，重要的是你买到的是不是纯天然的、没被硫黄熏过，或者用亚硝酸钠处理过的枸杞子。

以枸杞子养生，历史十分悠久。在《诗经》中就先后出现过六次枸杞的身影，历代文人也曾在诗词作品中多次提到枸杞。其中最著名的，是刘禹锡的《楚州开元寺北院枸杞临井繁茂可观，群贤赋诗因以继和》：

僧房药树依寒井，
井有香泉树有灵。
翠黛叶生笼石甃，
殷红子熟照铜瓶。
枝繁本是仙人杖，
根老新成瑞犬形。
上品功能甘露味，
还知一勺可延龄。

这些枸杞子不能买

1. 色彩鲜红亮丽——硫黄熏过
2. 闻起来气味刺鼻——硫黄熏过
3. 入水后，水变成红色——硫黄熏过
4. 入水后，水迅速变黄——用亚硝酸钠处理过
5. 带酸味的枸杞——硫黄熏过

诗人把枸杞枝干比喻成“仙人杖”，老根形容成“瑞犬”，足见其对枸杞的喜爱。“甘露味”“可延龄”说明了枸杞的药用性。

大诗人陆游活到了 85 岁，在那个时代，可以说是很长寿了。他的长寿与他注重养生密不可分。在《玉笈斋书事》一诗中，陆游说自己“晨斋枸杞一杯羹”，每日早饭都要饮一杯用枸杞子熬制的羹汤，以此来养生。

枸杞子的食用和药用价值就这样伴随着诸多佳作名句，一代代传颂了下来。

健脾益血 红杞三七鸡

材料／母鸡1只，枸杞子15克，三七10克，生姜、葱、料酒、胡椒粉、味精各适量。

做法／❶将鸡宰杀，处理干净后切块；枸杞子洗净；将4克三七研成粉末，其余6克泡软后切片；生姜切片，葱切段备用。❷将鸡在沸水锅中汆去血水，捞出沥干后，和枸杞子、三七片、生姜片、葱段一同放入锅中，注入少量清汤，加入胡椒粉、料酒，撒上三七粉，盖好锅盖，大火蒸2个小时左右，出锅时加入味精调味即可。

功效／健脾补气、补虚益血。

注意／孕妇忌食用。

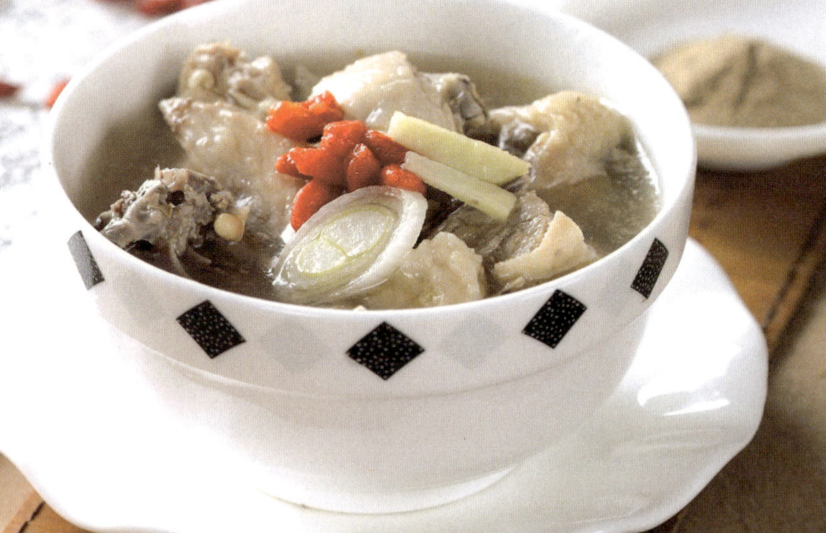

安神养血名方 杞圆膏

枸杞子（去蒂）五升，桂圆肉（龙眼肉）五斤。上二味为一处，用新汲长流水五十斤，以砂锅桑柴火慢慢熬之，渐渐加水煮至杞圆无味，方去渣，再慢火熬成膏，取起，瓷罐收贮。不拘时频服二三匙。

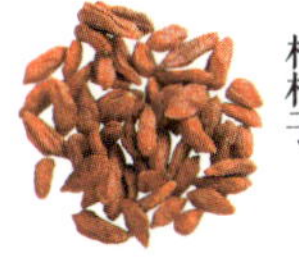
枸杞子

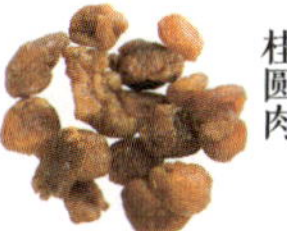
桂圆肉

这个方子出自明朝儒医洪基所著的《摄生秘剖》，有安神养血、滋阴壮阳、益智、强筋骨、泽肌肤、驻颜色等功效。方子非常简单，只有两味原料，却深得中医养生的精髓。枸杞子可补肝益肾，龙眼肉能补益心脾，心主血，脾统血，肝藏血，二者搭配有很好的养血安神作用，特别适合气血亏虚的人食用，比如贫血、失眠、身体虚损、肾虚遗精等，都适合食用杞圆膏进行调养。

杞圆膏的家庭做法

材料／枸杞子 50 克，龙眼肉 50 克。

做法／❶把枸杞子和龙眼肉洗干净，放进锅里，加入适量水。❷大火煮开后改小火继续煮约 4 个小时。边煮边搅动，以免锅底焦糊，还需不断加水，以免水烧干了。❸最后，也不必去渣，只要将煮好的杞圆膏晾凉封装，冷藏在冰箱中即可。

吃法／可以每天吃一次，一次取两三勺，用开水化开饮用。

注意／杞圆膏性偏黏腻，滋补力强，脾胃虚弱的人不宜食用。

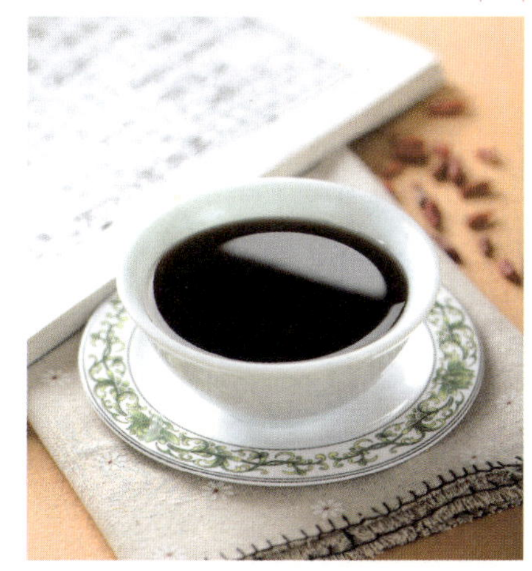

枣

补脾胃，养血安神

红枣，味甘，性平，入脾经，功可补脾胃、养血安神、缓和药性，主治脾胃虚弱、气虚不足、倦怠乏力，或脏躁证、情绪不宁。

——《中华人民共和国药典》

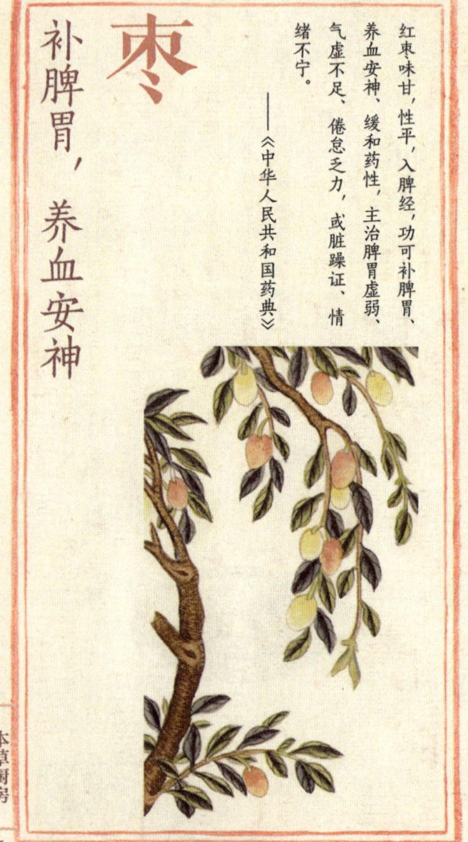

大枣是中国特产，早至春秋即栽种采收，《诗经 · 七月》言：八月剥枣，十月获稻。人们把打枣看作与收割庄稼同等重要的农事。后世人们更把枣列入“五果”，即桃、李、梅、杏、枣，并流传“日食三枣，长生不老”的较为夸张的谚语。

大枣具有其他常见食物无可比拟的食疗作用，不仅维生素含量丰富，有“天然维生素丸”的美誉，而且在各种药理研究中被验证具有多靶点作用，如提高人体免疫力、抑制癌细胞、防止胆结石，软化血管、降低血压、抗过敏和保肝等，具体诠释了中药的多方位和多系统作用。在日常生活中，大枣还有几大常用之处：一是风寒感冒后，同葱白、豆豉和醋搭配，熬粥，美名“神仙粥”，与解表名方桂枝汤有异曲同工之妙；二是病后血虚，面色无华，大枣平补，可长期服用。

大枣吃法多样，除常规泡水外，还可煲汤、煮蛋、熬粥、泡酒，烹调时掰成几瓣，以便果肉得到最大利用。用量以 6~15 克为宜。

大枣作为一大经济作物，各地均产，但以以下几大地区最为知名：山东、山西、河北、新疆、陕北、甘肃。

大枣甘平，温补胃气。李时珍常将大枣用于病后体虚的调理，如将干枣去核，火烤后研末，加少量生姜末，开水送服，“可大益胃气”。大枣也用于伤寒病后，口干咽痛，喜唾。“用大枣二十枚、乌梅十枚，捣烂，加蜜做成丸，口含咽汁，甚效。”欧阳修还在《送襄陵令李君》中写道：

红枣林繁欣岁熟，
紫檀皮软御春寒。
民淳政简居多乐，
无苦思归欲挂冠。

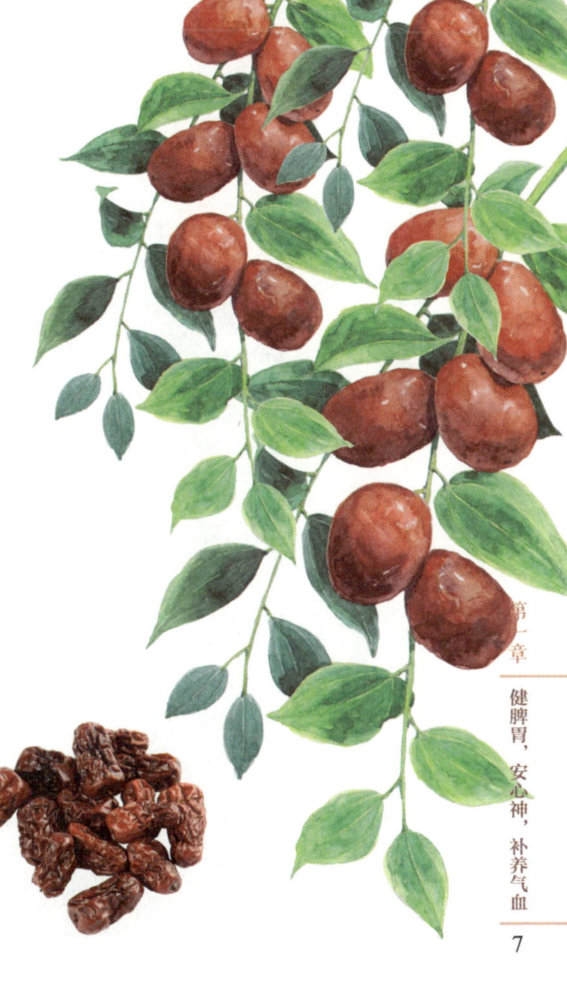

欧阳修将枣皮比作紫檀，赞美其温胃散寒的功效。

本草厨房

健脾祛湿 扁豆大枣汤

材料／白扁豆100克，大枣30颗，白糖适量。

做法／❶白扁豆除去杂质，洗净；大枣洗净。❷锅中加入适量清水，放入白扁豆，大火煮沸后放入大枣，煮沸后改用小火煮至白扁豆熟烂，加入白糖调味即可。

功效／补脾养胃、祛湿止泻。适于脾胃虚寒夹湿者。

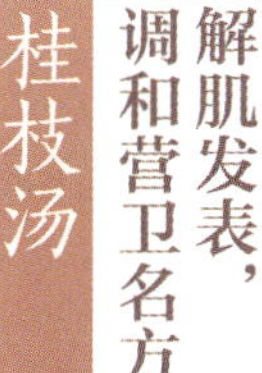

桂枝汤

解肌发表，调和营卫名方

太阳中风，阳浮而阴弱。阳浮者，热自发；阴弱者，汗自出。啬啬恶寒，淅淅恶风，翕翕发热，鼻鸣干呕者，桂枝汤主之。桂枝汤：桂枝三两，芍药三两，甘草二两，生姜三两，大枣十二枚。

此方出自《伤寒杂病论》，被誉为“伤寒第一方”，桂枝辛温，芍药酸寒，桂枝君芍药，是于发散中寓敛汗之意；生姜之辛，佐桂枝以解肌表；甘草甘平，调和表里，且以调和诸药。尤借大枣之甘，佐芍药以和营，以桂、芍之相须，姜、枣之相得，调和气卫血营。现用于外感风寒表虚证，表现为头痛发热、汗出恶风。

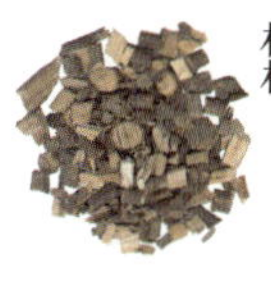
桂枝

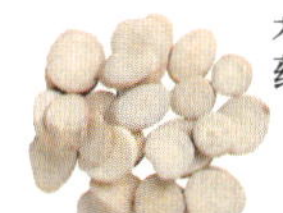
芍药

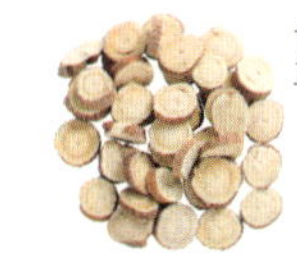
甘草

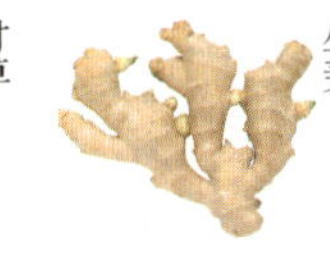
生姜

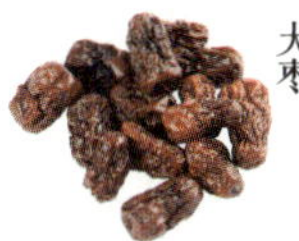
大枣

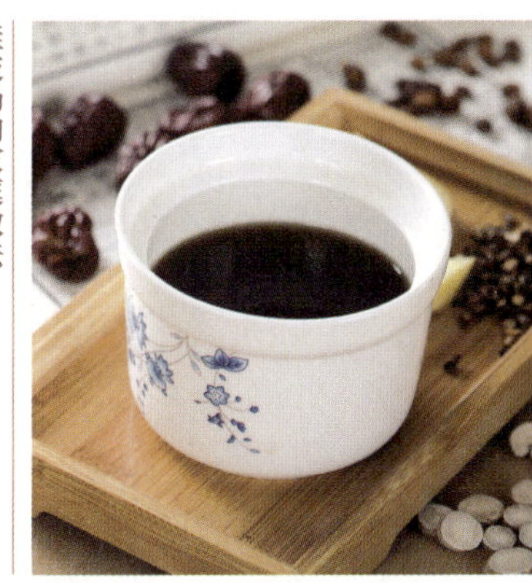

桂枝汤的家庭做法

材料／桂枝6克，白芍9克，生甘草5克，生姜3片（约9克），大枣10颗。

做法／❶上药浸泡30分钟后，大火开锅，小火再煎煮10分钟，滤取药液。❷锅内再注入水没过药面，大火开锅，小火再煎煮20分钟，两次煎煮的药液混合。

吃法／一剂分两次服，早晚各一，服后喝一碗热稀粥以助药力。若风寒感冒较重，可每隔一小时即服一剂，直至汗出病解。

注意／『桂枝下咽，阳盛则厉』即上火或内热时不宜服用此方。

莲子

莲子心中苦

莲子味甘、涩，性平，归脾、肾、心经，功能补脾止泻、止带、益肾涩精、养心安神，主治脾虚泄泻、带下、遗精、心悸失眠。

——《中华人民共和国药典》

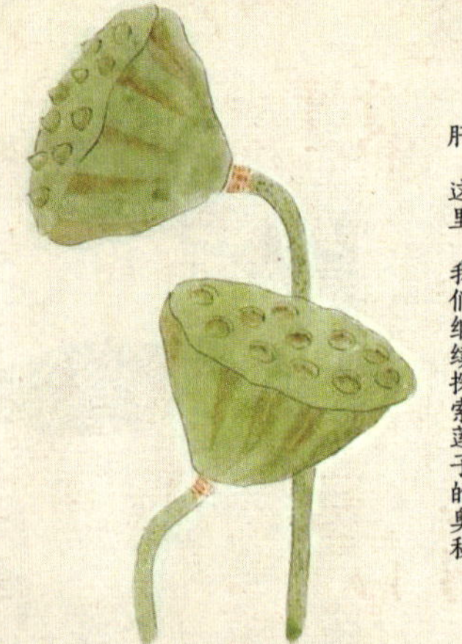

莲一身是宝，前文讲到，荷叶升清，莲花疏肝，这里，我们继续探索莲子的奥秘。

莲子气禀清芳，味得中和，甘温而涩，是一味涩药基础上的补药，功效主在涩肠和补脾，为脾家正药，兼入心肾，以得安神。莲子肉微甜，莲子心微苦，所以古人认为莲子心不补人，去掉比较好，比如《医林纂要》说："去心连皮生嚼，最益人。"另外，莲子若老于莲房后，堕入淤泥，经久则坚黑如石，此名"石莲子"，收涩之力更强，临床上常用于治疗慢性淋病和痢疾等症。莲子食用以6~15克为度，注意大便容易干燥的人不适合服用莲子。

食用莲子以煮粥为佳，可增强补脾的功效，中和掉收涩的偏性。

莲子各地均产，与荷叶道地产区相同，也以江浙一带为佳。

一代奇人金圣叹抗粮哭庙后，被朝廷判处死刑。法场上，金圣叹与儿子诀别，之前虽慷慨陈词，玩笑文章，如今亲人随至，终究百感交集。临刑前，留下了这样的一副绝对。

上联："莲子心中苦"；

下联："梨儿腹内酸"。

与儿永别。

上联的"莲"与"怜"同音，意思是他看到儿子悲切恸哭之状深感可怜；下联的"梨"与"离"同音，意即自己即将离别儿子，心中感到酸楚难忍。

其实，苦也好，酸也好，均是食物本草的气味特性。莲子心苦，故既能清热，又兼收涩，对于火热上逆的吐血咳血是一味绝好的良药，所以《丹溪心法》说："久嗽咯血，日见羸瘦，以三拗汤与莲心散煎，万不失一。"

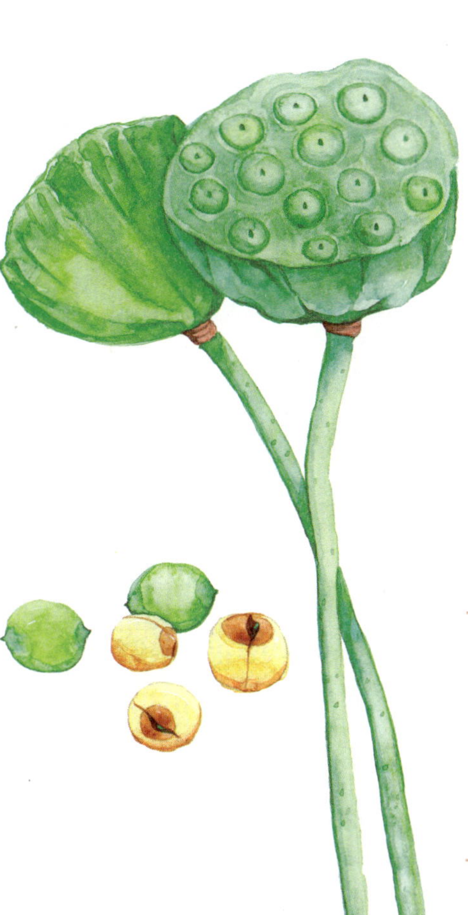

养心安神 莲子炖乌鸡

本草厨房

材料／乌鸡1只，莲子20克，白果15克，生姜、葱、胡椒粉、盐各适量。

做法／❶乌鸡宰杀去杂、洗净；莲子、白果分别洗净，捣碎；生姜洗净切片；葱洗净切段。❷乌鸡放入锅中，将白果和莲子放入鸡腹中，再放入生姜、葱、胡椒粉、盐，加入适量清水，大火煮沸后，改用中火炖至乌鸡熟烂即可。

功效／补血涩精，养心安神。

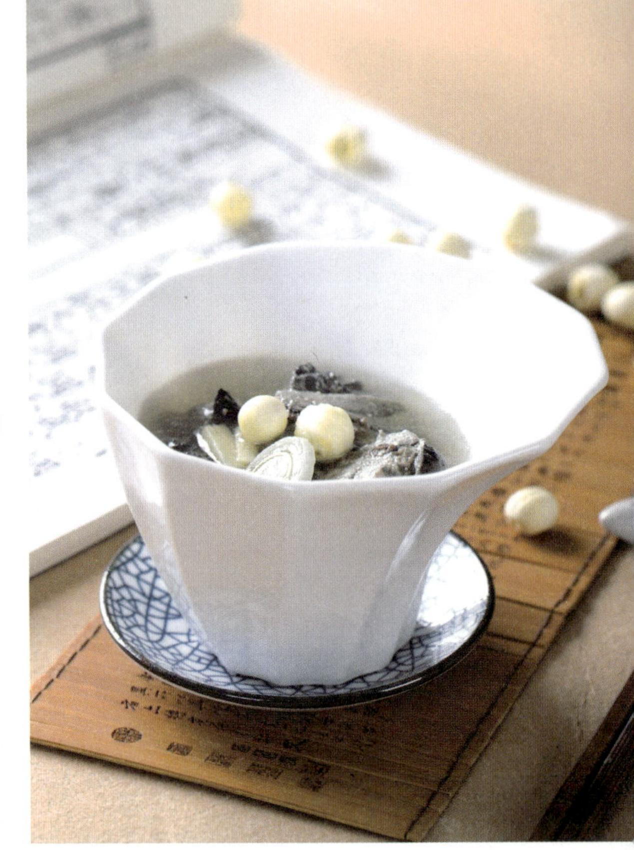

清心莲子饮

清心利湿、益气养阴名方

黄芩、麦冬（去心）、地骨皮、车前子、甘草（炙）各半两，石莲肉（去心）、白茯苓、黄芪（蜜炙）、人参各七两半。主治心火妄动，气阴两虚，湿热下注，遗精白浊，妇人带下赤白；肺肾亏虚，心火刑金，口舌干燥，渐成消渴，睡卧不安，四肢倦怠，病后气不收敛，阳浮于外，五心烦热。

此方出自《太平惠民和剂局方》，为清心利湿、益气养阴的名方，以黄芩、麦冬，清心肺上焦之热，以茯苓、车前子，利膀胱下部之湿，中以莲子清心火而交心肾，则诸症悉退。现代常用于泌尿系感染或慢性肾炎。

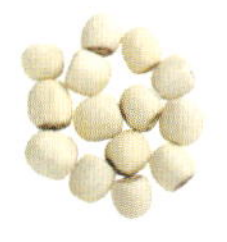

白莲子

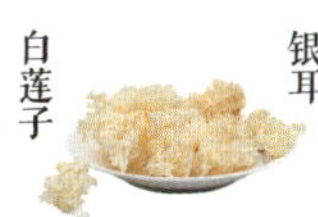

银耳

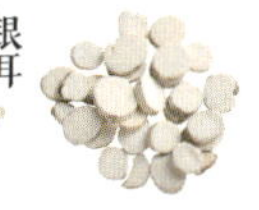

山药

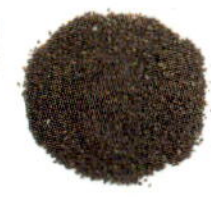

车前子

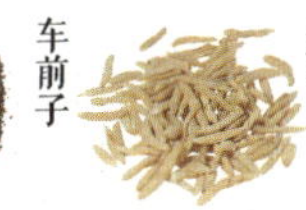

麦冬

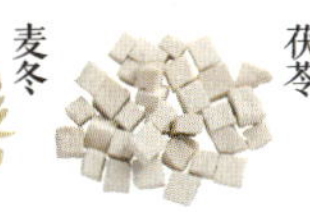

茯苓

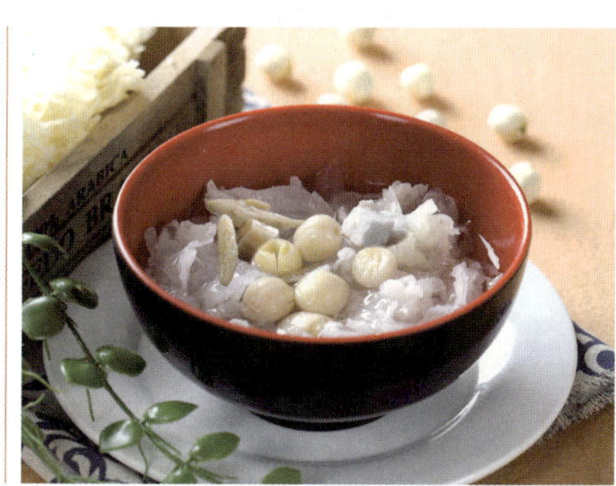

清心莲子饮的家庭做法

材料／白莲子 50 克，银耳 50 克，山药 15 克，车前子 10 克，麦冬 20 克，茯苓 10 克。

做法／白莲子洗净，山药切薄片，与发好的银耳共同放入砂锅，加入其他材料，加足水大火烧开，小火煨一夜，次日晨加入白糖，再烧 10 分钟即可食用。

吃法／一日一剂，饭后服用。

龙眼

香割蜜脾知韵胜

龙眼味甘，性温，归心、脾经，功可益心脾、补气血，用于心脾虚损、气血不足所致的失眠、健忘、惊悸、眩晕等症。

——《中华人民共和国药典》

龙眼即桂圆，是我国南方常见水果之一，种类繁多，营养丰富。常与荔枝相提并论，但其实两者不难区分，龙眼肉干而荔枝汁多，荔枝上火而龙眼不热，龙眼性平，更适合养生食疗。

龙眼是一味温补的药，气味甘温，又似大枣，但比大枣更有养阴之能。《本草求真》说：此甘味更重，润气尤多，既能补脾固气，又得甘润和柔，保血不耗，以至于极之妙也。强调了龙眼补脾气之外，更兼养血，对于心血耗伤、思虑健忘、失眠多梦的人来说，堪为日常调补佳品。研究发现，龙眼肉含铁量较高，可促进血红蛋白再生，并对脑细胞有保护作用，能增强记忆，消除疲劳。

可以于每日早晨用龙眼10枚取肉，煮荷包蛋2个，加适量白糖，空腹吃。可补脾养心、生血益气。或加入菜肴，或直接食用，龙眼偏温，不宜多食，以9~15克为宜。

龙眼30枚取肉，红枣10枚撕破，用粳米100克，煮粥2碗，加适量红糖，早晚各吃1碗。可补脾生血、养心增智，老年人尤宜。

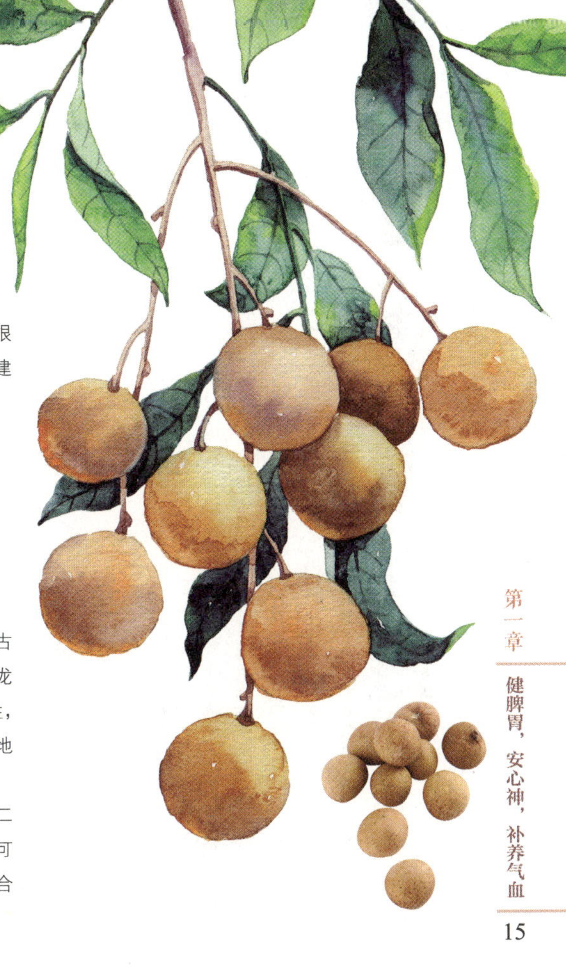

龙眼在中国的西南部至东南部栽培很广，若论道地药材，则以广东最佳，福建次之。

推荐品种：

1. 广东——石峡龙眼；
2. 福建——普明庵龙眼；
3. 福建——乌龙岭龙眼；
4 福建——油潭本龙眼。

龙眼因其甘甜可口，温补脾胃，自古便受文人喜爱，宋代诗人刘子翚曾专作《龙眼》，赞其蜜浓价胜，“香剖蜜脾知韵胜，价轻鱼目为生多”，更称其足可养生，“地极海南秋更暑，登盘犹足洗沉疴”。

同在宋代，刘克庄也作《荔枝龙眼二绝》，言“食观本草岂非痴，二果甘滋可养脾”，甘温而善滋养，堪称对龙眼最合适的评价。

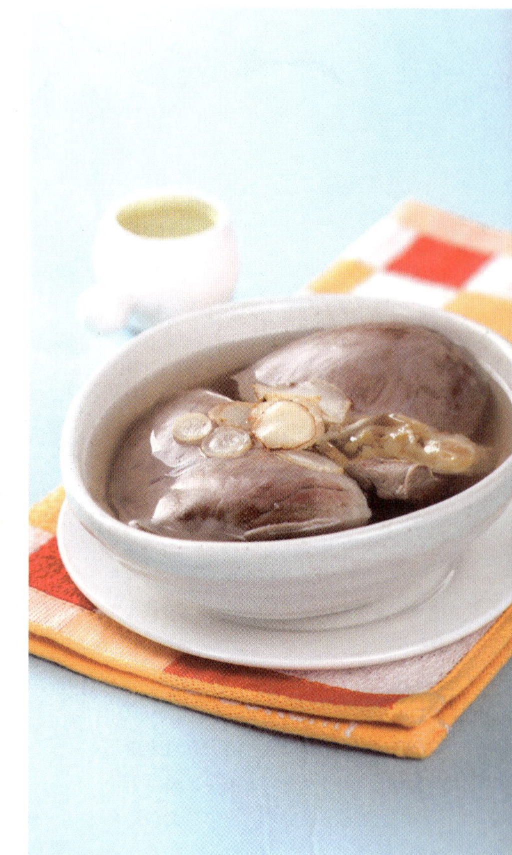

补心养脾 人参龙眼炖猪心

本草厨房

材料／猪心90克，龙眼肉50克，鲜人参15克，生姜、盐各适量。

做法／❶剖开猪心，除去膜和油，切成小块，洗净；鲜人参用水浸泡去异味；龙眼肉洗净；生姜洗净切片。❷将猪心、鲜人参、龙眼肉及生姜放入炖盅内，加入适量清水，大火烧开后撇去浮沫，盖好盖，用小火炖2小时左右，加盐调味即可。

功效／补心养脾。

注意／平素易上火者忌用。

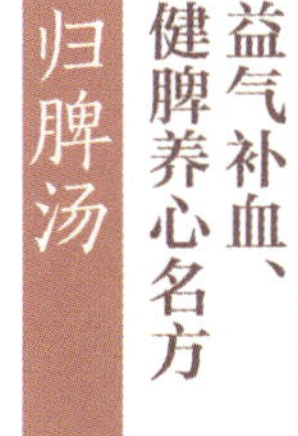

益气补血、健脾养心名方 归脾汤

思虑过度，劳伤心脾，健忘怔忡，虚烦不眠，自汗惊悸。用龙眼肉、酸枣仁（炒）、黄芪（炙）、白术（焙）、茯神各一两，人参、木香各半两，炙甘草二钱半，切细。各药配齐后，每服五钱，加姜三片，枣一枚，水二盅，煎成一盅，温服。

此方出自宋代《济生方》，为后世心脾气血两虚的常用方剂，具有益气补血、健脾养心之功效。病位在心脾，病性为虚，心血不足，常表现为心悸怔忡，健忘失眠，脾气虚损，常有盗汗，体倦食少，面色萎黄，舌淡，苔薄白，脉细弱；后世延伸此方适用范围，亦用于脾不统血证，表现为便血，皮下紫癜，妇女崩漏、色淡，脉细弱。

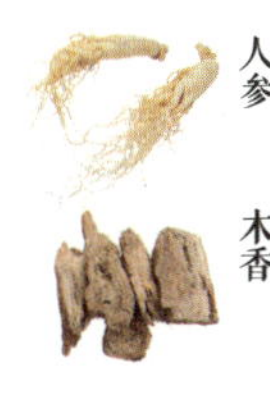

人参 木香

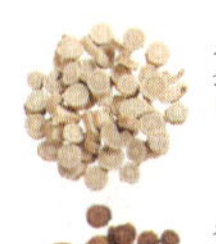

黄芪

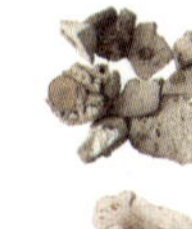

茯神

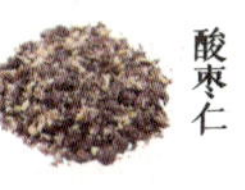

酸枣仁 龙眼肉

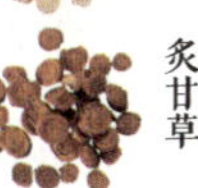

炙甘草

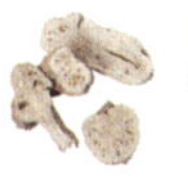

白术

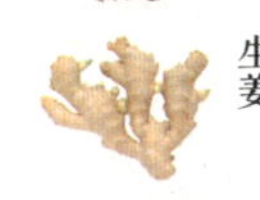

生姜 红枣

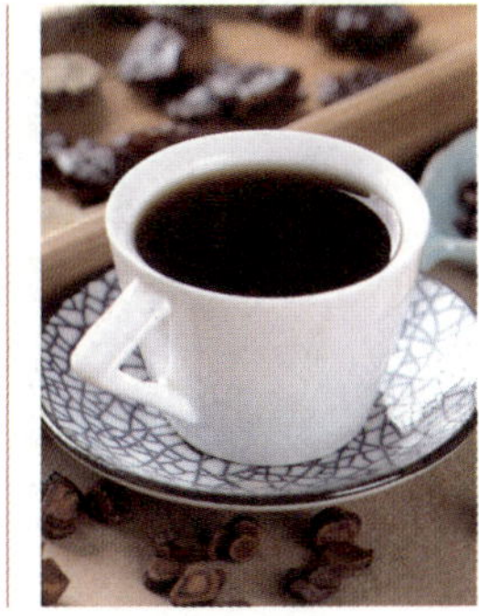

归脾汤的家庭做法

材料／人参（或党参）9克，黄芪9克，白术9克，茯神9克，酸枣仁9克，龙眼肉9克，木香6克，炙甘草5克，生姜3片，红枣5枚。

做法／❶上药用清水洗一遍，取砂锅一只，倒入药材，加水没过药材约两横指，浸泡30分钟左右。❷大火煮沸后，改用小火煮20~30分钟，滤取药汁。❸再加入水（没过药材表面即可），大火煮沸后，改用小火煮15~25分钟，滤取药汁，与头煎合并即可。

吃法／温服，每日1剂，分2次，早晚各1次，睡前服用尤佳。

注意／阴虚火旺者忌用。

酸枣仁

可安神助眠

酸枣仁味甘、酸，性平，归肝、胆、心经，功效补肝、宁心、敛汗、生津，主治虚烦不眠、惊悸多梦、体虚多汗、津伤口渴。

——《中华人民共和国药典》

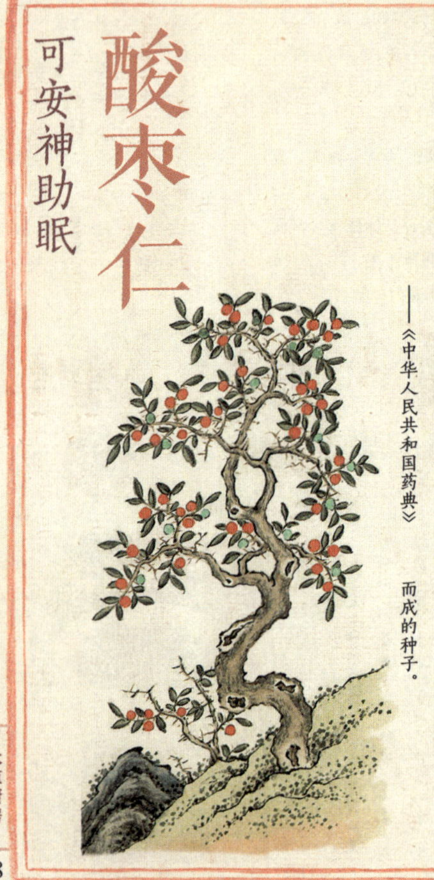

酸枣仁，别名枣仁、酸枣核、山枣仁。是酸枣剔去果肉，晒干而成的种子。

酸枣仁的功效，核心在于调节睡眠，具有双向作用。《本草求真》说："睡多生使，不得睡炒熟。"即生用可以醒神，熟制可以安神促眠。因为未经炮制的枣仁酸味剧烈，有刺激味觉以兴奋神经的作用。而熟制后功效慢慢发挥，更能起到安神助眠等作用。

中药里，来源相同，因不同部位或炮制方法，导致功效背道而驰的例子有很多，比如麻黄发汗、根节止汗，荔枝性热、荔枝核退热，古人称之为"一体两用"。

现代常用灵芝与酸枣仁配伍，以治疗严重性失眠。另外，酸枣仁炒熟后酸温而香，也能醒脾，所以古方归脾汤中加入了酸枣仁。酸枣仁也能敛汗，因为中医认为"汗为心之液"，又"十二脏取决于胆"，简而言之，心胆气虚会导致自汗不止，酸枣仁宁心神，补胆气，正为合适。

食用酸枣仁要注意去除硬皮，打磨成粉，用量以10~15克为宜。

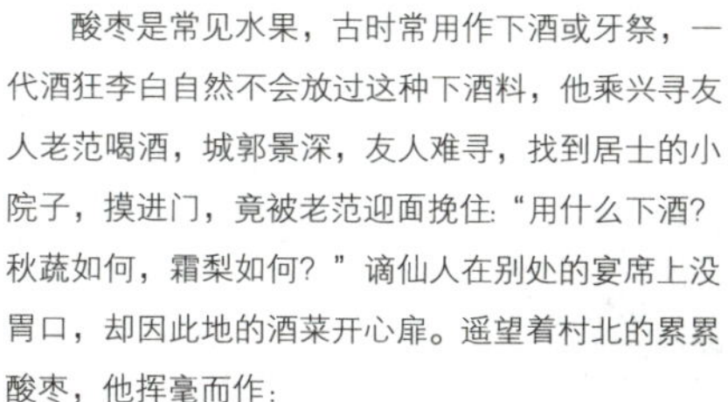

酸枣是常见水果，古时常用作下酒或牙祭，一代酒狂李白自然不会放过这种下酒料，他乘兴寻友人老范喝酒，城郭景深，友人难寻，找到居士的小院子，摸进门，竟被老范迎面挽住:“用什么下酒？秋蔬如何，霜梨如何？”谪仙人在别处的宴席上没胃口，却因此地的酒菜开心扉。遥望着村北的累累酸枣，他挥毫而作:

入门且一笑，
把臂君为谁。
酒客爱秋蔬，
山盘荐霜梨。
他筵不下箸，
此席忘朝饥。
酸枣垂北郭，
寒瓜蔓东篱。

枣仁安神，已被古今医家证实，但具体该如何使用，仍是考验医家辨证能力的难题。《临证实验录》中有则医案可以参考:一患者患冬温，经治数月，发热始退，旋即心悸怔忡，昼夜不得眠，或刚入寐便觉厉鬼随身，噩梦纷纭，寤后犹惶恐不已。身不热而汗自出，胃纳甚少，大便数日一行，口干口苦，思饮欲冷。视其舌，质红无苔。诊其脉，细数无力。观其脉症，知为热病阴伤，阴血不足，拟酸枣仁汤三剂后，大有好转。可见酸枣仁所治的失眠，多为阴虚阳亢导致的多梦恐惧，而非单纯的入睡困难。

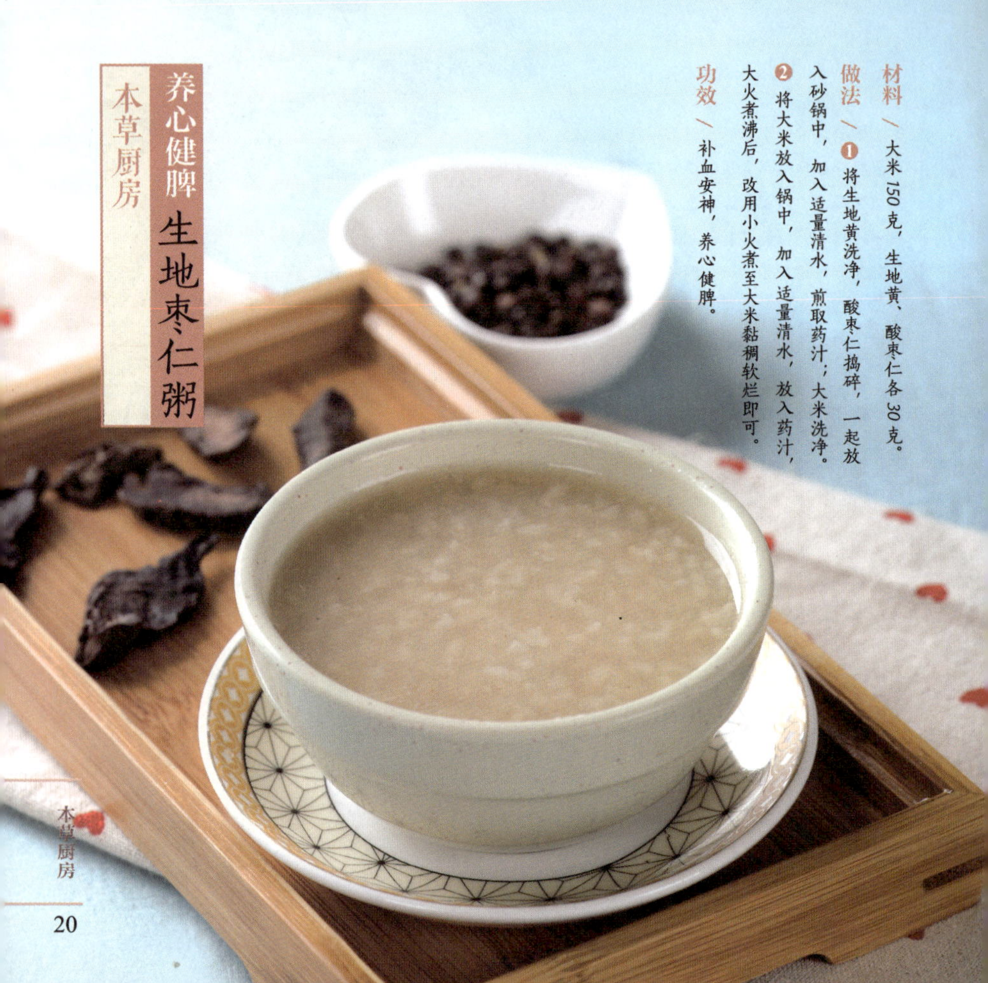

养心健脾 生地枣仁粥

材料／大米150克，生地黄、酸枣仁各30克。

做法／❶将生地黄洗净，酸枣仁捣碎，一起放入砂锅中，加入适量清水，煎取药汁；大米洗净。❷将大米放入锅中，加入适量清水，放入药汁，大火煮沸后，改用小火煮至大米黏稠软烂即可。

功效／补血安神，养心健脾。

酸枣仁汤

养血安神、清热除烦名方

虚劳虚烦不得眠，酸枣仁汤主之。酸枣仁二升（炒），茯苓二两，知母二两，川芎二两，甘草一两。上五味，以水八升，煮酸枣仁得六升，内诸药，煮取三升，分温三服。

此方出自《金匮要略・血痹虚劳病脉证并治》，具有养血安神、清热除烦之功效。原方用于“虚劳病”，一种慢性消耗性疾病，表现出心烦不寐的症状，如今只要肝血不足，虚热内扰，均可使用。比如心悸不安，头目眩晕，咽干口燥。此方妙在川芎之辛散与酸枣仁之酸敛相伍，辛散与酸收并用，补血与行血结合，养血又调肝。

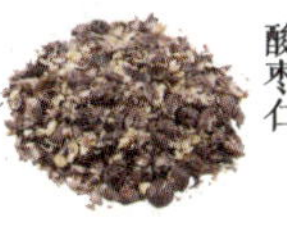
酸枣仁

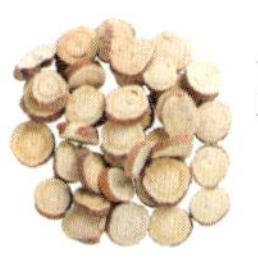
甘草

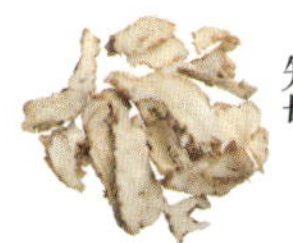
知母

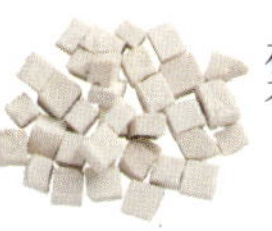
茯苓

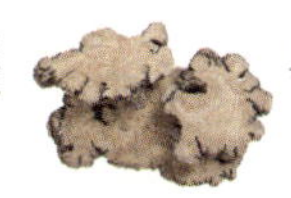
川芎

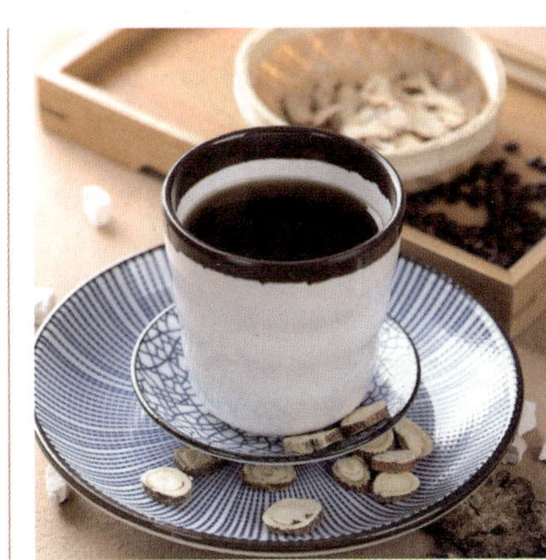

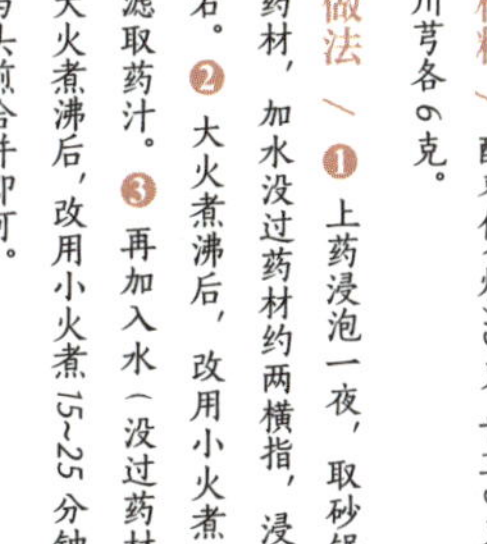

酸枣仁汤的家庭做法

材料／酸枣仁（炒）15克，甘草3克，知母、茯苓、川芎各6克。

做法／❶上药浸泡一夜，取砂锅一只，倒入药材，加水没过药材约两横指，浸泡30分钟左右。❷大火煮沸后，改用小火煮20~30分钟，滤取药汁。❸再加入水（没过药材表面即可），大火煮沸后，改用小火煮15~25分钟，滤取药汁，与头煎合并即可。

吃法／一日一剂，一次服尽，睡觉前服用。

功效／养血安神，养心安眠。

荷叶

清暑化湿益脾胃

荷叶味苦，性平，归肝、脾、胃经，功能清暑化湿、升发清阳、凉血止血，荷叶炭则专主收涩、化瘀止血。荷叶用于暑热烦渴、暑湿泄泻、脾虚泄泻、血热吐衄、便血崩漏，荷叶炭则用于出血症和产后血晕。

——《中华人民共和国药典》

夏令之时，芙蓉之下，荷叶处处有之，『荷』者，形容荷叶嫩时，如荷钱状。荷叶若贴水而生，则称藕荷，可结藕。荷叶出水生花，则称芰荷。荷叶之蒂，单名荷鼻。

荷叶为解暑佳品，古人认为，正当夏令，物候相感，因此暑物也能消暑，其中又以荷叶为消暑的代表，其他如西瓜、扁豆等夏令食物，也都有消暑的功效。这是种感性的认识，也经过了医家理性的尝试。

暑湿外感在南方潮湿之地尤为多见。前一刻还烈日当头，忽而降下暴雨，雨后湿气蒸腾、空气闷热，会令人身上只觉疲乏、胸闷，而荷叶可清暑化湿，最能解乏。此外，荷叶气味芬芳，益于脾胃，古方常用荷叶蒸晒，便是取其醒脾开胃之效，因此暑湿之中,肚子微胀,也可借荷叶轻宣。

荷叶熬粥，最为常见，一般干品用 9 克即可，鲜品可用至 15 克。云南还有荷叶蒸饭，别具一格。此外，荷叶剁碎，可同普洱一起泡开，有开胃功效。

至于荷叶的产地，推荐南方道地产区、鱼米之乡的荷叶为佳，如湖北洪湖、湖南湘潭、福建建宁等地的荷叶。

江南可采莲，
莲叶何田田，
鱼戏莲叶间。
鱼戏莲叶东，
鱼戏莲叶西，
鱼戏莲叶南，
鱼戏莲叶北。

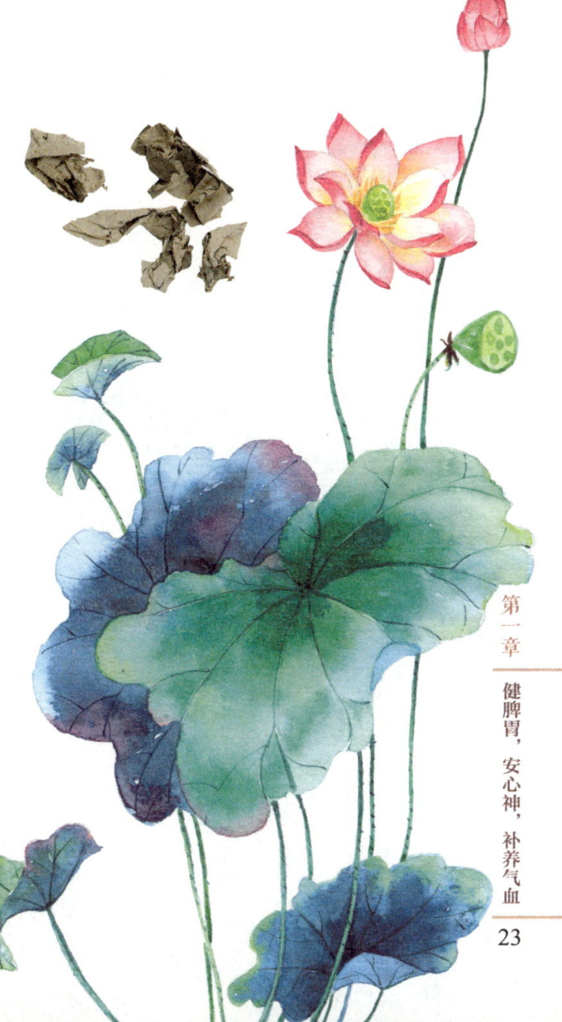

这是一首汉朝的乐府诗，描述了夏秋之际，江南水乡随处可见的荷塘中，少女乘小舟采摘莲子的趣致画面。

与荷花相比，荷叶虽然平凡，但在格物致知的古人看来，这份平淡之中蕴含了天地的道理。

著名医家、补土派创始人李东垣，晚年曾从荷叶中悟道：荷叶中空，向上仰视，其形象震卦，而震卦象征着雷；荷叶色青，也是震卦对应的颜色。震卦表示恒动，在人身对应肝胆，饮食入胃，泌别清浊，借助肝胆的生发之气输布于全身。因此调理脾胃的古方，常借荷叶烧助，来帮助饮食的消化。

补脾止泻 莲芡粥

材料／莲子（去心）、芡实（去壳）各60克，鲜荷叶100克，糯米100克，白砂糖适量。

做法／❶将莲子、芡实洗净，鲜荷叶撕成小片。❷将处理好的莲子、芡实、鲜荷叶与糯米一起煮粥，待粥熟时加入适量白砂糖即可。

功效／养心安神，补脾止泻。

注意／平素大便较干者慎用。

清透暑热名方

清络饮

鲜荷叶边二钱，鲜银花二钱，西瓜翠衣二钱，鲜扁豆花一枝，丝瓜皮二钱，鲜竹叶心二钱。水二杯，煮取一杯，日二服，清透暑热。凡暑温经发汗后，暑证悉减，但头微胀，目不了了，余邪未解者；或暑伤肺经气分之轻证。

此方出自温病学名著《温病条辨》，原方用于暑温后期，余邪尚存，身微热，头微晕。

所用均为鲜品，取鲜物生发之性，清透暑湿，又取鲜物多汁之体，以补充暑热耗伤的津液。用药轻灵巧思，独具江南医家风范。

现代同样也可用于中暑缓解后，身体诸多不适，比藿香正气水好喝不少。

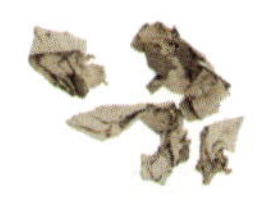

干荷叶

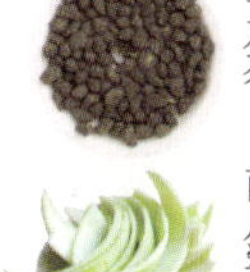

乌龙茶

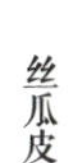

丝瓜皮

西瓜翠衣

清络饮的家庭做法

原料／干荷叶50克，乌龙茶5克，丝瓜皮6克，西瓜翠衣5克。

做法／❶用纱布将干荷叶、丝瓜皮、西瓜翠衣、乌龙茶包好，放清水中浸泡清洗后备用。❷砂锅中放水300mL，放入纱布包，以水煮熬至水沸即可。

吃法／随时服用，代茶饮之，消暑时取首泡，不得多泡。

注意／平素畏寒、大便稀溏者慎用。

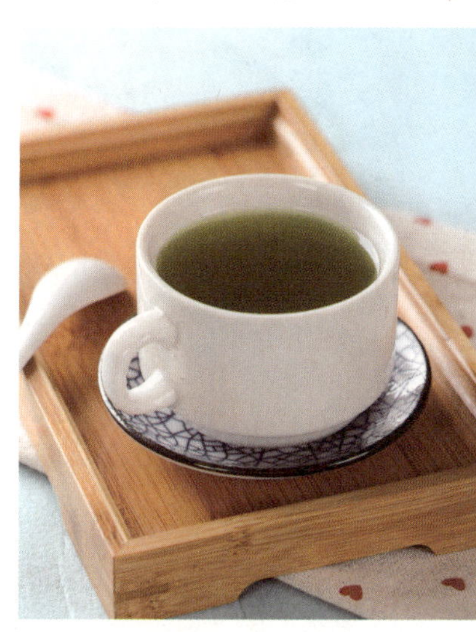

藿香

芳化湿浊之要药

藿香味辛，性温，归脾、胃、肺经，功效化湿醒脾、辟秽和中、解暑、发表，主治湿阻脾胃、脘腹胀满、湿温初起、呕吐、泄泻、暑湿、发热恶寒、胸脘满等症。

——《中华人民共和国药典》

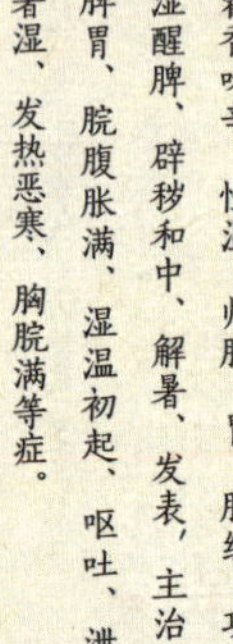

藿香药用者，习称『广藿香』，主产于广东、台湾等地。时珍曰：豆叶曰藿，其叶似之，故名。又名兜娄婆香者，《楞严经》云：坛前以兜娄婆香煎水洗浴。即此。

藿香气味芳香，功能醒脾化湿，为芳化湿浊之要药，所以李东垣说：“芳香之气助脾胃，故藿香能止呕逆，进饮食。”常用于湿阻中焦，表现为脘闷、纳呆的症状。藿香既芳香，又能辟秽浊、理脾胃，适用于呕吐泄泻，藿香正气水正是用此功效。另外，藿香微温，化湿而不燥热，又善于解暑，为解暑要药。其治暑湿之症，不论偏寒、偏热，都可应用，中暑时可用藿香擦鼻，能大大改善头晕胸闷的症状。

藿香吃法，以泡水、煎汁为主，6~9 克为适，鲜品可达 15 克。或不作食用，仅作熏香，也有芳香醒脾的作用。

藿香作为熏香的材料，源自佛教的传入。正如《楞严经》讲：坛前以兜娄婆香煎水洗浴。藿香已是佛教常用洗浴植物，而《俞益期笺》记载："扶南国人言五香共是一木。其根是旃檀，节是沉香，花是鸡舌，叶是藿香，胶是熏陆。"虽犯了将藿香同沉香看作一种植物的大错，但将藿香扩展为香道的代表，与沉香、檀香等名贵香料并列，荣登"五香"，藿香自此改头换面，以更佛学化的称谓进入香道的舞台。

《法华经》谓之多摩罗跋香，《金光明经》谓之钵怛罗香，《涅槃经》又谓之迦算香，不一而足。

这从侧面印证了藿香由南方甚至东南亚传入的历史，《唐史》有一段描述："顿逊国出藿香，插枝便生，叶如都梁者，是也。"此顿逊国，被认为是今天的泰国。

其实除了藿香外，还有很多植物也因为独特的气味被推崇，比如之前提到的香橼，以及甘松、零陵、龙脑、乳香等，均非贵重之药材，可在家中尝试。

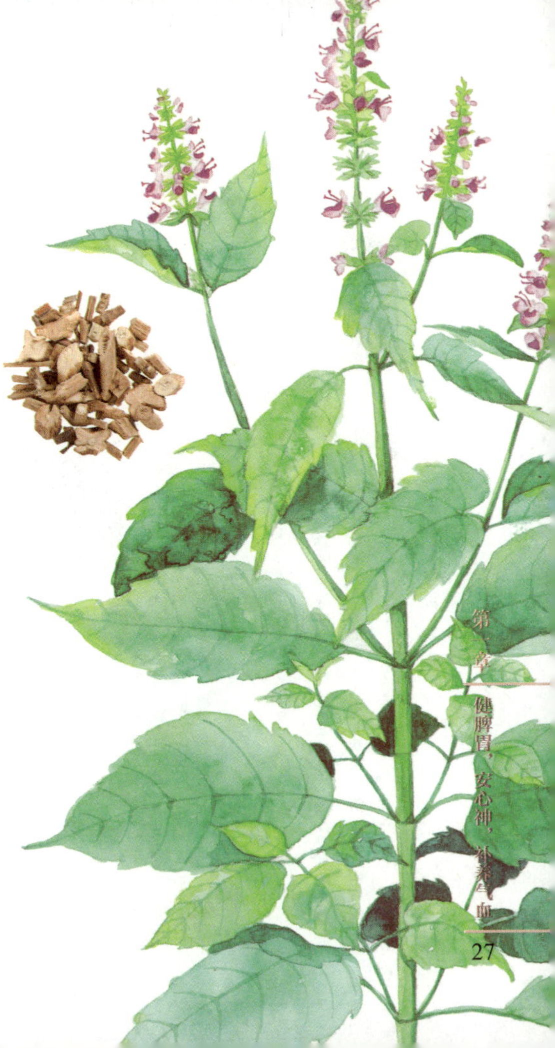

醒脾养胃 藿香粥

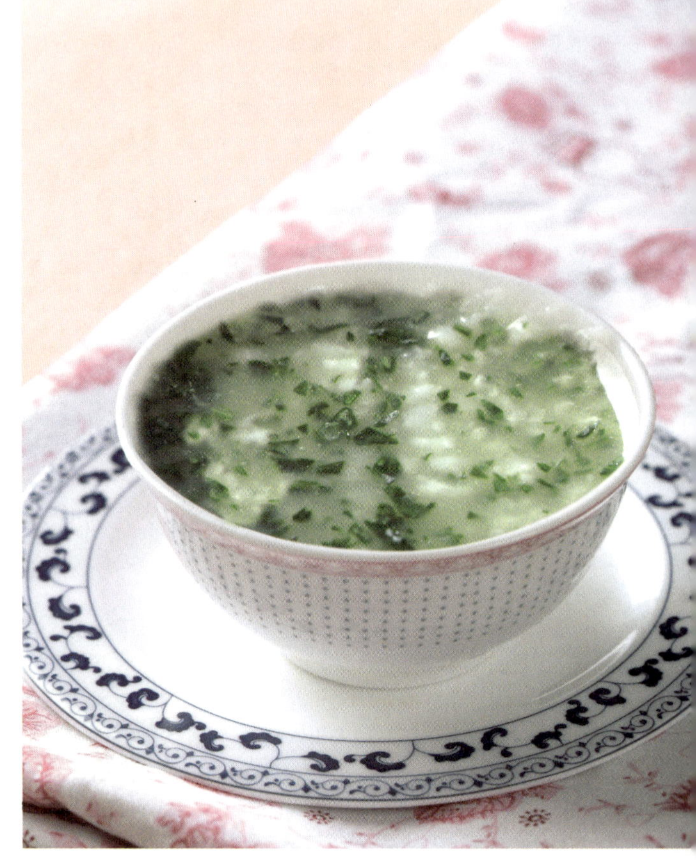

材料／粳米50克，鲜藿香叶30克。

做法／❶将藿香洗净，撕碎；粳米洗净，放在清水中浸泡半小时。❷将粳米放入锅中，加入适量清水煮粥，煮至粥熟时放入鲜藿香叶，煮沸后闷10分钟即可。

功效／醒脾养胃，和中化湿。

藿香正气散

健脾利湿、理气和胃名方

大腹皮、白芷、紫苏、茯苓（去皮）各一两，半夏曲、白术、陈皮（去白）、厚朴（去粗皮，姜汁炙）、苦梗各二两，藿香（去土）三两，甘草（炙）二两。治发热恶寒，头痛，胸膈满闷，脘腹疼痛，恶心呕吐，肠鸣泄泻，舌苔白腻。

此方出自《太平惠民和剂局方》，为外感风寒、内伤湿滞证的主方，方中外散风寒与内化湿滞相伍，健脾利湿与理气和胃共施，使风寒外散、湿浊内化、气机通畅、脾胃调和、清升浊降、呕泻自已。临床应用以恶寒发热、上吐下泻、舌苔白腻为辨证要点。

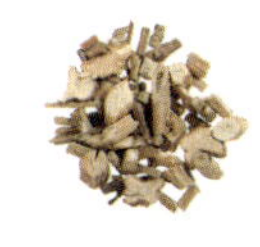
藿香

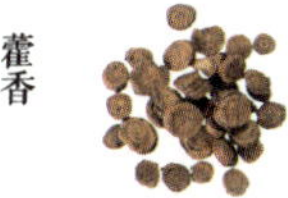
炙甘草

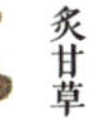

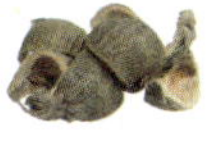
大腹皮

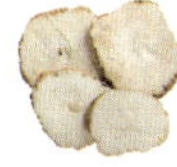
白芷

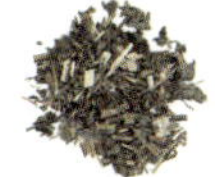
紫苏

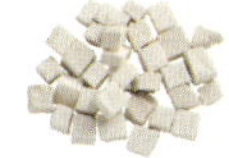
茯苓

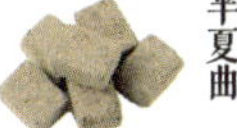
半夏曲

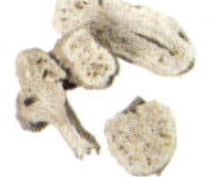
白术

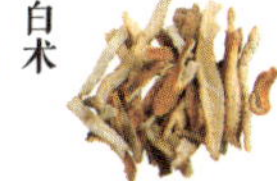
陈皮

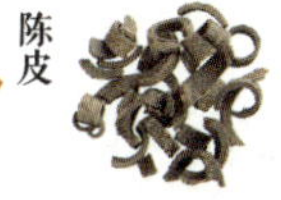
厚朴

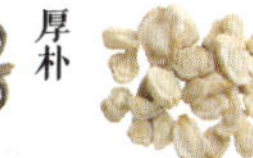
苦桔梗

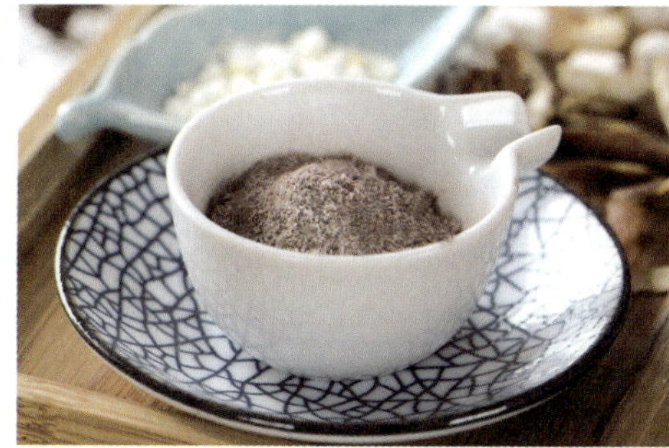

藿香正气散的家庭做法

材料／藿香、甘草（炙）、大腹皮、白芷、紫苏、茯苓、半夏曲、白术、陈皮、厚朴、苦桔梗各5克。

做法／上述药物研为细末，一剂顿服尽，午时服用，水煎服或米汤送服。

吃法／腹痛腹泻严重时，可适量加大藿香用量，或用大量鲜品榨汁，冲服为佳。

莱菔子

冲墙倒壁，胀满消去

莱菔子味辛、甘，性平，归肺、脾、胃经，功效消食除胀、降气化痰，主治饮食停滞、脘腹胀痛、大便秘结、积滞泻痢、痰壅喘咳。

——《中华人民共和国药典》

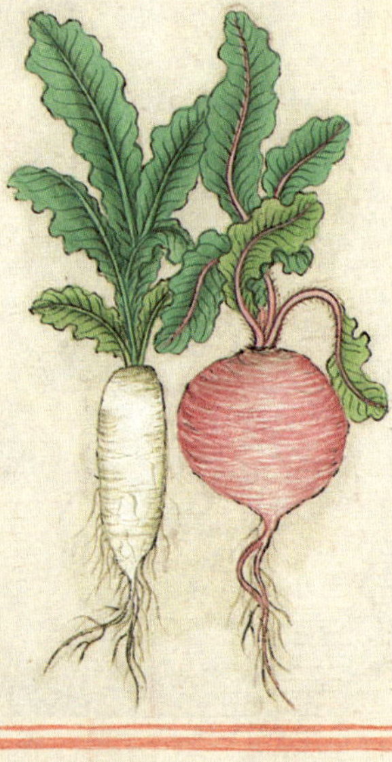

莱菔子即萝卜子，萝卜的古名可多了，根据四季命名，王祯《农书》说，北方人种萝卜，一种萝卜就有四种名称，春天叫破地锥，夏天叫夏生，秋天叫萝卜，冬天叫土酥。土酥，土酥，土中酥脆。

莱菔子与萝卜的功效类似，是一味祛痰的药，虽然药食两用，但药效一点也不弱。

金元四大家朱震亨说：“莱菔子治痰，有冲墙倒壁之功。”苏颂也说：“莱菔功同芜菁，然力猛更出其右。”可见其效速。莱菔子还能下气除胀,所以李时珍总结：“莱菔子之功，长于利气。”

莱菔子服用以5~12克为佳。更特别的是：莱菔子生用则能升气，比如消风痰、散风寒、发疮疹，熟用又能降气，比如定咳嗽、调后重、止内痛。但总的来说，都是利气祛痰的效果。

莱菔子尤能制面毒。

相传唐代时，印度有婆罗门僧来交流，初来乍到，见唐朝食麦面的僧侣很多，惊讶道：“麦面是大热的食物，有违佛性，怎么能吃呢？”话音刚落，又见到食物中混有莱菔子，于是长舒一口气：“幸好有这东西中和掉热性。”一语成习，后来僧侣食麦面，一般多加萝卜或莱菔子。

张杲在《医说》中还讲了一个莱菔子止血的故事：“饶民李七病鼻衄甚危，医以萝卜自然汁和无灰酒饮之即止。”因为血随气运，气滞所以血妄行，萝卜下气，且有酒引导，所以止血效果迅速。

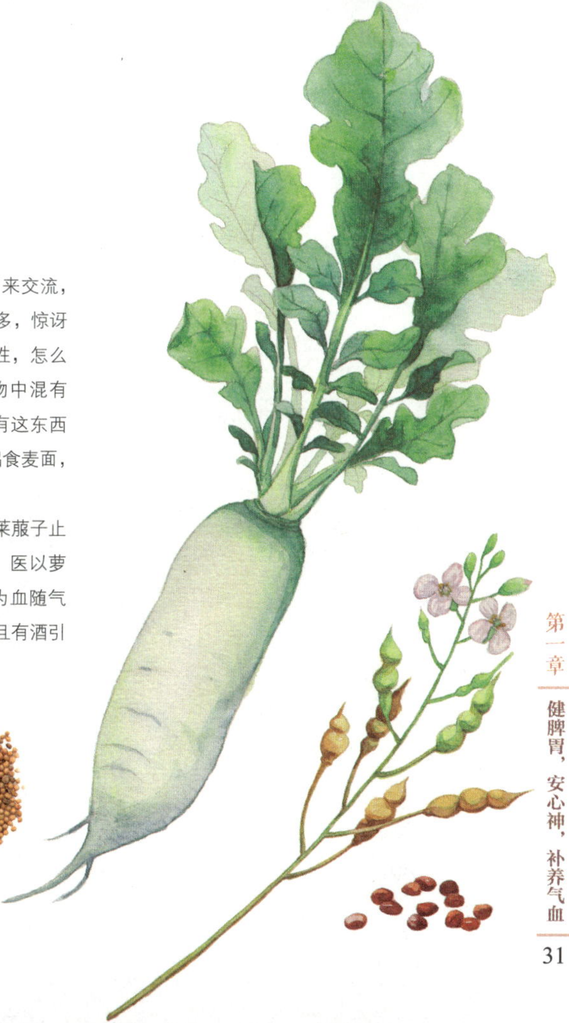

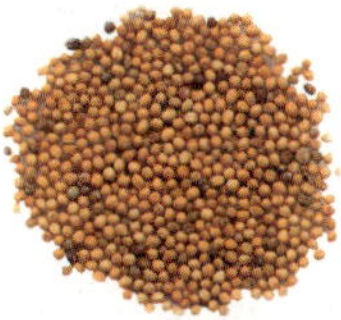

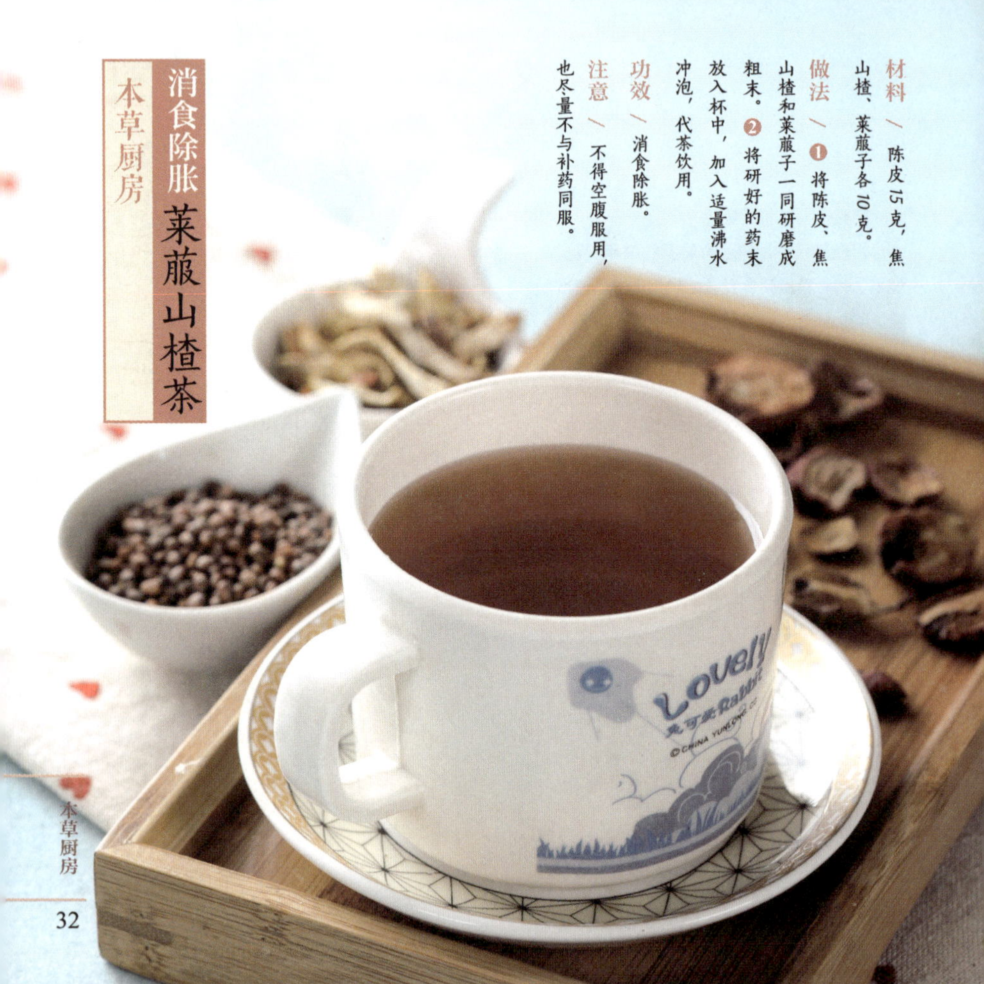

本草厨房

消食除胀 莱菔山楂茶

材料／陈皮15克，焦山楂、莱菔子各10克。

做法／❶将陈皮、焦山楂和莱菔子一同研磨成粗末。❷将研好的药末放入杯中，加入适量沸水冲泡，代茶饮用。

功效／消食除胀。

注意／不得空腹服用，也尽量不与补药同服。

三子养亲汤

治疗寒痰名方

紫苏子（主气喘咳嗽），白芥子（主痰），莱菔子（主食痞兼痰）。看何证多，则以所主者为君，余次之，或等分，每剂不过9克（三钱）。

本方原为高年咳嗽、气逆痰痞者而设。年老中虚，纳运无权，每致停食生痰，痰盛壅肺，肺失宣降，故见咳嗽喘逆、痰多胸痞、食少难消等症。治宜温肺化痰，降气消食。方中白芥子温肺化痰，利气散结；苏子降气化痰，止咳平喘；更有莱菔子消食导滞，下气祛痰。因此本方是治疗寒痰的祖方。

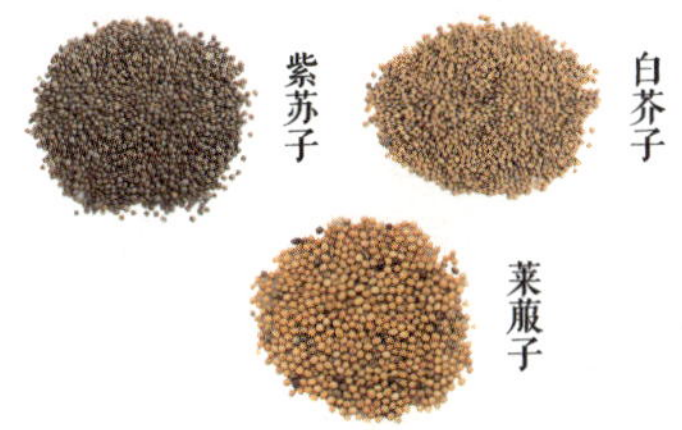

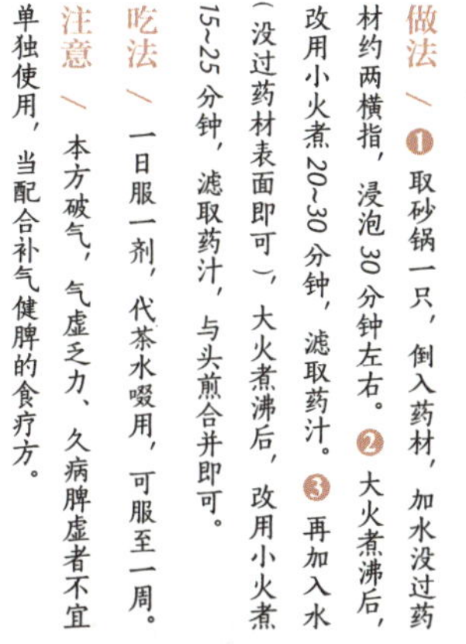

三子养亲汤的家庭做法

材料／紫苏子、白芥子、莱菔子各9克。

做法／❶取砂锅一只，倒入药材，加水没过药材约两横指，浸泡30分钟左右。❷大火煮沸后，改用小火煮20~30分钟，滤取药汁。❸再加入水（没过药材表面即可），大火煮沸后，改用小火煮15~25分钟，滤取药汁，与头煎合并即可。

吃法／一日服一剂，代茶水啜用，可服至一周。

注意／本方破气，气虚乏力、久病脾虚者不宜单独使用，当配合补气健脾的食疗方。

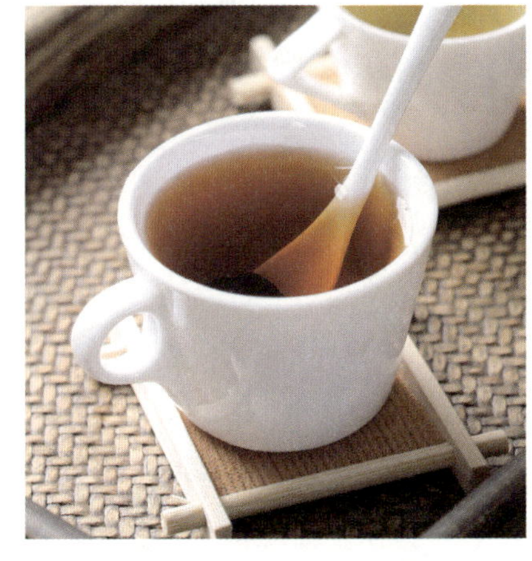

黄精

补黄宫之胜品

黄精味甘，性平，归脾、肺、肾经，功效补气养阴、健脾、润肺、益肾，主治脾胃气虚、体倦乏力、胃阴不足、口干食少、肺虚燥咳、劳嗽咳血、精血不足、腰膝酸软、须发早白、内热消渴。

——《中华人民共和国药典》

黄精，又名余粮、救穷、鹿竹、菟竹，自古为服食要药，《名医别录》将它列于草部之首，将其比同灵芝。五行中土色为黄，此得坤土之精粹，故谓之黄精；余粮、救穷，暗示它在荒年时的伟大功劳；鹿竹、菟竹，是因为黄精叶子似竹，鹿兔喜欢食用的缘故。

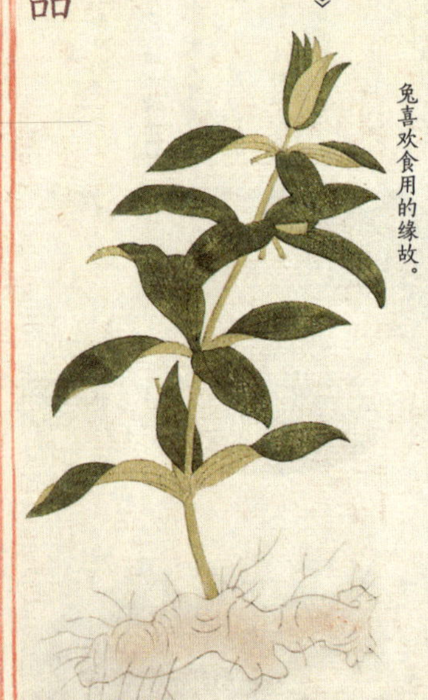

黄精是一味补中益气且润肺的药物，尤补脾土，李时珍盛赞："黄精受戊己之淳气，故为补黄宫之胜品。土者万物之母，母得其养，则水火既济，木金交合，而诸邪自去，百病不生矣。"因此对脾胃虚弱、体倦乏力等症有长期调理的妙处，常与党参、白术等药配合应用。黄精类似于地黄，甘而厚腻，但地黄入肾，多食则碍胃，影响食欲，黄精则不会，这是其独特之处。此外，黄精可用于治疗糖尿病，改善口渴多饮的症状。

黄精品种挑选：

1. 大黄精：呈肥厚肉质的结节块状，气微，味甜，嚼之有黏性，最佳。

2. 鸡头黄精：呈结节状弯柱形，半透明，有纵皱纹，次之。

3. 姜形黄精：呈长条结节块状，长短不等，时有苦味，最次之。

灵药黄精，从来笼罩着一层神秘的面纱，苏轼在《黄精鹿》里写道：

太华西南第几峰，
落花流水自重重。
幽人只采黄精去，
不见春山鹿养茸。

黄精只在名山巍峨之处，只由隐居幽人采收，与鹿茸同等珍贵。韦应物也在《饵黄精》中叹道：

灵药出西山，服食采其根。
九蒸换凡骨，经著上世言。
候火起中夜，馨香满南轩。
斋居感众灵，药术启妙门。
自怀物外心，岂与俗士论。
终期脱印绶，永与天壤存。

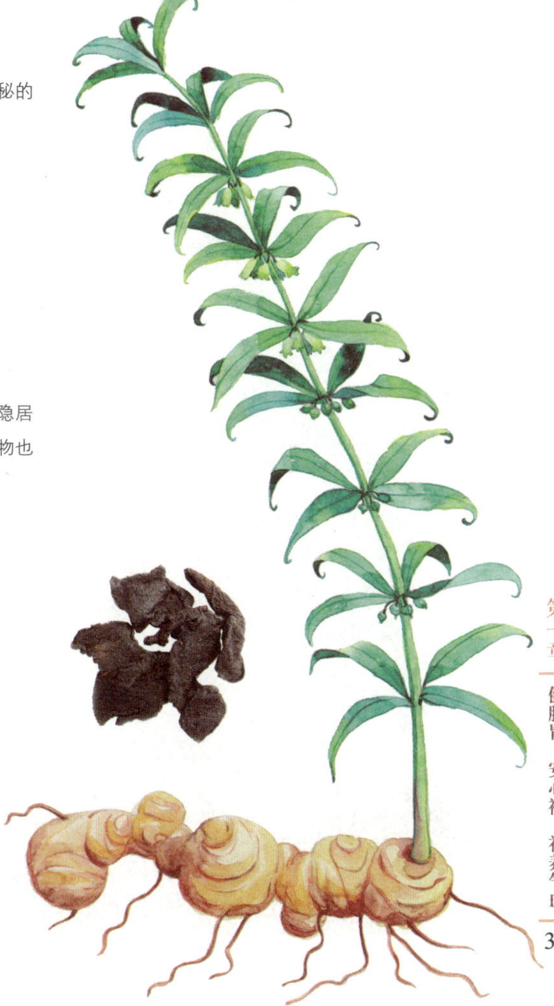

大意是说：黄精九蒸九晒，馨香满园，服食之后脱胎换骨，妙不可言。

醒脾养胃 黄精乳鸽汤

本草厨房

材料／新鲜乳鸽半只，黄精5克，新鲜香菇5朵，姜、香油、盐、高汤各适量。

做法／❶乳鸽洗净，切块；姜去皮，切片；香菇洗净，切块。

❷香油入热锅，大火炒香乳鸽，依次加入高汤、黄精、姜片、香菇块，大火煮沸，倒入砂锅，改小火煲1.5小时，趁热连肉带汤一起食用。

功效／健脾益肾。

明目开胃名方

黄精丸

用黄精二斤、蔓荆子一斤，共同九蒸九晒，研为细末。每服二钱，米汤送下。常服延年益寿，补肝明目。

此方出自《本草纲目》，是肝脾同调、明目补精的简易小方。黄精入脾补精，蔓荆子入肝祛风，一补一散，力量协调，常服有明目开胃的作用。

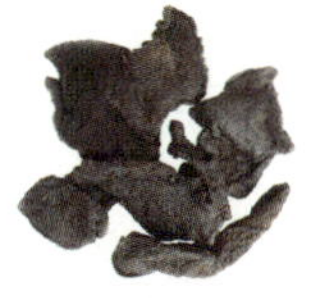

黄精

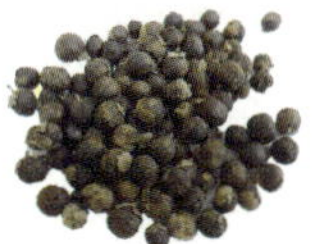
蔓荆子

黄精丸的家庭做法

材料／黄精15克，蔓荆子10克。

做法／❶将药物研成细粉。❷取适量蜂蜜用微火煎熬，并不停用勺子搅动，直至蜂蜜中间泛起橙色泡沫，拉之成黄丝。❸趁热将药粉与蜂蜜搅匀，反复揉搓至均匀，然后搓成药条，切段，揉成5丸。

吃法／每日早餐后服用1丸。

注意／此方一润一燥，以润为主。若内火扰动，头面作痛，可加大蔓荆子用量或减少黄精用量。

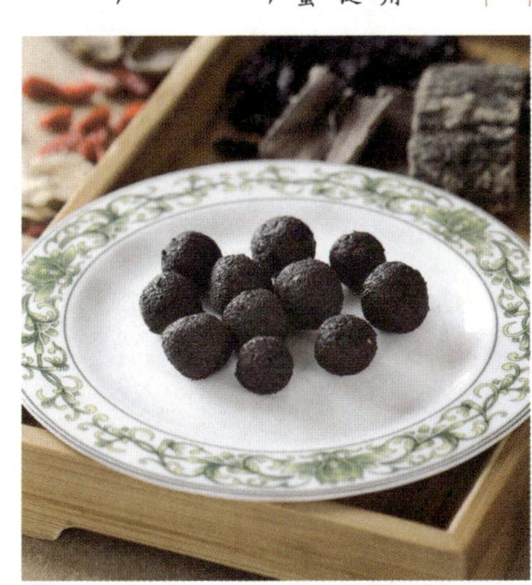

高良姜

秉性热，清烦热

高良姜味辛，性热，归脾、胃经，功效温胃止呕、散寒止痛，主治脘腹冷痛、胃寒呕吐、嗳气吞酸。

——《中华人民共和国药典》

良姜是一种特殊的姜科植物，与生姜不同。陶弘景言：『此姜始出高良郡，故得此名。』高良郡，即今天的高州。良姜的果实名叫红豆蔻，是一味著名的香料，也可入药。

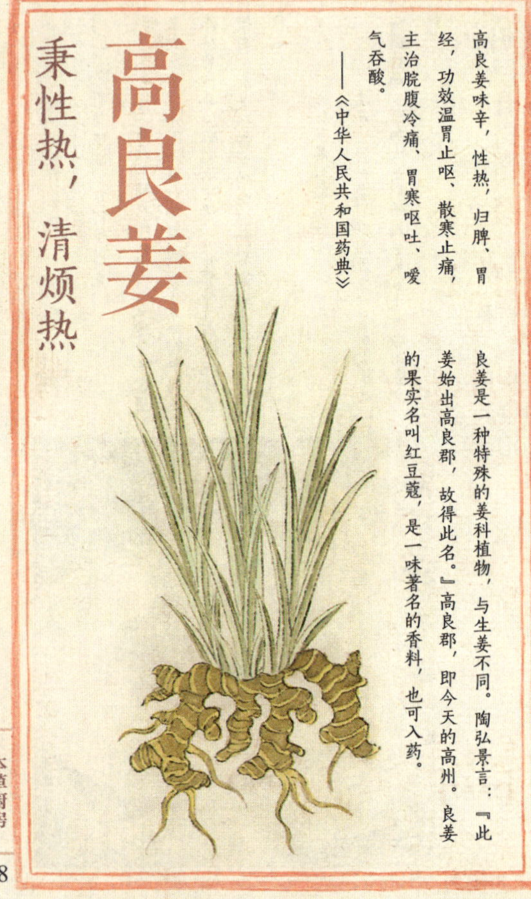

良姜温胃散寒，是治疗胃痛的有效药物，《十全方》言："心脾冷痛，用高良姜，细锉微炒为末，米饮服一钱，立止。"气滞作痛，因怒而起，蛔虫作痛，也可用良姜止痛，只是配伍上需要调整，《本草纲目》言："胃脘有滞或有虫，及因怒、因寒而起，以良姜酒洗七次，香附醋洗七次，焙研。因寒者，姜二钱，附一钱；因怒者，附二钱，姜一钱；寒怒兼者，每钱半，米饮加姜汁一匙，盐少许服。"即气滞加香附，寒痛加附子，寒怒均有加生姜汁。一般情况下，高良姜用量宜在3~6克，但阴虚有热者禁服。

高良姜需要与生姜鉴别：

良姜在制作过程中需要反复地蒸和干燥，最终的成品是干燥的姜块或者姜片。生姜多以嫩姜的形式出现。

生姜性急解表，走而不守，其功效多在于解表。良姜功效多在于温中。

广东省徐闻县种植良姜的历史悠久，据《宋史》和《广东通志》、清《徐闻县志》所记载，徐闻良姜在宋代就已是皇宫贡品。因此以道地徐闻为佳。

明代奇人周颠与良姜有过一段渊源，明太祖朱元璋《御制周颠仙人传》曾记录这么一段奇事："朕初又不欲见，少思之.既病，人以药来，虽其假，合见之。出与见，惠朕以药。药之名，其一曰温良药两片，其一曰温良石一块。其用之方，金盒子盛著，背上磨著，金盏子内吃一盏便好。朕遂服之。初无甚异，初服在未时，间至点灯时，周身肉内搐掣，此药之应也。当夜病愈，精神日强一日。"

其中提到的"温良片"即高良姜片，服后肌肉抽搐，正是良姜温胃，寒气驱散后的机体反应。此时，周颠已经历了火烧、水淹、囚禁，都没死掉，跑到了深山，把药转交给和尚。

朱元璋感念治病之恩，派人到佛手岩下的竹林寺来探访周颠，可是踪迹渺然，不知所终。

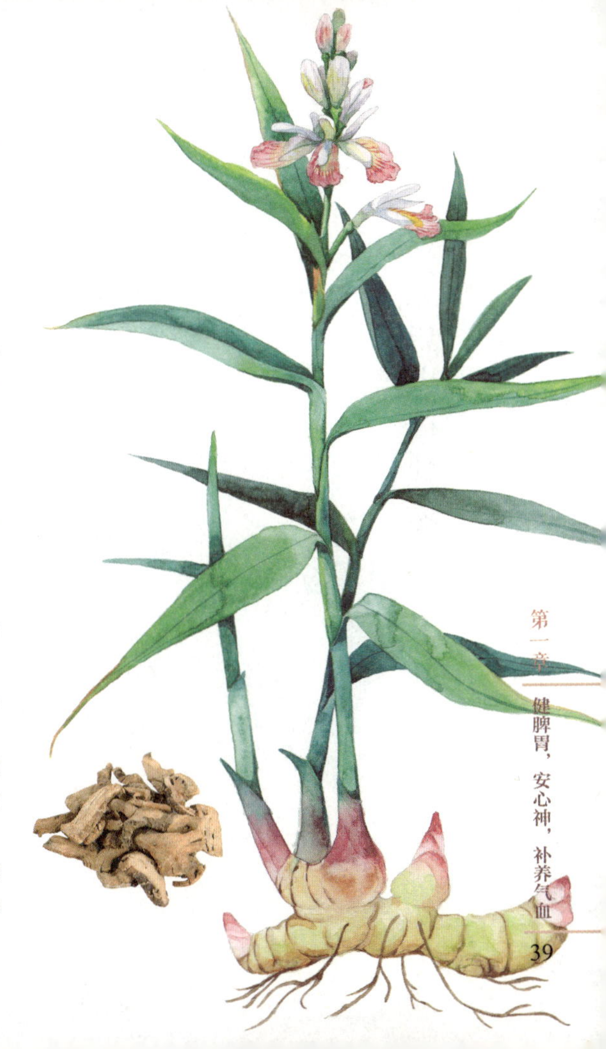

温胃散寒 良姜胡椒猪肚汤

本草厨房

材料 / 良姜10克（切片），胡椒10克（研碎），猪肚1个（约500克），盐少许。

做法 / 将胡椒、良姜放入猪肚内，扎紧两端，锅中倒入清水适量，先武火煮沸后，文火炖至熟烂，加盐调味，饮汤吃猪肚。

功效 / 可辅助治疗痰食交阻型胃痛。其临床表现为胃脘部闷胀、隐痛，吞咽困难，泛吐黏痰，呕吐宿食，食欲不振。

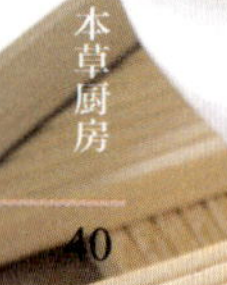

温胃疏肝祛寒痛名方

良附丸

高良姜，香附子，上药研末，水泛为丸。治胃痛如神，又名立应散。

此方出自《良方集腋》，良姜与香附相配，既可温胃行气疏肝，又可祛寒止痛。

良附丸的家庭做法

材料／高良姜（酒洗）9克，香附（醋洗）9克。

做法／❶将药物研成细粉。❷取适量蜂蜜用微火煎熬，并不停用勺子搅动，直至蜂蜜中间泛起橙色泡沫，拉之成黄丝。❸趁热将药粉与蜂蜜搅匀，反复揉搓至均匀，然后搓成药条，切段，揉成4~6粒。

吃法／寒性胃痛发作时，顿服1~3丸。

注意／只用于寒凝气滞、脘痛吐酸、胸腹胀满的情况，若胃中嘈杂、心胸烦热则忌用此方。

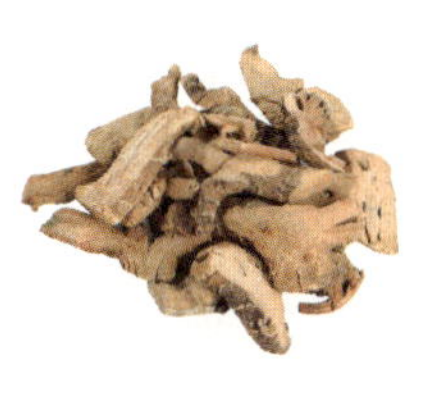

高良姜

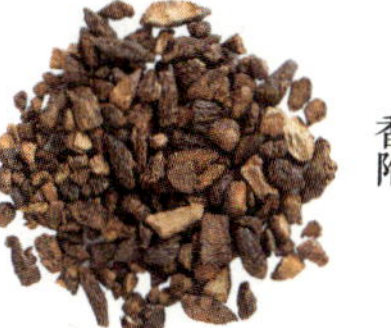

香附

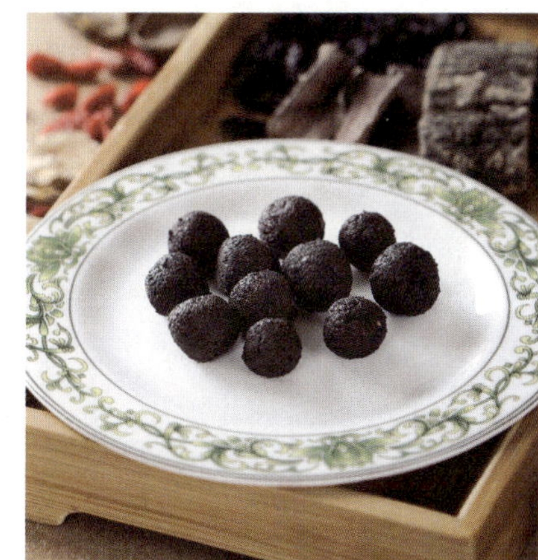

佛手

指竖禅师悟，拳开法嗣迷

佛手味辛、苦、酸，性温，归肝、脾、胃、肺经，功能疏肝理气、和胃止痛、燥湿化痰，主治肝胃气滞、胸胁胀痛、胃脘痞满、食少呕吐、咳嗽痰多。

——《中华人民共和国药典》

佛手，又名五指柑、佛手柑、佛手香橼，因其外形特殊，果顶开裂，酷似佛像之手，故有此名，实则为芸香科植物香橼的一类变种。

佛手气浓香，是一味理气止痛的药，药效强。《本草纲目》云："佛手煮酒饮，治痰气咳嗽。煎汤，治心下气痛，单用多用，亦损正气。"说明单用佛手，也能有安胃止痛的功效，不过气浓则耗气，多用则损伤正气。除了治疗中焦病外，佛手也入上焦，理肺止嗽，所以《本草害利》也说"佛手之利，理上焦肺气，除痰止嗽。"甚至还有通利下焦的作用，《本经逢原》讲："佛手专破滞气，治痢下后重，取陈年者用之。"但如今更多用于脾胃病变。

佛手柑是一种鲜果类植物，可以和柑橘一样直接食用。而药用一般以3~10克为宜。它成熟以后表皮呈现黄色，内部白色，白肉取出即可食用，味道甘甜，咬劲爽脆。也可以用冰糖炖着吃，或用蜂蜜泡着吃。

市面上主要有两种佛手柑的伪品，一种是佛手瓜，一种是香橼。佛手瓜外表面类白色，具有不规则的纵皱纹，偶见刺状突起；香橼果仁呈棕褐色，呈黄白色，质地不如佛手柔韧。

佛手不仅是一味药材，还是一种禅意的符号，因其象若佛手，常受到文人的另眼青睐。明代诗人多炡曾在《咏宗良兄斋头佛手柑》中写道：

春雨空花散，
秋霜硕果低。
牵枝出纤素，
隔叶卷柔荑，
指竖禅师悟，
拳开法嗣迷。
疑将洒甘露，
似欲揽伽梨。
色现黄金界，
香分肉麝脐。
愿从灵运后，
接引证菩提。

在诗人的眼中，佛手似乎成了菩提引证的一种象征。佛手这般高贵，其实也与明代以来闻果的风气有关。

闻果，即在案头闺阁，摆放香气浓郁的蔬果，以取代焚香的烟熏障目。《红楼梦》第四十回，描写探春的秋爽斋："左边紫檀架上放着一个大观窑的大盘，盘内盛着数十个娇黄玲珑大佛手"，正是这一风气的延续。

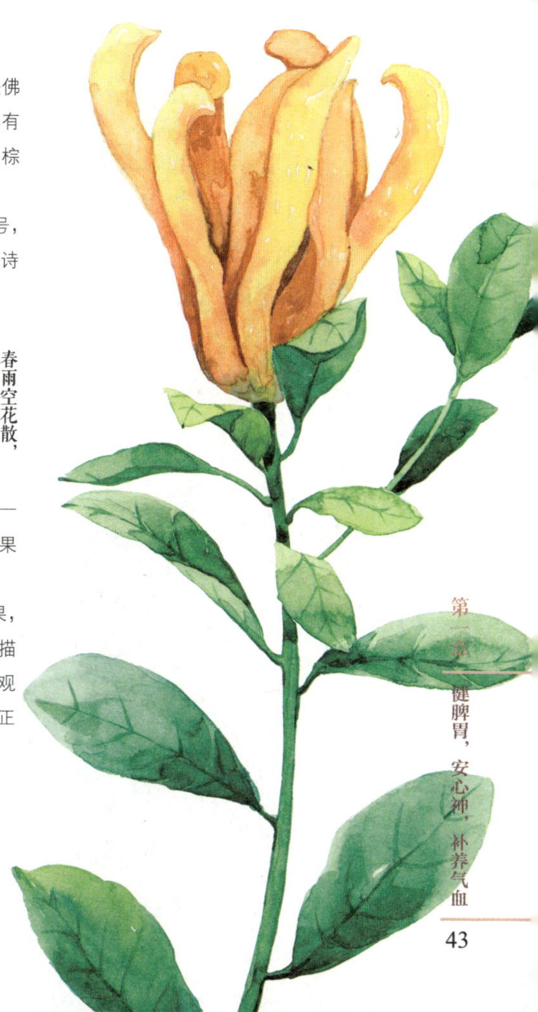

本草厨房

疏肝解郁治痛经 瓜络佛手猪肝汤

材料／猪肝150克，丝瓜络20克，合欢花、山楂各10克，佛手、菊花、橘皮各6克，调味品适量。

做法／❶将猪肝洗净切片，余药加沸水浸泡1小时后去渣取汁，纳入肝片，盐、味精、料酒少许，蒸熟。❷将猪肝取出加芝麻油少许调味服食。

功效／疏肝通络、解郁理气，适用于女子痛经。

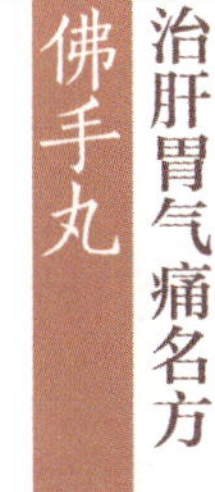

治肝胃气痛名方

佛手丸

鲜白葫芦 5 两（去子，蒸晒 9 次，另研极细如飞尘），鲜佛手 5 两（用银柴胡 3 钱煎汤拌炒，切片，蒸晒 9 次），鲜香橼 5 两（用金铃子 3 钱煎汤拌炒，去子蒸晒 9 次），道地人参 1 钱（另研极细如飞尘），大豆黄卷 10 两，炒黑枣仁 5 两，冬霜桑叶 5 两，真川贝母 5 两（去心），建神曲 5 两，建莲肉 5 两。晒干收藏，宜以矿灰铺纸衬底，庶不霉坏；泛完药末后，再将糯米饮汤泛上，以免药末脱落。

此方出自《良方集腋》，香橼、佛手等理气药与补气药相合，补而不滞，疏而不耗，故原方主治肝胃气痛，即胸胁胃脘胀痛。

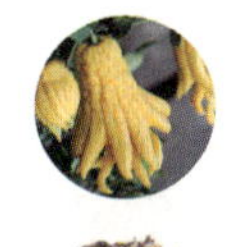

鲜佛手

鲜香橼

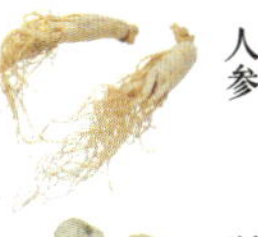

人参

大豆黄卷

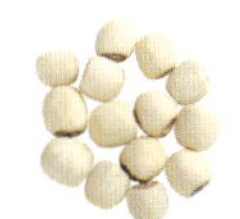

莲子肉

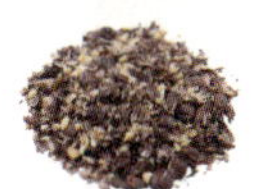

酸枣仁

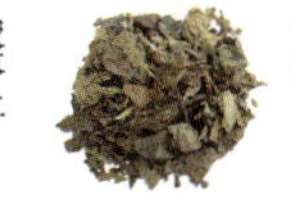

桑叶

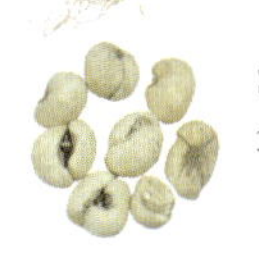

浙贝母

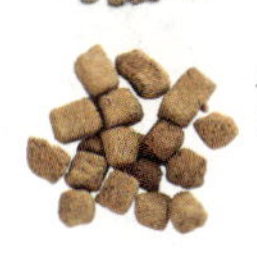

神曲

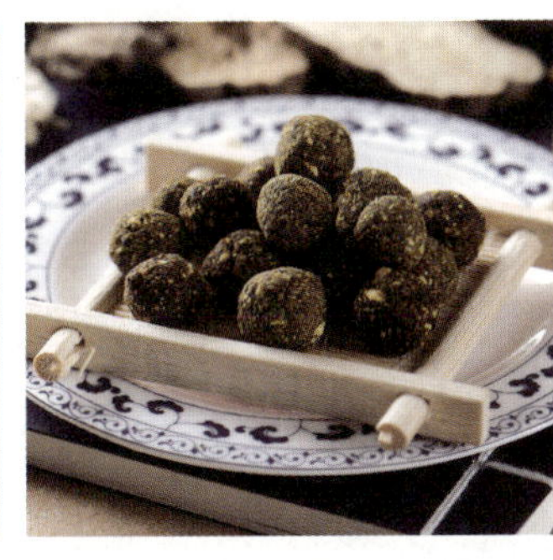

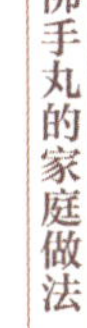

佛手丸的家庭做法

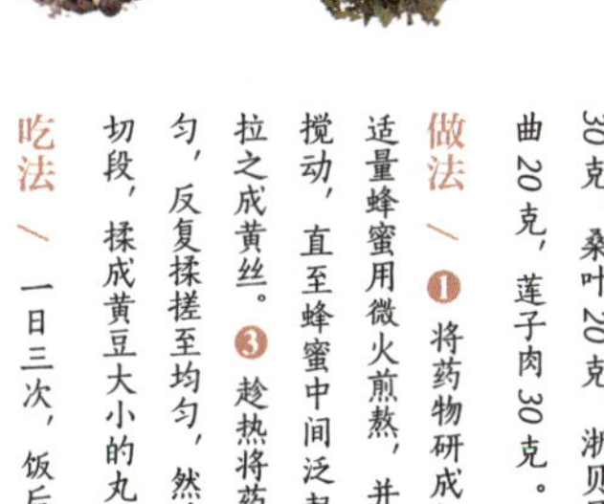

材料／鲜佛手 30 克，鲜香橼 30 克，人参 10 克，大豆黄卷 30 克，酸枣仁 30 克，桑叶 20 克，浙贝母 20 克，神曲 20 克，莲子肉 30 克。

做法／❶ 将药物研成细粉。❷ 取适量蜂蜜用微火煎熬，并不停用勺子搅动，直至蜂蜜中间泛起橙色泡沫，拉之成黄丝。❸ 趁热将药粉与蜂蜜搅匀，反复揉搓至均匀，然后搓成药条，切段，揉成黄豆大小的丸粒。

吃法／一日三次，饭后随嚼，每次 4~5 粒，或泡水服用。

川椒

荡涤沉寒的猛药

川椒味辛，性温，归脾、胃、肾经，功效温中止痛、杀虫止痒，主治脘腹冷痛、呕吐泄泻、虫积腹痛；外治湿疹、阴痒。

——《中华人民共和国药典》

川椒又称蜀椒，特指生于蜀地的花椒品种。狭义的蜀椒又特指成熟的果皮，因为蜀椒、椒目、椒叶，三药同生椒树，而椒目为花椒的种子，椒叶为其树叶。李时珍说：『蜀椒肉浓皮皱，其子光黑，如人之瞳仁，故谓之椒目。』

川椒是一味温中的药物，但按照不同的部位，功效又有所偏重。蜀椒最热，“禀纯阳之性，补命门之火，温脾胃而击三焦之冷滞，补元阳而荡六腑之沉寒”，堪称荡涤沉寒的猛药。还可消食除胀，导火归元，止呕吐泻利，消痰饮水肿，健关节，安蛔虫。椒叶次之，一般煎汤熏洗外用，治疗漆疮疥疮。椒目性寒，善消水肿，经方“己椒苈黄丸”治饮邪内结，对腹满、口干舌燥者有殊效。

实际使用时最好分清不同部位的“川椒”。市面上最常见的是蜀椒，配合桂枝、生姜等温药可以缓解感冒受凉引起的腹痛。

川椒长势累累，除作为调料及食疗外，也常被诗人当作美好的祝愿意象，诗经里《椒聊》以川椒比喻君子：

椒聊之实，蕃衍盈升。
彼其之子，硕大无朋。
椒聊且，远条且。
椒聊之实，蕃衍盈匊。
彼其之子，硕大且笃。
椒聊且，远条且。

大意是：椒树上果实聊聊，芬芳满园，采摘盈筐。至诚至敬仁义的君子，形象高大，无以言表。愿他像累累的花椒树，繁密枝条伸展得长长远远。

川椒性热，除内服助火外，也常外用火疗，即在普通的艾灸上，加层川椒的效力。《肘后备急方》以此治疗一切毒肿疼痛不可忍者，附录一则医案：“一人搜面团肿，头如钱大，满中安椒，以面饼子盖头上，灸令彻，痛即立止。”

无独有偶，《古今医鉴》也用此方：“治一切心腹、胸、腰背苦痛如锥刺方，以花椒为细末，醋和为饼，贴痛处，上用艾捣烂铺上，发火烧艾，痛即止。”

因此胃寒作痛时，运用川椒灸法，不失为内服食疗外又一良方。

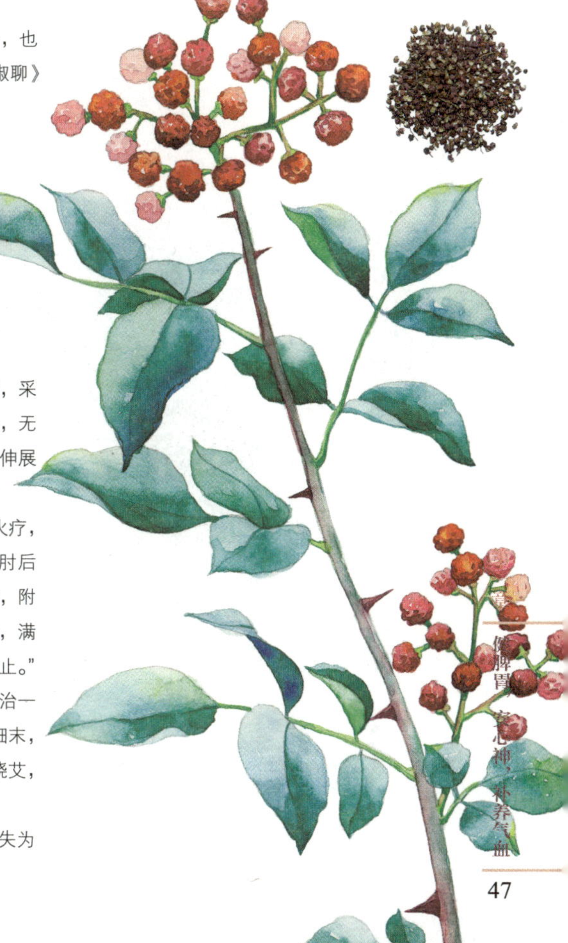

温中暖胃 姜枣花椒汤

材料／生姜24克，大枣10颗，花椒9克。

做法／❶生姜洗净，切成薄片；大枣洗净。❷将生姜、大枣、花椒一起放入锅中，加入适量清水，小火煎成1碗汤汁即可。

功效／温中暖胃。

散寒止痛温胃名方

大建中汤

心胸中大寒痛，呕不能饮食，腹中寒，上冲皮起，出见有头足，上下痛而不可触近，大建中汤主之。

大建中汤方：蜀椒二合（去汗）、干姜四两、人参二两。上三味，以水四升，煮取二升，去滓，内胶饴一升，微火煎取一升半，分温再服；如一炊顷，可饮粥二升，后更服，当一日食糜，温覆之。

此方出自《金匮要略》，主治中阳衰弱、阴寒内盛所致的腹痛。方中蜀椒温脾胃，助命火，散寒止痛，为君药。以干姜之辛热，温中散寒，助蜀椒散寒之力；饴糖温补中虚，缓急止痛。人参补脾益气，配合饴糖重建中脏，故名大建中汤。

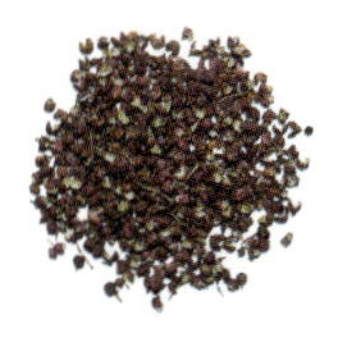
蜀椒

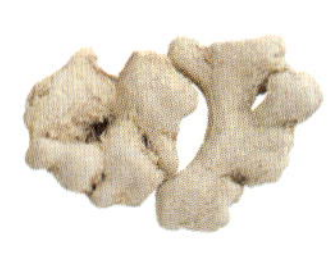
干姜

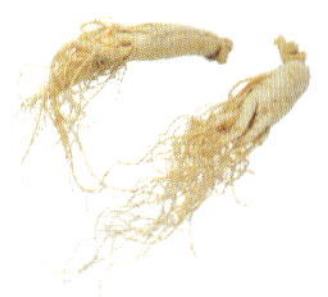
人参

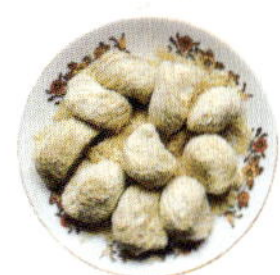
饴糖

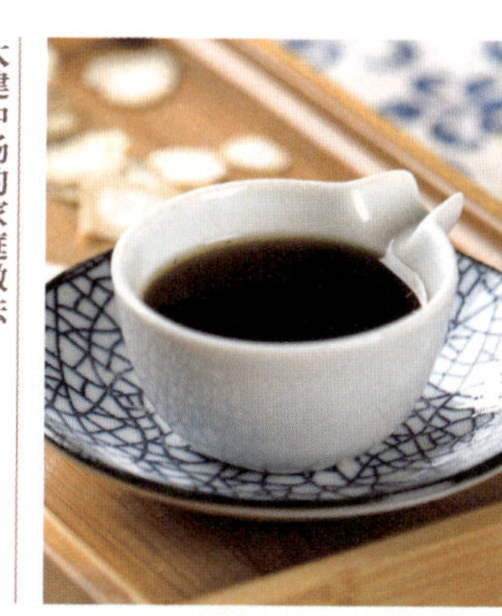

大建中汤的家庭做法

材料／蜀椒10克，干姜10克，人参10克，饴糖20克（即麦芽糖）。

做法／①取砂锅一只，倒入药材，加水没过药材约两横指，浸泡30分钟左右。②大火煮沸后，改用小火煮20~30分钟，滤取药汁。③再加入水（没过药材表面即可），大火煮沸后，改用小火煮15~25分钟，滤取药汁，与头煎合并即可。

吃法／体质虚寒者每日服用一剂，一次服尽，饭后服用；急性发作时顿服两剂。

注意／此方只适于寒凝腹痛、肢体怕冷、胃肠痉挛的情况，胃火作痛时忌服。

丁香

愁见丁香结

中药中的丁香与观赏用的丁香是两种完全不同的植物，前者属于桃金娘科，而后者属于木犀科。歌里唱的是观赏用的丁香，调料用和药用的丁香是舶来品，由东南亚传入，古代丝绸之路贸易交往频繁，香料市场便是很大的组成部分。而中药的丁香又分公母两种，公丁香，指没有开花的丁香的花蕾，而母丁香，指的是丁香的成熟果实。实际上，丁香作为两性植物，并没有公母之分。

丁香味辛，性温，归脾、胃、肺、肾经，功可温中降逆、补肾助阳，主治脾胃虚寒、呃逆呕吐、食少吐泻、心腹冷痛、肾虚阳痿。

——《中华人民共和国药典》

丁香是一味温里的药，适于平素胃寒的人，以年轻女性居多，这类人群手脚泛凉，吃不得冷饮或偏凉的食物，一吃就肚子痛或腹泻或月经受影响。体质上偏太阴，脾胃功能也不太好，吃不多，或吃多了就不消化。丁香温里，就像给体内加了一把火，让肠胃变得温暖。丁香尤其适于这类体质中打嗝的症状，中医称之为“寒呃”，因为受凉而打嗝不停。

丁香可泡水饮用，取1~3克即可。丁香研末还可常作穴位贴敷使用，是现在三伏贴的主要成分。

注意，药性十九畏有言：“丁香莫与郁金见”，此二味药禁止合用。

以海南、广东产为正，另斯里兰卡、印度尼西亚等东南亚地区也是道地产区。

木犀科的丁香未开时，花蕾密布枝头，称丁香结。唐宋以来，诗人常常以丁香花含苞不放，比喻愁思郁结，难以排解，用来写夫妻、情人或友人之间深重的离愁别恨。

唐末五代花间派著名词人牛峤，曾在其作品《感恩多》中，以丁香结比作愁思：

自从南浦别，
愁见丁香结。
近来情转深，忆鸳衾。
几度将书托烟雁，
泪盈襟，
泪盈襟、礼月求天，
愿君知我心。

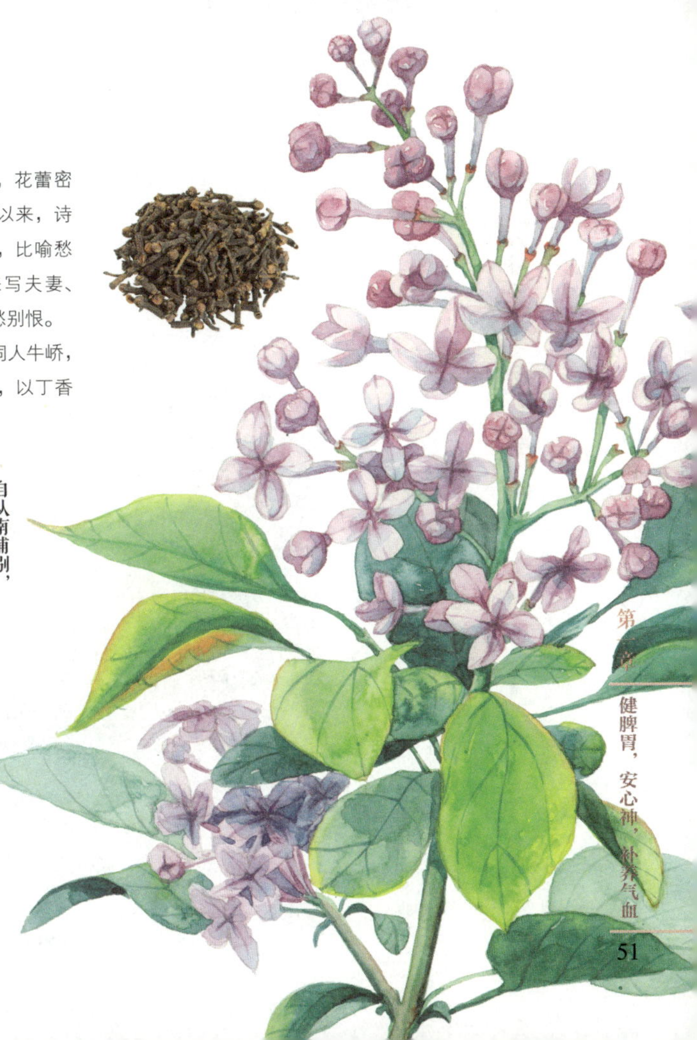

药用的丁香，自古以来便是桃金娘科的植物，气味辛烈，故作香料。而公母丁香相比，母丁香气味更厚，更常入药，被称作“鸡舌香”。

本草厨房

暖胃止呕 丁香雪梨粥

用料／公丁香4粒，大雪梨1个，冰糖适量。

做法／丁香洗净沥干水、研末；雪梨洗净，挖出核，塞入丁香封好，放入炖盅内，加少许的水和冰糖适量，置锅内用小火炖1小时，即可食用。

功效／温中祛寒、暖胃止呕。适用于妊娠呕吐，属脾胃虚寒者。症见妊娠期间，恶心呕吐、口淡流涎、食少腹胀、舌淡红苔薄白。

治虚寒呃逆名方

丁香柿蒂散

丁香、柿蒂、青皮、陈皮各等份。上药研为粗末，主治诸种呃、噫，呕吐痰涎。

本方出自《卫生宝鉴》，为内科呃逆的名方，药仅四味，堪为虚寒呃逆之祖。丁香温胃，柿蒂、青皮、陈皮散滞气以降逆，一温一散，气机顺达故上逆自止。

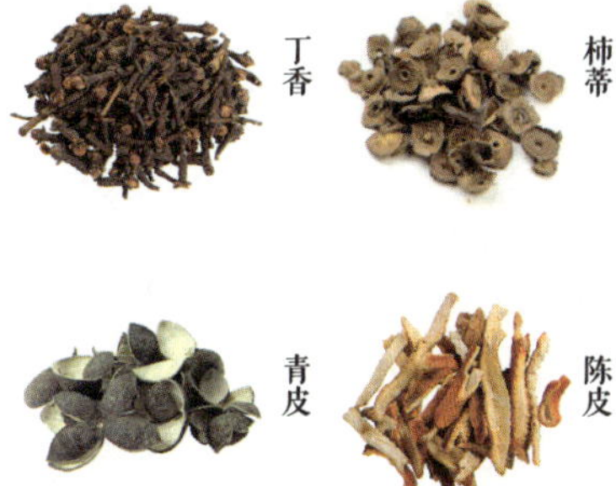

丁香柿蒂散的家庭做法

材料／丁香、柿蒂、青皮、陈皮各等份。

做法／❶上药研为粗末。❷取9克药末放入砂锅内，加水220毫升，大火煮沸后转小火煎至150毫升。

吃法／去滓温服，不拘时，用热姜汤调下。

注意／胃热气逆、胃中嘈杂、反酸呕吐者禁用。

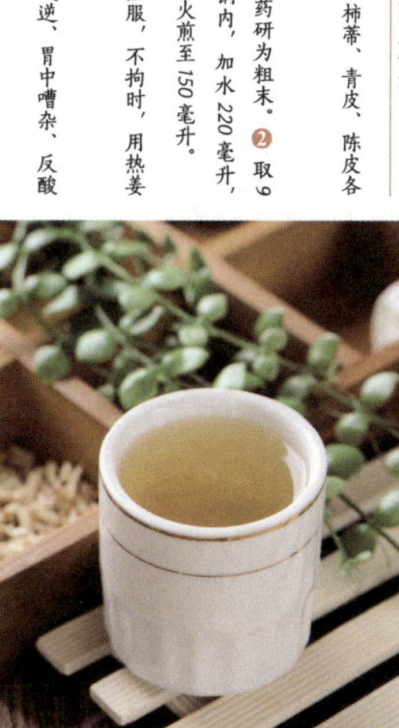

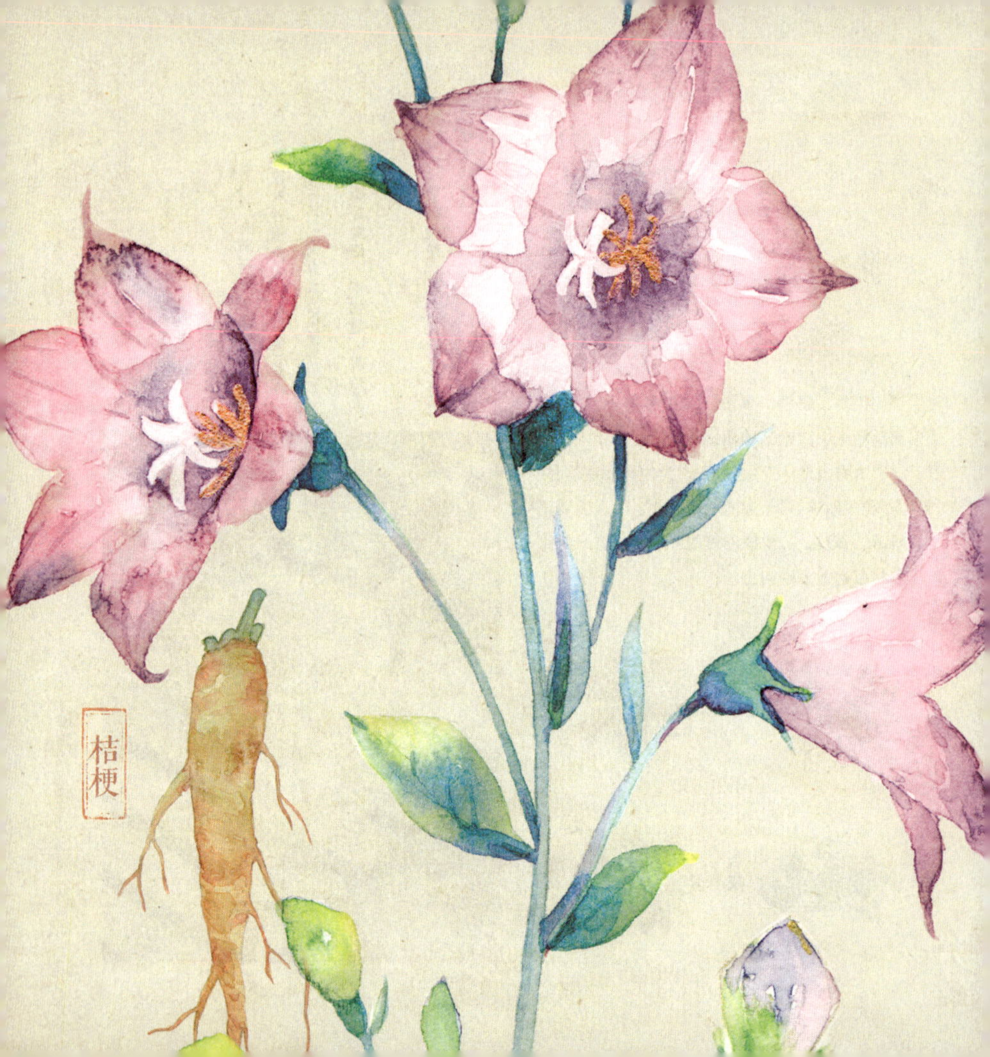
桔梗

第二章

润肺止咳 通利二便

乌梅

本性依然带点酸

乌梅味酸、涩，性平，归肝、脾、肺、大肠经，功可敛肺、涩肠、生津、安蛔，主治肺虚久咳、久泻久痢、虚热消渴、蛔厥呕吐、腹痛。

——《中华人民共和国药典》

乌梅是梅树的果实，夏季采收，烘干炮制后色变乌黑，故称乌梅。古法需用烟熏，如今渐少用，另有一种特殊品种为白梅，为青盐腌浸曝干后的产物，古时江浙一带如此炮制，今天更已绝迹。另外，结果的梅树为蔷薇科李属的植物，而观赏用的梅则为别属，并非一物。

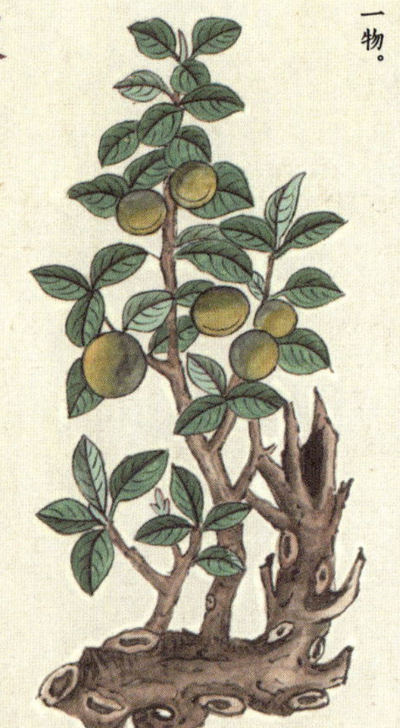

乌梅是一味收敛的药，酸可收涩，涩可固脱，因此对于肺虚久咳、下利久不止等津气向外耗散的症状，乌梅都有良效。而医经又认为，酸甘合化，津液相生，酸酸的乌梅，同甘甜的冰糖等配合，会有止渴生津的奇效。另外，乌梅食用以6~12克为佳。

梅子味酸，望之止渴，故吃法非得经过一定加工不可。如今最常见的吃法是同山楂、冰糖、陈皮等合用，熬制出一壶清凉解暑的酸梅汤来，具体做法将在后文说明。

市场上有以同科植物山杏的果实经加工冒充乌梅，也有些炮制不合格的鱼目混珠，挑选时一定要好好鉴别。

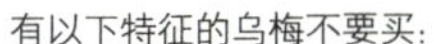

有以下特征的乌梅不要买：

1. 果实皱缩不平，有毛茸——山杏。

2. 果肉薄，质硬，紧贴果核——山杏。

3. 闻之气微，味酸涩，但酸味淡——山杏。

4. 核果呈现棕红色——不合格。

乌梅秉性酸涩，炮制仍不解，这一特质被诗人看准，因此写进借物喻人的诗中，宋朝李龙高曾专有一首《乌梅》写道：

妇舌安能困董宣，
曹郎那解污张翰。
任君百计相薰炙，
本性依然带点酸。

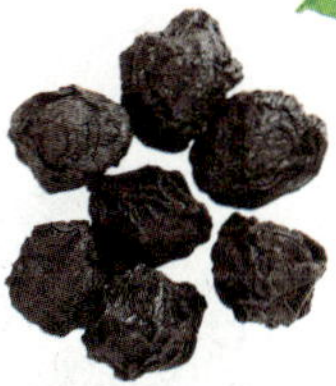

本性带酸，又何尝不能看作它的优点、它的药性呢？

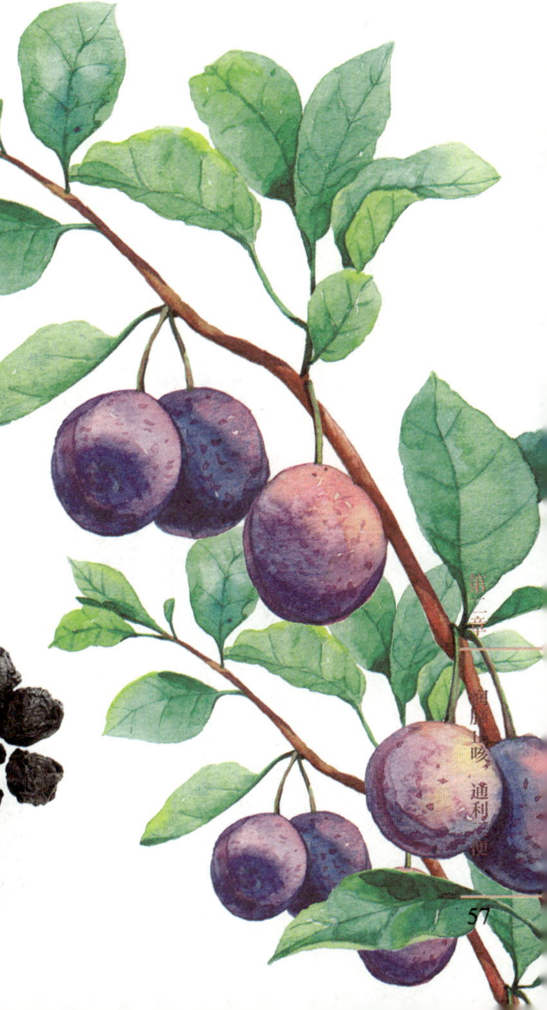

解暑止渴 酸梅汤

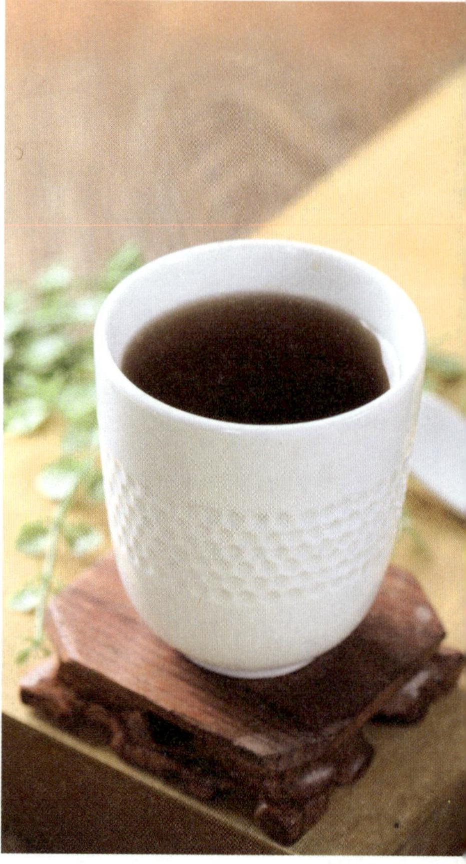

材料／乌梅50克，山楂50克，甘草6克，桂花10克，冰糖适量。

做法／❶将除了冰糖和干桂花外的所有材料洗净后，放入600毫升左右的清水，浸泡15~20分钟。❷第一遍熬制：浸泡好的材料倒入锅中，放在火上大火烧开，烧开后改小火熬煮半小时。熬好后，将汤汁倒入干净的容器中。所有原料保留在锅中。❸第二遍熬制：在锅中重新加入清水，重复第一遍熬制的方法，同样加入600毫升左右的清水，小火熬制半小时。❹在起锅前放入冰糖和干桂花，冰糖溶化后，关火。将第二遍熬制出的汤汁与第一遍熬出的汤汁混合，放凉后放入冰箱冷藏。

功效／解暑止渴。

注意／冷冻后切勿贪凉多饮，损伤脾胃。

固护脾胃、涩肠止泻名方

醋梅丸

大便下血及久痢不止，用乌梅三两烧存性，研为末，加醋煮米糊和成丸子，如梧子大。每服二十丸，空心服，米汤送下。

此方出自《本草纲目》，配料极简，只乌梅、醋、米三味，均为灶台常用，堪为食疗佳品。方中君药乌梅，涩肠止利，醋制后增强收涩之性，搭配粳米固护脾胃，脾主升清，胃主降浊，清浊各归其位，久泻久痢自可痊愈。每日服用，使药力渐渐发挥。

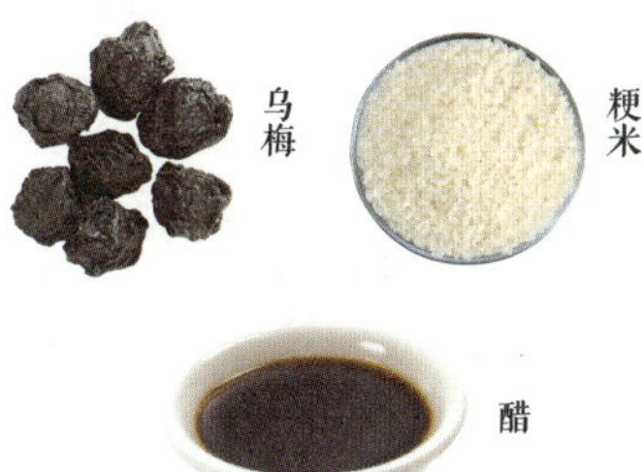

醋梅丸的家庭做法

材料／乌梅50克，粳米50克，醋3勺。

做法／❶把乌梅洗净，放进锅里，入醋炒制。❷大火煮开后改小火继续煮约1个小时。待乌梅果肉松动，捣为泥状。❷最后，入粳米（熟），赋形，制成黄豆大小的丸药。

吃法／可以每天吃十几粒，也可以随症状加减适量。

注意／丸药工艺精细，最好交予药房完成。此丸当在饭前服用，可增进食欲。

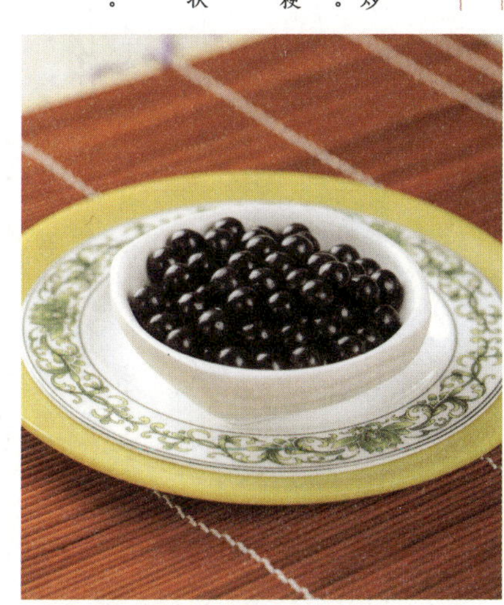

桔梗

一杯去烦懑

桔梗入药，最早见于《神农本草经》，经曰：桔梗，味辛，微温，主胸胁痛如刀刺、腹满、肠鸣幽幽、惊恐、悸气。这是言其破气之盛，并非定有此等症状。如今认为，桔梗味苦、辛，性平，归肺经，功可宣肺、利咽、祛痰、排脓，主治咳嗽痰多、胸闷不畅、咽痛、音哑、肺痈吐脓、疮疡脓成不溃。

——《中华人民共和国药典》

桔梗是植物桔梗的根，具有悠久的入药历史，其名称已不可考。因植株矮小，也曾称作『梗草』，又因根须泛白，故又名『白药』。

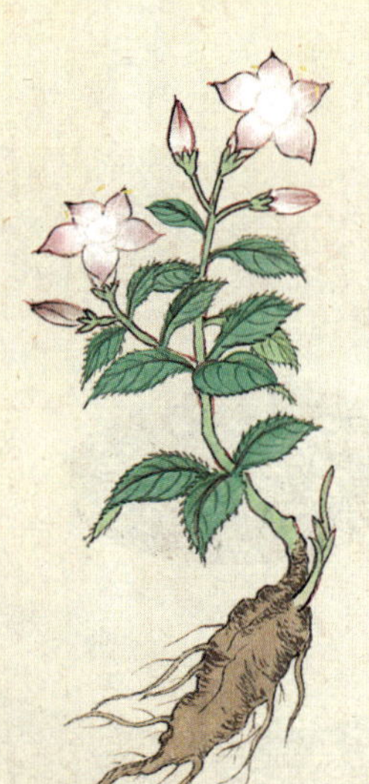

桔梗是一味难得的专归肺经的药，特别适合肺部及咽喉不适的人服用。但桔梗有小毒，其汁液可能会导致肠胃不适，因此用量需要控制。桔梗调理咳嗽、胸闷等症状，初期可用到6~9克，当身体渐趋康复，可慢慢减量。

桔梗是一味升散的药，过量可能导致眩晕（肝气逆）、呕吐（胃气逆）甚至咳血（肺气逆），辛散伤阴，就像池塘里的水经大风吹刮会慢慢蒸发，因此素体阴虚，或正处于阴虚证的人不宜食用，如发热盗汗、口干舌燥等。

桔梗可嚼、可泡，根部爽脆，还可以拿来做泡菜，腌制又可除去苦味，不失为上佳吃法。

吃韩国烤肉时经常会有桔梗泡菜，但不要以为桔梗产自韩国，它在我国分布很广，江苏尤多，而河南桐柏县的桔梗因桔梗皂甙含量丰富，赢得了“桐柏桔梗”的冠名。

宋代有一位诗人，叫王之望，身体一直不好。一次大暑天，调摄不慎，中了暑，全身怕冷又发热，胸闷又心烦，医生让他好好戒酒，但诗人无酒不欢，“所嗜不可断”，没戒成，烧得更厉害。

同僚蒋子权前来问候，细处汤药，煮一碗橘皮，添一杯桔梗，只一剂，胸中烦懑顿解，加柴胡，再一剂，汗出淅淅，“病去若水尝”，王之望即对这位同僚刮目相看，赋诗一首《病后戏赠同官蒋子权》：

我昨病在床，君来问尤款。
教我煮橘皮，汤热过冰碗。
继送桔梗汤，一杯去烦懑。
柴胡作引子，汗出如被趱。
所投立有效，病去若水尝。

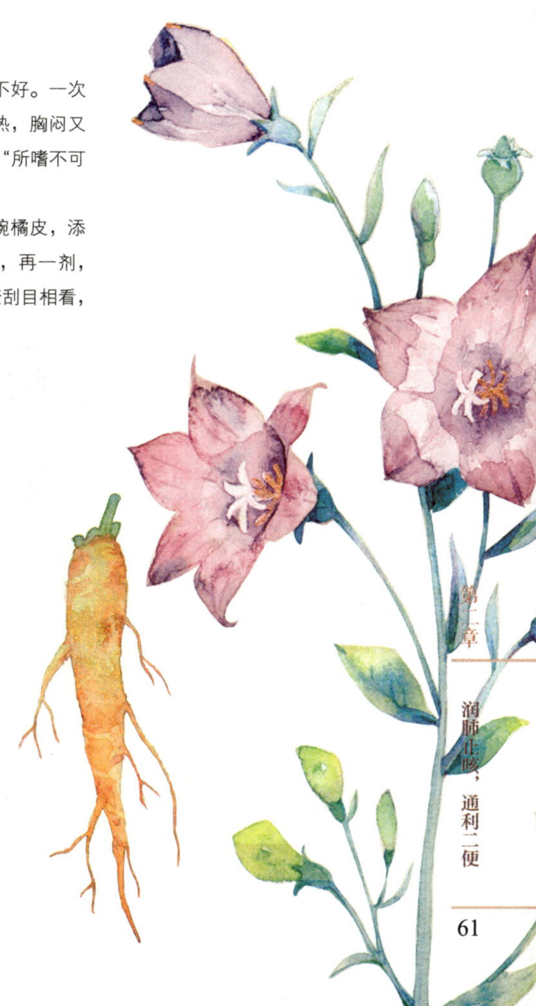

可见桔梗除止咳祛痰外，理气除烦的力量也很强，古代医家常将桔梗比作“舟楫之剂”，可以载药上行，黄宫绣赞其“开提肺气之药，可为诸药舟楫，载之上浮”，正是此意。

本草厨房

宣肺止咳 桔梗冬瓜汤

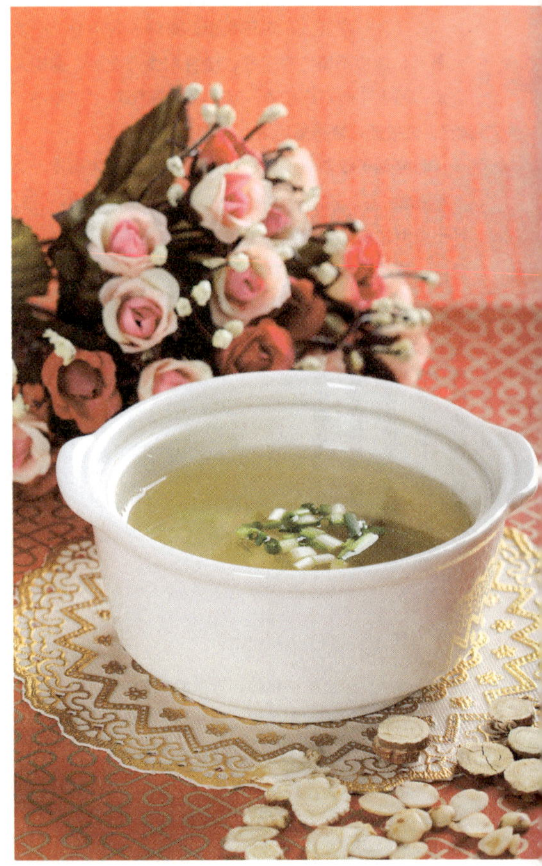

原料 / 冬瓜150克，杏仁10克，桔梗9克，甘草6克，盐、大蒜、葱、酱油各适量。

做法 / ❶ 冬瓜洗净切成小块。❷ 锅中加入食油，油烧热后放入冬瓜块爆炒，加水，桔梗、杏仁、甘草一并水煎。❸ 煎至冬瓜熟后，以盐、大蒜、酱油、葱调味。食冬瓜饮汤。

功效 / 疏风清热、宣肺止咳，适用于风邪犯肺型急性支气管炎患者，表现为咳嗽、胸闷、口微渴。

注意 / 阴虚咳嗽者忌用原方，应当适量增加冬瓜的分量，减轻桔梗与杏仁的用量。

利咽解毒名方 桔梗汤

少阴病，二三日，咽痛者，可与甘草汤；不瘥者，与桔梗汤。

桔梗汤方：桔梗一两，甘草三两，以水三升，煮取一升，去滓，温分再服。

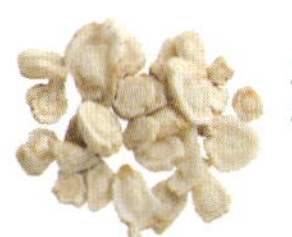
桔梗

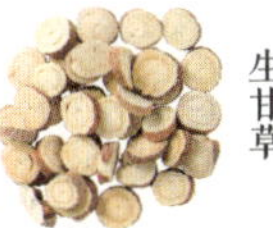
生甘草

这个方子出自医圣张仲景所著《伤寒杂病论》，用于少阴体质或患少阴病的人出现咽痛的情况。比如老年人一感冒就嗓子疼，或者某些肾炎患者常有咽痛的先兆。桔梗利咽，甘草解毒，两相合拍，方子极简极廉，又极效。后世官修方书《太平圣惠方》中，直接摘录此方，并更名为“如圣汤”。这种两个药的搭配形成了中医界所称的“药对”，如今很多临床大家也常在处方中加入此“药对”。

桔梗汤的家庭做法

材料／桔梗3克，生甘草9克。

做法／取一砂锅，放入药材，加水300毫升，大火煮沸后，改用小火煮至约200毫升药量，滤取药汁。

吃法／煮好后分两次服用，早晚各一。

注意／本方参照《伤寒杂病论》的汤方中桔梗与甘草的配伍比例（1:3），每药用量在10克以内进行调补。

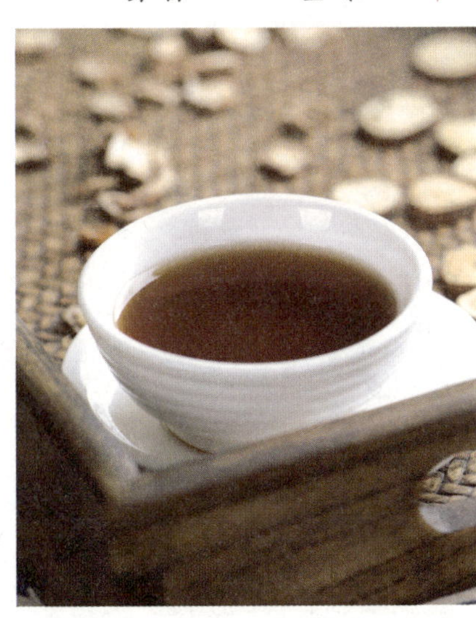

苦杏仁

食而不老

杏仁味苦，性微温，有小毒，归肝、大肠经，功效祛痰止咳、平喘、润肠，主治外感咳嗽、喘满、喉痹、肠燥便秘。

——《中华人民共和国药典》

杏仁是蔷薇科杏的种子，市面上一般有甜杏仁和苦杏仁两个品种，甜杏仁营养丰富，是家宴宾客的常见干果，不做赘述，而苦杏仁较少食用，因其含有苦杏仁甙，为有毒物质，一般作药用，即中药中的杏仁。但只有较大剂量才会引起不适，因此可酌情选择。

在《神农本草经》中，杏仁主"咳逆上气"，说明杏仁自古便被认作止咳宣肺的药，古方多用此效果。如麻黄汤内加杏仁、陈皮，以治伤寒气上逆喘，若气不上喘逆者，则减去杏仁、陈皮。又因杏仁性润，油质丰富，所以被看作润肺、滋肺，尤适于肺虚喘嗽、久病阴虚的患者。其实杏仁尚分南北，南杏仁偏于滋润，治肺虚肺燥；北杏仁善于降肺气平喘，治肺实喘。杏仁常和桃仁并列论述，"杏仁下喘，用以治气；桃仁止狂，用以治血"，气血分明。

苦杏仁有小毒，内服不宜过量，5~10 克为佳，生品入煎剂后下。

杏仁与桃仁类似，很难区分，通常凭以下几点来判断：

1. 杏仁表面黄棕色，味苦，具特异杏仁气味，合点发出的细纹纵走，分枝多。

2. 桃仁表面红棕色，味微苦，不具特异杏仁气味。

古时寒食节，三日之后可开斋煮食，杏仁便是常见配料。晋代陆翙《邺中记》：“寒食三日，作醴酪，又煮粳米及麦为酪，杏仁煮作粥。”杏仁煮粥，常将皮尖去掉，以除去部分毒性。又或用杏仁作为饮用水的清洁剂，陆游在《过小孤山大孤山》中提及：“江水浑浊，每汲用，皆以杏仁澄之，过夕乃可饮。”

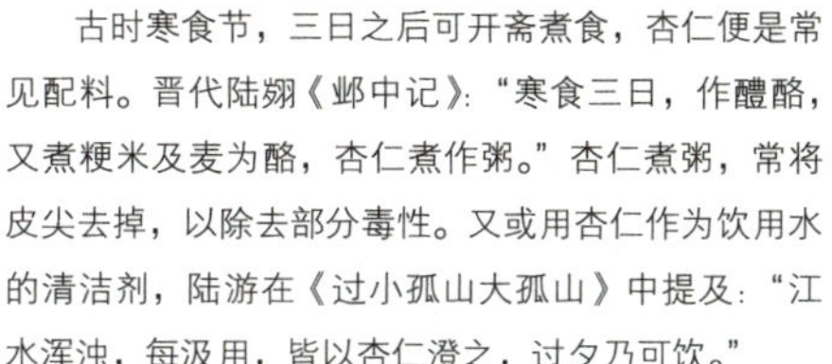

杏仁性黏，杂质吸附后就沉淀至底了。《太平广记》还记载了一则服食杏仁的怪谈：“孟蜀翰林学士辛夤逊，顷年在青城山居。其居则古道院，在一峰之顶，内塑像皇姑，则唐玄宗之子也。一夕，梦见皇姑召之，谓曰：汝可食杏仁，令汝聪利，老而弥壮，心力不倦，亦资于年寿矣。夤逊遂日日食之，令老而轻健，年愈从心，犹多著述。”大抵梦中托方，食而不老。

本草厨房

润肺止咳 杏仁川贝粥

材料／粳米100克，苦杏仁10克，川贝母6克，冰糖适量。

做法／苦杏仁去皮去尖，沸水烫透；川贝母洗净；粳米洗净，放在清水中浸泡半小时，捞出。锅中加入适量清水，放入粳米、苦杏仁和川贝母，大火煮沸后，改用小火熬煮至粥成时熄火，放入冰糖后搅匀，焖片刻即可。

功效／润肺止咳。

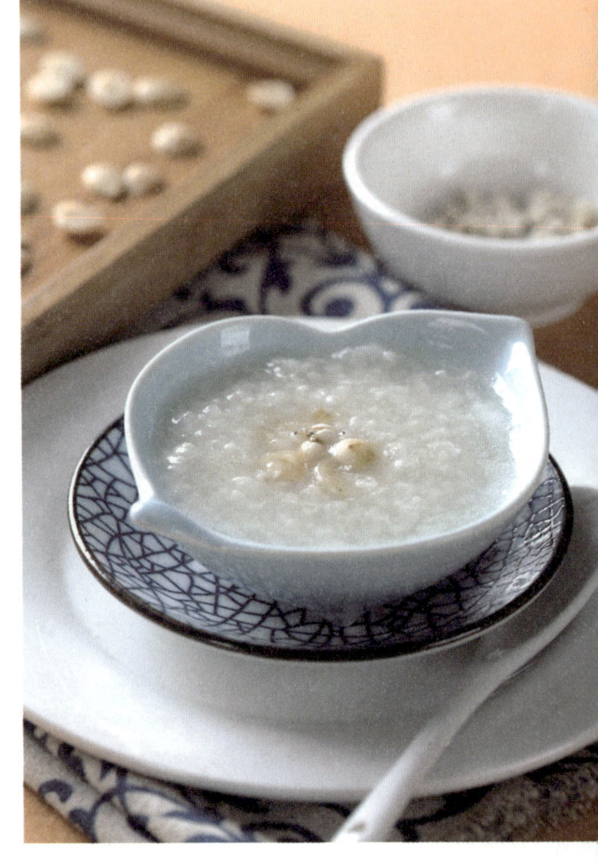

治外感燥咳名方 桑杏汤

秋感燥气，右脉数大，伤手太阴气分者，桑杏汤主之。桑杏汤：杏仁、沙参、桑叶、象贝、香豉、栀皮、梨皮，水二杯，煮取一杯，顿服之，重者再作服。

此方出自《温病条辨》，为外感温燥、微热燥咳的主方，症见身热不甚，口渴，咽干鼻燥，干咳无痰或痰少而黏，舌红，苔薄白而干，脉浮数而右脉大，此方辛凉甘润，不寒不燥，开后世温燥治法的先河。

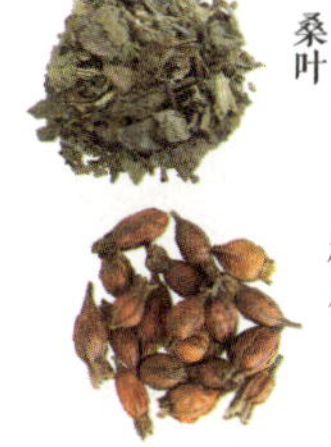
桑叶

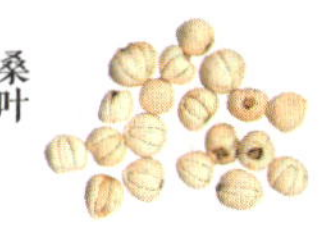
象贝

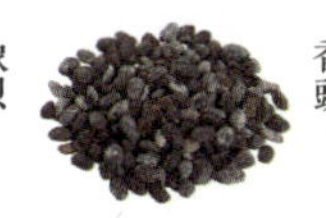
香豉

栀皮

梨皮

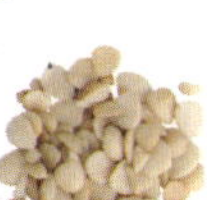

杏仁

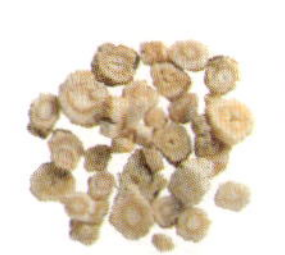
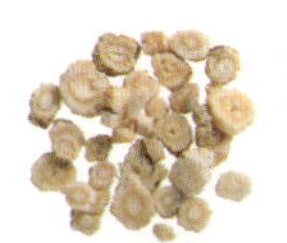
沙参

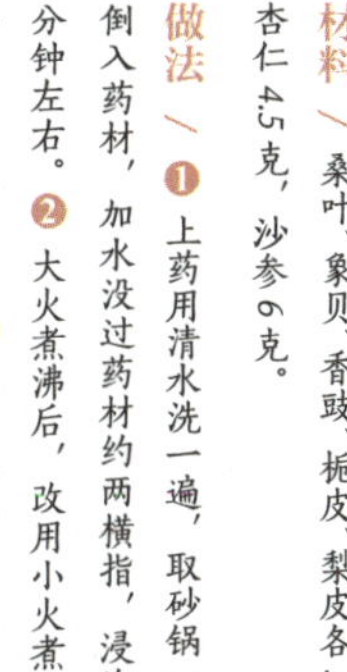

桑杏汤的家庭做法

材料／桑叶、象贝、香豉、栀皮、梨皮各3克，杏仁4.5克，沙参6克。

做法／❶上药用清水洗一遍，取砂锅一只，倒入药材，加水没过药材约两横指，浸泡30分钟左右。❷大火煮沸后，改用小火煮6~15分钟，滤取药汁。❸再加入水（没过药材表面即可），大火煮沸后，改用小火煮5~10分钟，滤取药汁，与头煎合并即可。

吃法／日一剂，早中晚各一。症状明显时可适当缩短服药间隔。

注意／外感凉燥，脉浮紧者慎用。

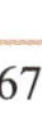

淡竹叶

秉性寒，清烦热

淡竹叶味甘、淡，性寒，归心、肺、胃、膀胱经，功效可清热泻火、除烦、利尿，主治热病烦渴、口疮尿赤、热淋涩痛。

——《中华人民共和国药典》

淡竹叶是禾本科植物淡竹叶的全草，其根名为碎骨子，因根有下胎的作用，碎骨是一种很形象的说法。

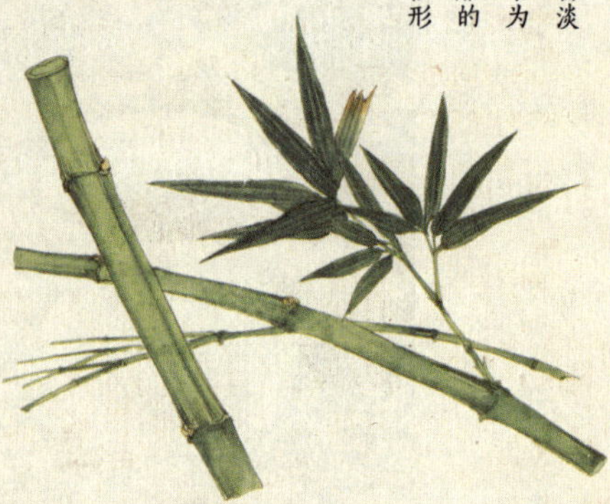

竹叶是一味清热利尿的药，清热的功效是在利小便的基础上实现的，小便通利，则烦热自除。尤以上焦风邪烦热为治，因叶生竹上，位置偏高，取其象形。取竹生一年以上者，嫩而有力的竹叶，更能消痰止渴，辛散除热，所以经方治伤寒发热、大渴，有竹叶石膏汤以止吐养阴。但因为其药性有走无守，所以有滑胎的弊端，孕妇禁服。

选用时以嫩竹叶为佳，用量以3~6克为宜。

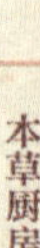

竹叶耐寒，经冬不凋，因此秉寒冷之性。董必武曾写下“叶青青不肯黄，枝条楚楚耐严霜”的诗句，以赞美竹叶的这一特性。宋代张淑芳在《满路花·冬》中也形容：“罗襟湿未干，又是凄凉雪。……窗前竹叶，凛凛狂风折。”

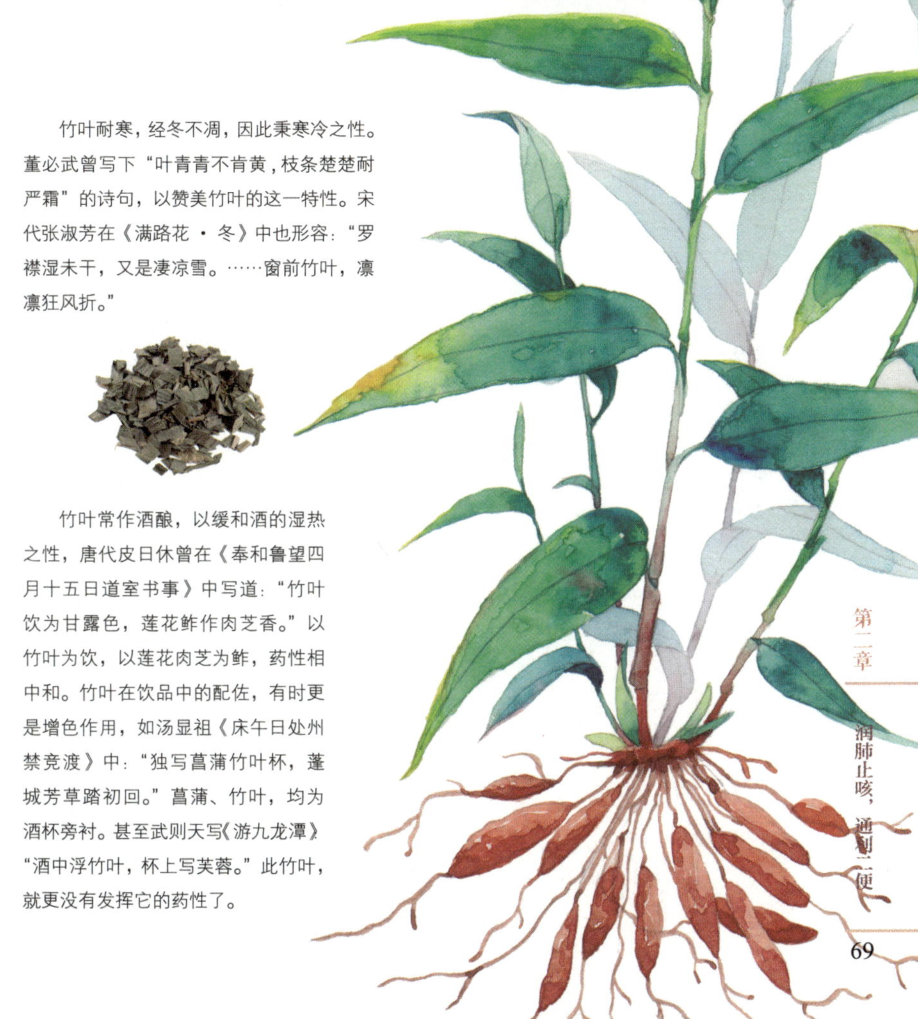

竹叶常作酒酿，以缓和酒的湿热之性，唐代皮日休曾在《奉和鲁望四月十五日道室书事》中写道：“竹叶饮为甘露色，莲花鲊作肉芝香。”以竹叶为饮，以莲花肉芝为鲊，药性相中和。竹叶在饮品中的配佐，有时更是增色作用，如汤显祖《床午日处州禁竞渡》中：“独写菖蒲竹叶杯，蓬城芳草踏初回。”菖蒲、竹叶，均为酒杯旁衬。甚至武则天写《游九龙潭》“酒中浮竹叶，杯上写芙蓉。”此竹叶，就更没有发挥它的药性了。

清心火，利小便 银花竹叶粥

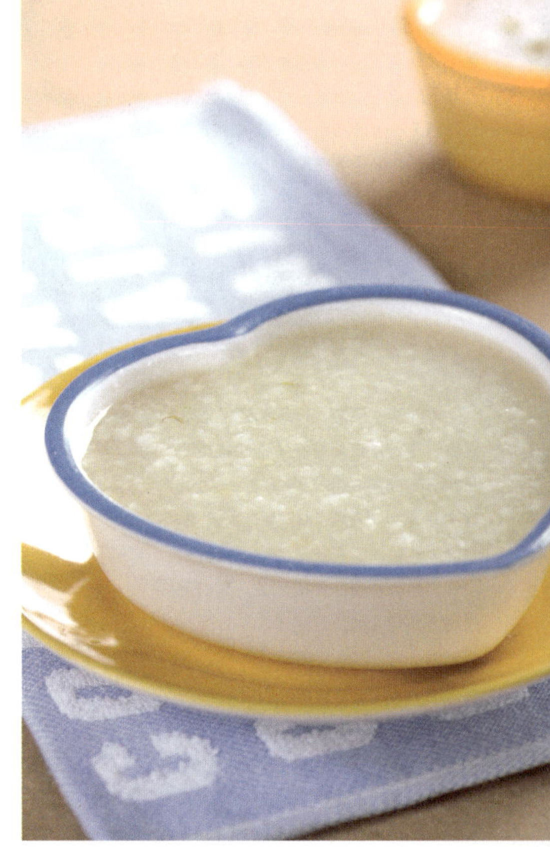

材料／粳米100克，淡竹叶10克，金银花10克，冰糖适量。

做法／❶先将淡竹叶放入锅中，加入适量清水，煎取药汁；把金银花、粳米洗净。❷将金银花、粳米一同放入锅中，加入适量清水，熬煮成粥后，加入药汁和冰糖，煮沸即可。

功效／清心火，利小便。

注意／心气不足者，表现为心悸畏寒、四肢乏力等，忌用。

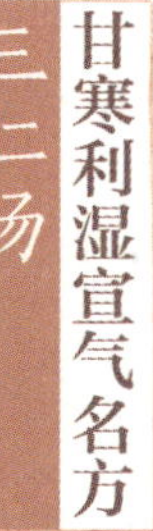

三仁汤

甘寒利湿宣气名方

头痛恶寒，身重疼痛，舌白不渴，脉弦细而濡，面色淡黄，胸闷不饥，午后潮热，状若阴虚，病难速已，名曰湿温。三仁汤主之。甘澜水八碗，煮取三碗，每服一碗，日三服。

此方出自温病学经典《温病条辨》，为湿温初起、卫表失宣的主方，方中竹叶甘寒利湿，与三仁合而宣气，湿温自消。

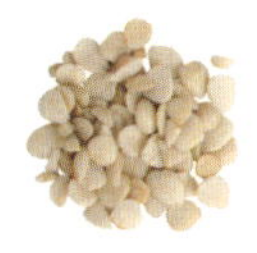

杏仁

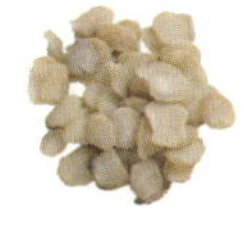

半夏

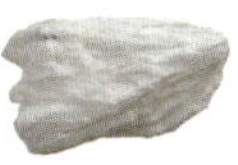

飞滑石

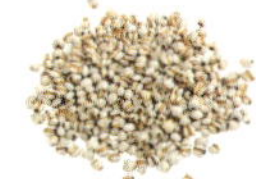

薏苡仁

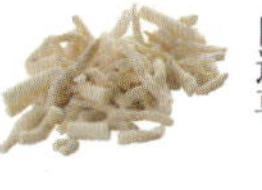

白通草

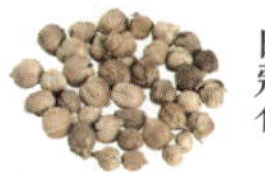

白蔻仁

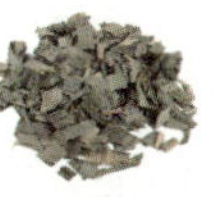

淡竹叶

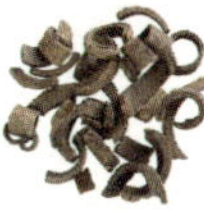

厚朴

三仁汤的现代用法

材料／杏仁、半夏各15克，飞滑石、生薏苡仁各18克，白通草、白蔻仁、竹叶、厚朴各6克。

做法／①取砂锅一只，倒入药材，加水没过药材约两横指，浸泡30分钟左右。②大火煮沸后，改用小火煮6~15分钟，滤取药汁。③再加入水（没过药材表面即可），大火煮沸后，改用小火煮5~10分钟，滤取药汁，与头煎合并即可。

吃法／饭后服用，一剂分两次服用，早晚各一。

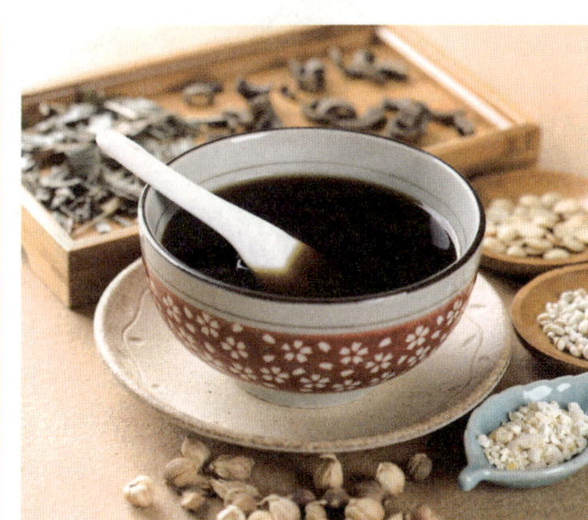

槐花

秋雨槐花子午关

槐花味苦，性微寒，归肝、大肠经，功可凉血止血、清肝泻火，主治便血、痔血、血痢、崩漏、吐血、衄血、肝热目赤、头痛眩晕。

——《中华人民共和国药典》

槐花，取自槐树的花及花蕾，夏季采收，及时干燥。若除去枝、梗及杂质，则称『槐米』。

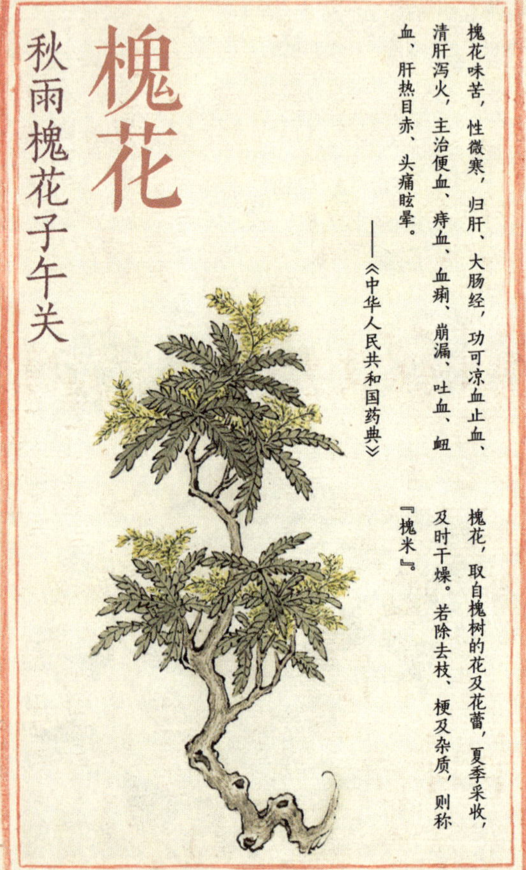

槐花是古时治疗“肠风”的特效药，肠风为便血的一种，常因外感得之，血清而色鲜，多在粪前，即大便排出前即有血从肛门排出。因其下血急迫，且有外感寒热的症状，故名为肠风，槐花凉血止血，殊为合拍。现代常见的许多表现为便血的疾病可以参照肠风的治疗，许多此类的中成药中，如地榆槐角丸、槐花散等，都有槐花的踪影（槐角是槐树的果实）。

用法宜煎服，5 ~ 10 克为度，外用可稍加量。止血一般选用槐花炭，而内有肝火、口苦胁痛时，宜选用生品冲泡。

槐花生于山坡原野，南北各地均多栽培，以黄土高原及华北平原最为常见。

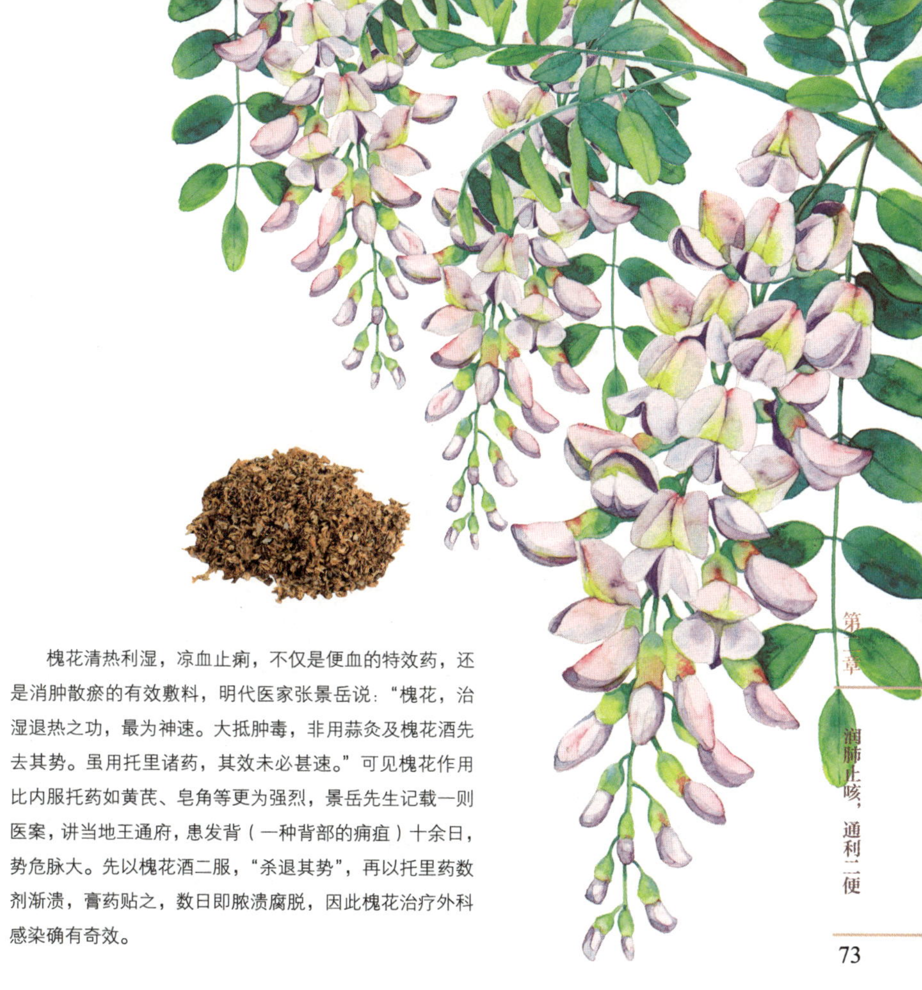

槐花清热利湿，凉血止痢，不仅是便血的特效药，还是消肿散瘀的有效敷料，明代医家张景岳说：“槐花，治湿退热之功，最为神速。大抵肿毒，非用蒜灸及槐花酒先去其势。虽用托里诸药，其效未必甚速。”可见槐花作用比内服托药如黄芪、皂角等更为强烈，景岳先生记载一则医案，讲当地王通府，患发背（一种背部的痈疽）十余日，势危脉大。先以槐花酒二服，“杀退其势”，再以托里药数剂渐溃，膏药贴之，数日即脓溃腐脱，因此槐花治疗外科感染确有奇效。

清肠凉血 菊槐茶

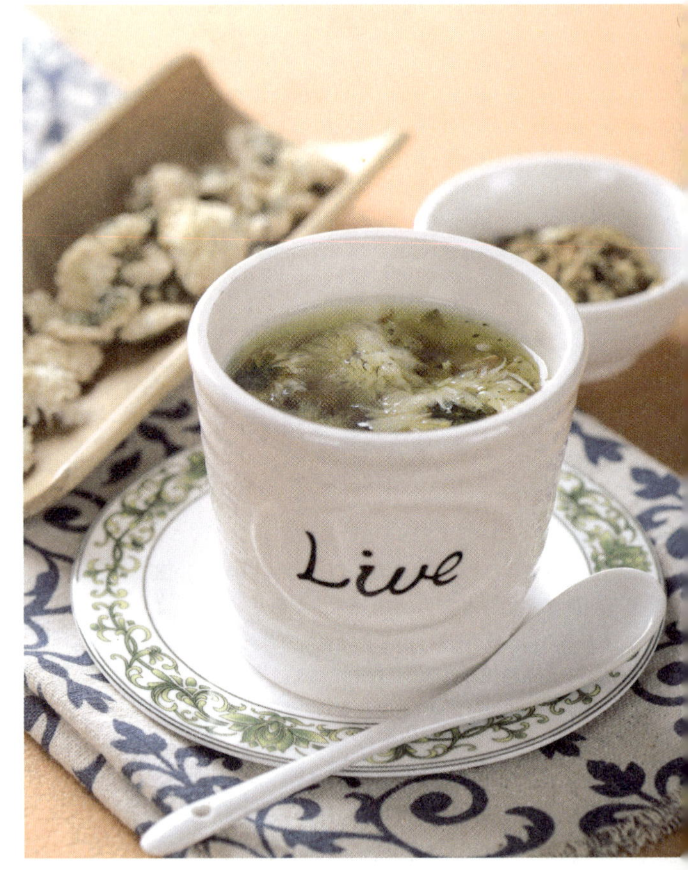

材料／菊花、槐花、绿茶各3克。

做法／将所有材料放入瓷杯中，以沸水冲泡，密盖浸泡5分钟即可。

吃法／每日1剂，可随时饮用。

功效／清肠凉血。适用于肠风便血、伴有外感寒热等症状。

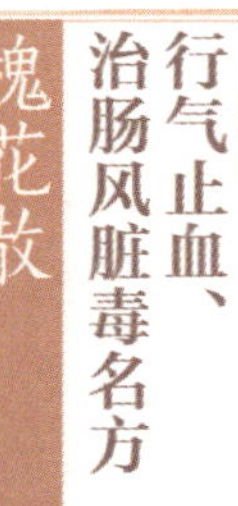

槐花散

行气止血、治肠风脏毒名方

槐花、柏叶、荆芥穗、枳壳，上为细末，用清米饮调下二钱，空心食前服，主治肠风脏毒。

此方出自《普济本事方》，肠风脏毒，实际指风热湿毒，壅遏肠道，损伤血络证。便前出血，或便后出血，或粪中带血，以及痔疮出血，血色鲜红或晦暗，并有舌红苔黄脉数。荆芥、枳壳理气，槐花、侧柏入血。本方具有寓行气于止血之中，寄疏风于清肠之内，相反相成的配伍特点。

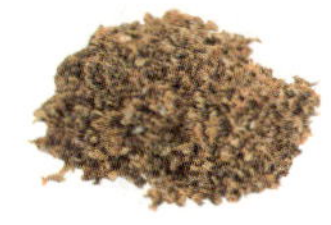
槐花

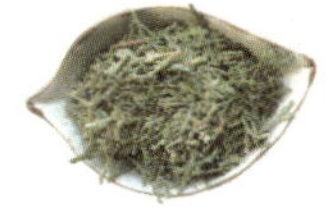
柏叶

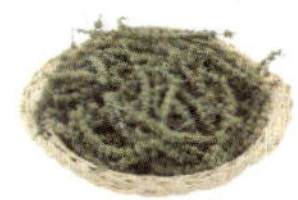
荆芥穗

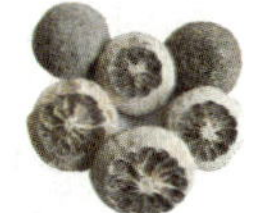
枳壳

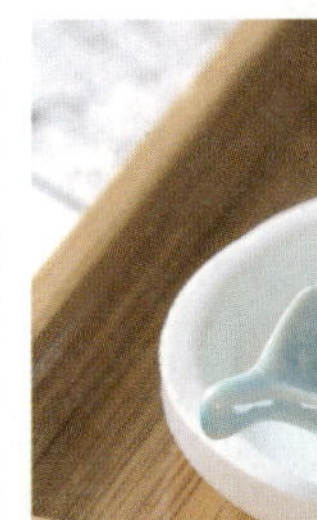

槐花散的家庭做法

材料 / 槐花（炒）、柏叶（杵，焙）各12克，荆芥穗、枳壳（麸炒）各6克。

做法 / 上药研成细末，调匀。

吃法 / 一日三次，每次6克，用开水或米汤调下。

注意 / 本方药性寒凉，故只可暂用，不宜久服。

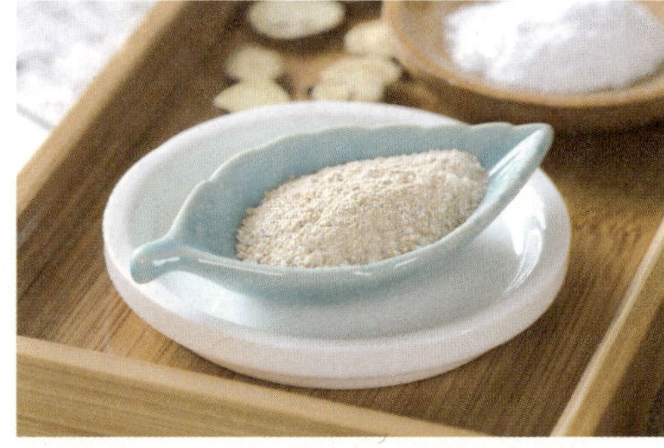

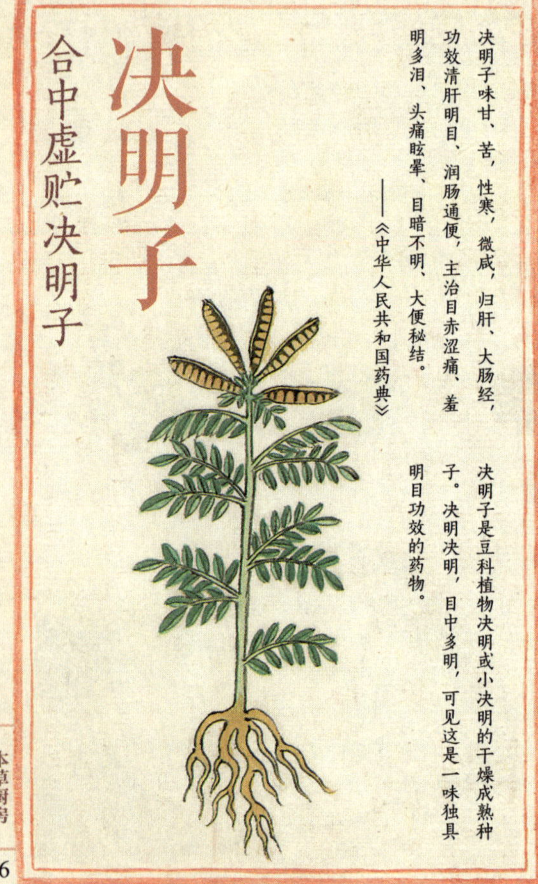

视物不清，是一个很宽泛的症状，病机有实有虚，有寒有火，仅认准一个特效药是没有用的，而决明子的适应证，正是肝火上扰、属实属火的眼病。《本草纲目》中记载一则轶事："隋稠禅师采作五色饮以进炀帝者，是也治肝热风眼赤泪。每旦取一匙净，空心吞之，百日后夜见物光。"禅师献灵药，炀帝退眼病，此五色饮中恰好就有决明子。另一个传说是，决明可解蛇毒，原起于《相感志》记载：圃中种决明，蛇不敢入。医家就此推测它的效果，微作笑谈，不可当真。决明子药性寒凉，不宜多服，一般服用以 9~15 克为宜。

决明子适合泡水饮用。可将单味炒决明子或已打碎的决明子 15 克，直接泡茶饮用，直至茶水无色，或将决明子用小火炒至香气溢出时取出，候凉，与绿茶同放杯中，中入沸水，浸泡 3~5 分钟后即可饮服。随饮随续水，直到味淡为止。

明代顾同应曾留下一首专写决明的诗：

个个金钱压翠叶，
摘食全胜苦茗芽。
欲叫细书宜老眼，
窗前故种决明花。

可见决明子又可服食，又可养目。另一位诗人，白居易，晚年因案牍劳形，颇苦于眼疾，留下一诗以慨叹，从这首诗中我们又可以看到眼科效药决明子的身影：

案上漫铺龙树论，
合中虚贮决明子。
人间方药应无益，
争得金篦试刮看。

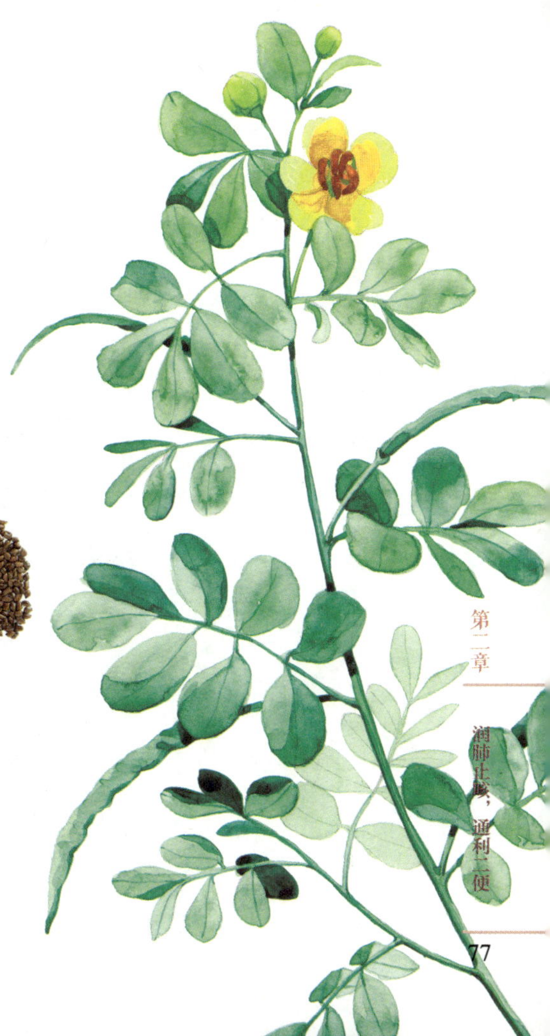

《龙树论》是古代一本专论眼科的医学专著，白居易也在自学中医。“金篦”代表一门独特的眼科技术——金针拨障术，用于后期白内障的治疗，毛主席晚年曾接受过这一技术。有趣的是，“人间方药应无益”，吃药没什么效果，“争得金篦试刮看”，最后还是需要接受手术。可见所谓的灵药也有适用的范围。

明目润肠 五仁决明粥

材料／小米70克，绿豆30克，花生仁、柏子仁、核桃仁、杏仁、决明子各20克，白糖适量。

做法／❶花生仁、柏子仁、核桃仁、杏仁、决明子分别洗净；小米、绿豆分别洗净，放入清水中泡发。❷将小米、绿豆和花生仁、柏子仁、核桃仁、杏仁、决明子一同放入锅中，加入适量清水煮粥，大火煮沸后再改用中火煮至粥呈浓稠状，加入白糖调味即可。

功效／明目安神，润肠通便。

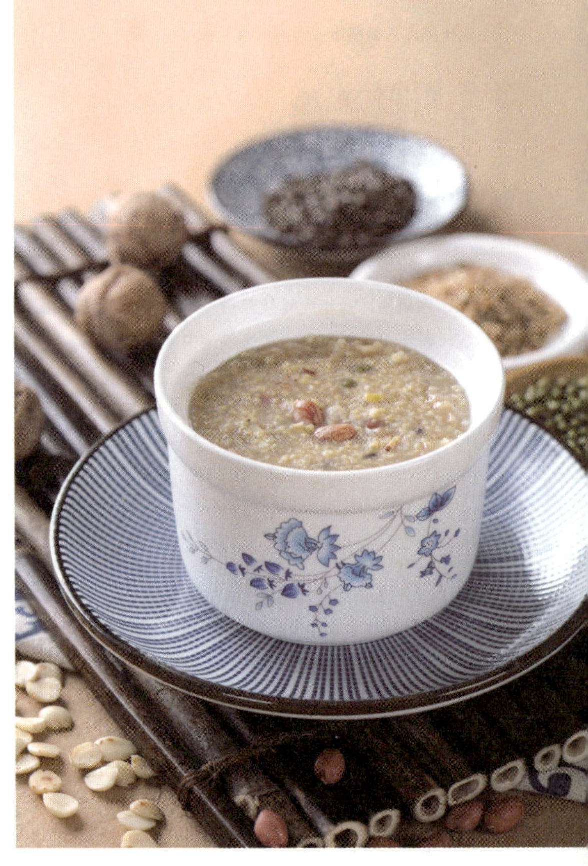

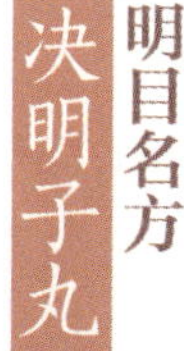

明目名方 决明子丸

决明子 1 两，槐子 1 两，覆盆子 1 两，青葙子 1 两，地肤子 1 两，车前子 1 两。上为末，炼蜜为丸，如梧桐子大。明目，祛风除暗。

此方出自《太平圣惠方》卷三十，为眼科常用方剂，组成均为种子，相需为用，明目作用更强。

决明子

槐米

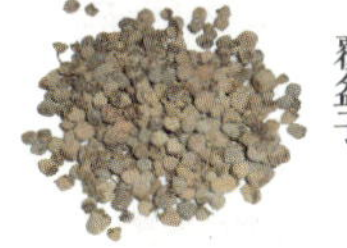

覆盆子

青葙子

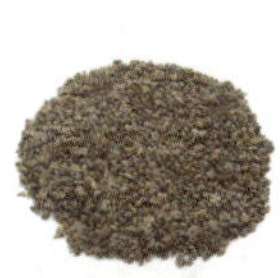

地肤子

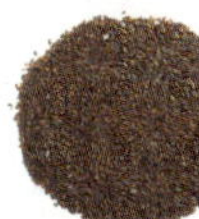

车前子

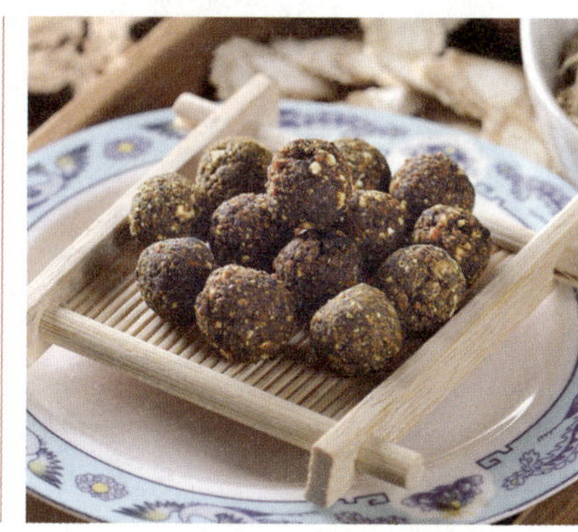

决明子丸的家庭做法

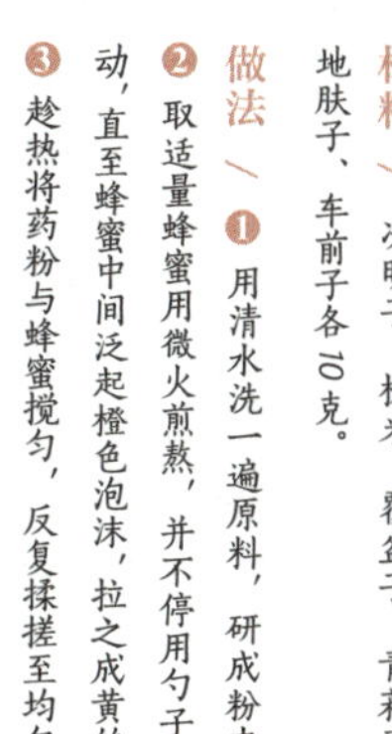

材料／决明子、槐米、覆盆子、青葙子、地肤子、车前子各 10 克。

做法／❶用清水洗一遍原料，研成粉末。❷取适量蜂蜜用微火煎熬，并不停用勺子搅动，直至蜂蜜中间泛起橙色泡沫，拉之成黄丝。❸趁热将药粉与蜂蜜搅匀，反复揉搓至均匀，然后搓成药条，切段，揉成黄豆大小的丸粒。

吃法／早晚各一次，每次 8~10 粒，米汤服下。

注意／滑肠腹泻者禁用。

赤小豆

消肿通乳有功

赤小豆味甘、酸，性平，归心、小肠经，功效利水消肿、解毒排脓，主治水肿胀满、脚气浮肿、黄疸尿赤、风湿热痹、痈肿疮毒、肠痈腹痛。

——《中华人民共和国药典》

赤小豆，常与红豆混用，严格来讲，紧小而色赤黯者，为赤小豆，可入药，其稍大而鲜红、淡红色者，为红豆，并不治病。《诗经》说：黍稷稻粱，禾麻菽麦。即八种谷物。董仲舒注解说：菽是大豆，有两种。小豆有三四种，赤豆便属于小豆，『入药用赤小者也』。另外还有一种半黑半红的豆子，为相思子，更非赤小豆，王维名句『红豆生南国，春来发几枝』实则为相思子。相思子有剧毒，万不可误服。

赤小豆是利水的中药，但同其他利水药的区别在于，更能补益胃气。赤小豆，消水通气，并健脾胃，正好是治疗水肿或小便不利的良药。

赤小豆也是疮疡外科的好敷料，李时珍称赞它“治一切痈疽疮疥及赤肿，不拘善恶，此药，但水调涂之，无不愈者”，所以在《朱氏集验方》里有一个故事，讲宋仁宗在东宫时，患腮部红肿，命令道士赞宁治疗。道士取小豆七十粒，捣为末，敷上去后一天，肿就消了。

赤小豆还能通乳，著名妇科学家陈自明的夫人，因为平时吃素，产后七日，乳汁不通，服药无效。偶然得到一升赤小豆，煮粥吃，当天晚上乳汁就来了。

赤小豆用量在 9~30 克不等，外用适量，研末调敷。

药用的赤小豆以形状紧小者为佳，选购长圆形而稍扁、表面紫红色的豆子，避开两端较平截或钝圆、表面暗棕红色的豆子。

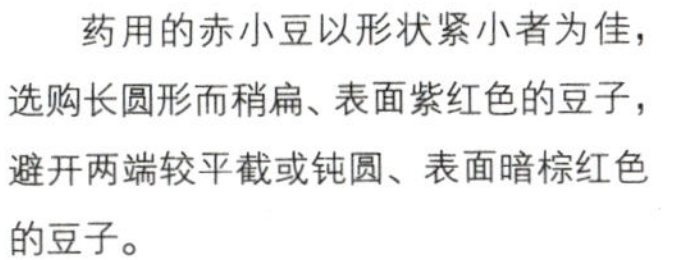

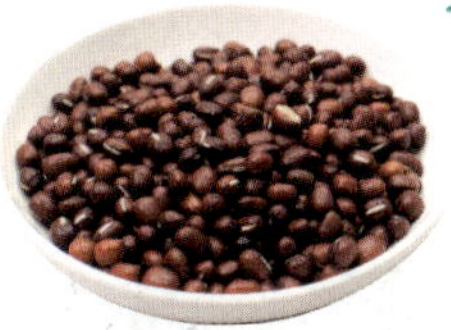

李时珍曾患胁部的痈疽，眼看痈毒就要攻入五脏，不得已请游医治疗，外敷了药后，效果居然不错。

他的朋友陶承亮在一边看着，悄悄对李时珍说：这不就是赤小豆吗？游医听到了，不禁失色，匆忙说：我用这个方子治好了三十多个人，这里面的组成，希望不要说给别人。李时珍答应了他，于是把这个方子写进了书里。又附上说：这种方法虽好，但因为赤小豆太黏了，等干掉就很难从膏药上揭干净，最好加入苎根末，不黏，就更好了。

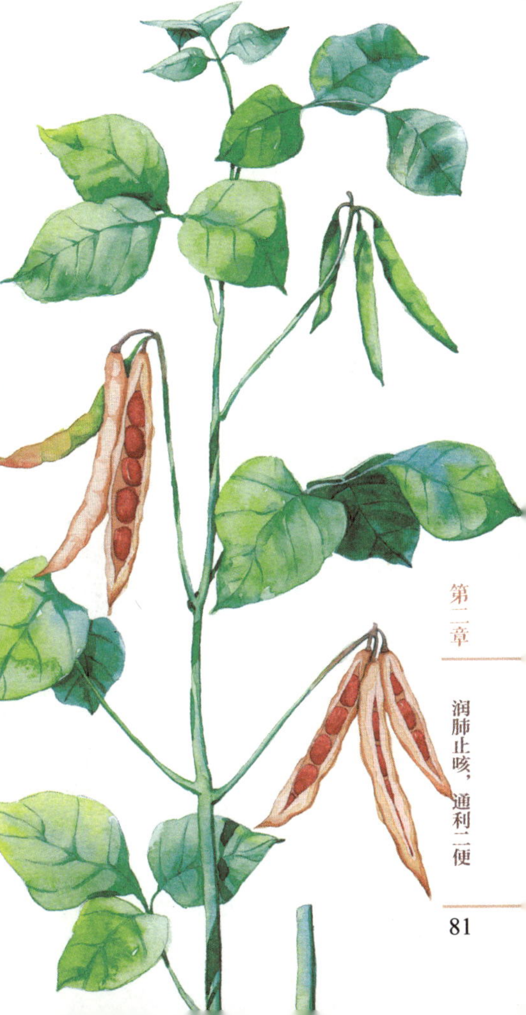

本草厨房

健脾利水 鸡内金赤小豆粥

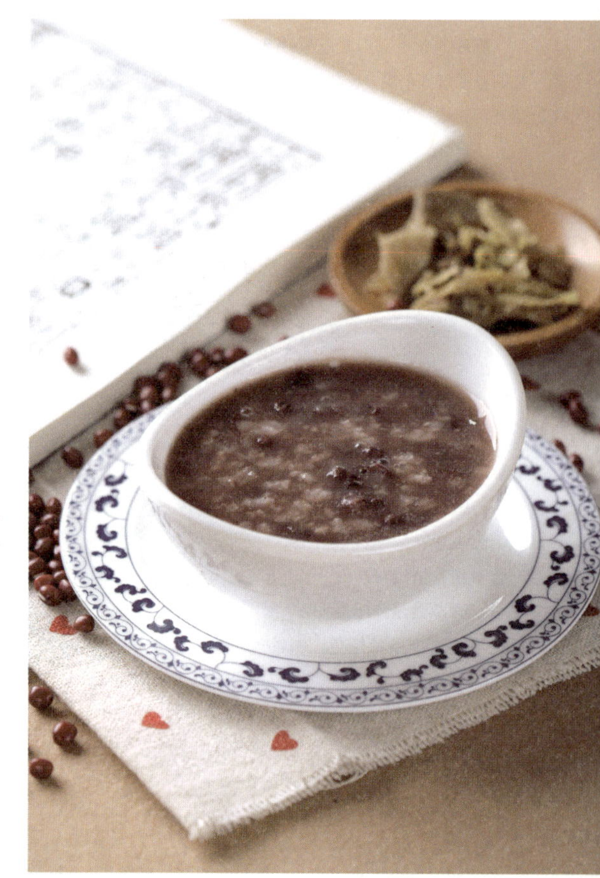

材料／粳米30克，赤小豆40克，鸡内金20克，白糖适量。

做法／❶将鸡内金洗净研碎，赤小豆洗净，粳米洗净。❷将赤小豆和粳米一起放入锅中，加入适量清水，大火煮沸后，改用小火煮至成粥，放入鸡内金粉末和白糖，拌匀后煮沸即可。

功效／健脾利水。

治湿热黄疸名方

麻黄连翘赤小豆汤

伤寒瘀热在里，身体必发黄方。麻黄、连翘、甘草（各二两）、生姜（三两）、大枣（十二枚）、杏仁（三十枚）、赤小豆（一升）、生梓白皮（二升，切），上八味以劳水一斗，先煮麻黄去沫，次纳诸药，煎取三升，分三服。

本方出自《伤寒杂病论》，是治疗黄疸的经典方剂，尤其对于湿热黄疸、小便不利者，有立竿见影的效果。亦用于以发热、水肿为表现的泌尿系疾病。

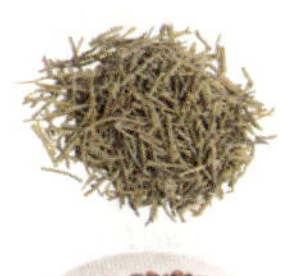
麻黄

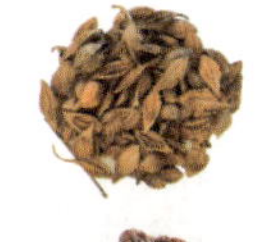
连翘

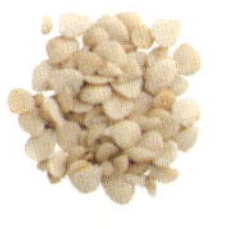
杏仁

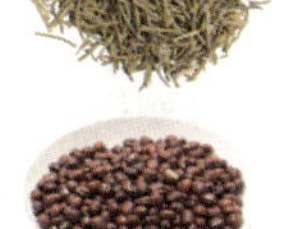
赤小豆

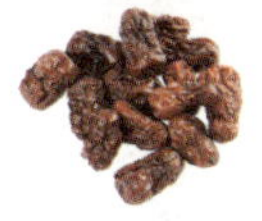
大枣

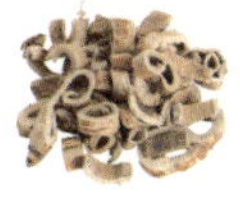
桑白皮

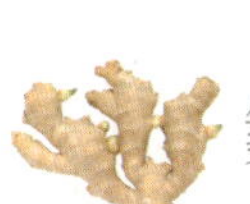
生姜

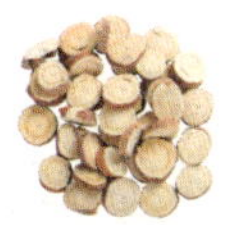
甘草

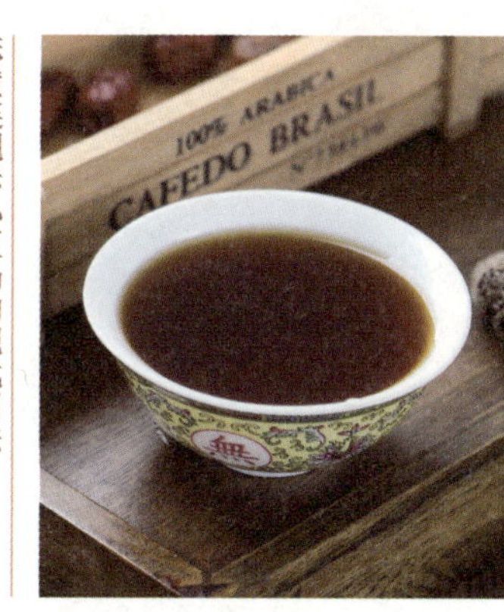

麻黄连翘赤小豆汤的现代用法

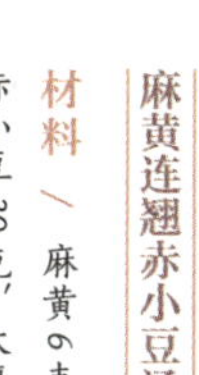
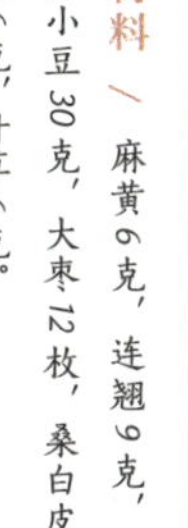

材料／麻黄6克，连翘9克，杏仁9克，赤小豆30克，大枣12枚，桑白皮10克，生姜6克，甘草6克。

做法／❶取砂锅一只，倒入药材，加水没过药材约两横指，浸泡30分钟左右。❷大火煮沸后，改用小火煮20~30分钟，滤取药汁。❸再加入水（没过药材表面即可），大火煮沸后，改用小火煮15~25分钟，滤取药汁，与头煎合并即可。

吃法／一剂一次服尽，晨起服用。

注意／此方不宜用于寒湿内阻的黄疸，表现如肌肤色黄晦暗、四肢冷凉等。

茯苓

千年茯菟带龙鳞

茯苓味甘、淡，性平，归心、肺、脾、肾经，功效利水渗湿、健脾、宁心，主治水肿尿少、痰饮眩悸、脾虚食少、便溏泄泻、心神不安、惊悸失眠。

——《中华人民共和国药典》

茯苓是一种真菌的干燥菌核，常寄生于松树根下，若幸好环绕松根生长，则单名为茯神，『抱根者名伏神』。茯苓，《史记·龟策传》作伏灵，因为集结松树的灵气，伏藏而成，所以被称作伏灵、伏神。

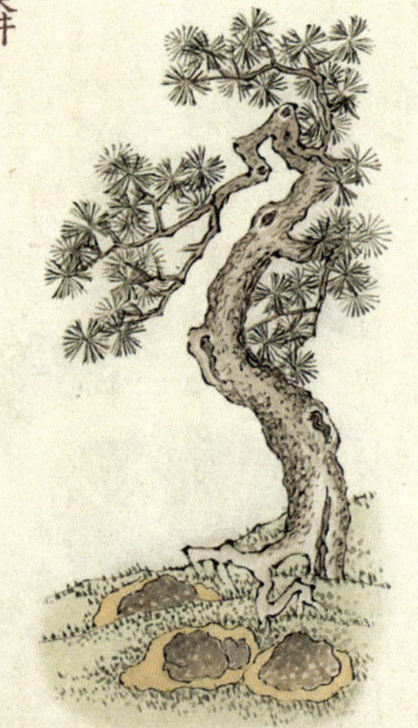

茯苓是一味利水的药，其特点在于味淡，药性平和，利水而不伤正气，虚实水肿皆可选用。茯苓渗湿，又能健脾，对于脾虚运化失常所致的泄泻、带下，应用茯苓有标本兼顾之效，如参苓白术散，茯苓发挥了莫大效果。茯苓的另一大效果是养心安神，故可用于心神不安、心悸、失眠。《淮南子》言："千年之松，下有茯苓，上有菟丝。"《典术》言："松脂入地千岁为茯苓，望松树赤者下有之。"可见茯苓与松树之间缘分不浅。《广志》言："茯神乃松汁所作，胜于茯苓。"因此若求安神，茯神更佳。

茯苓吃法，可将其研磨成为粉末，用量在10~15克为宜，加入糯米饭以及白砂糖，加入适量的清水搅拌，将糊状物质放入平底锅中烙饼。搅拌后的糊状物也可以与其他菜肴混合，提色且养生。

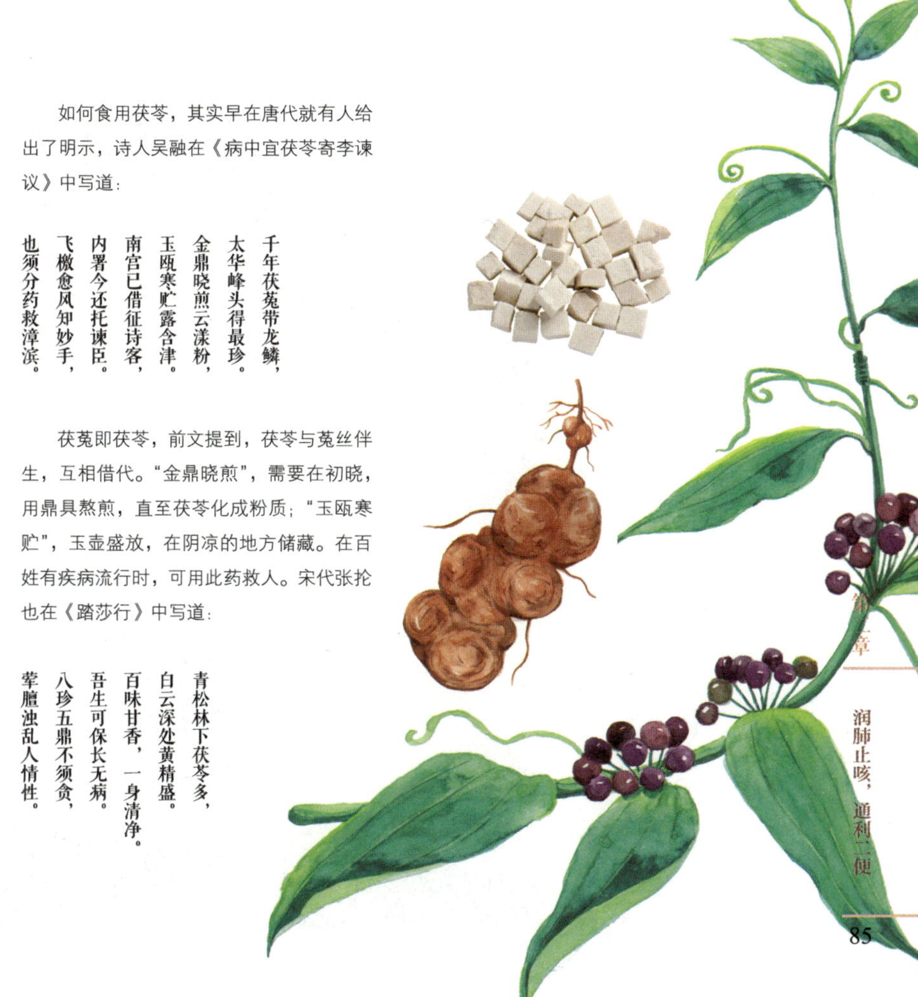

如何食用茯苓，其实早在唐代就有人给出了明示，诗人吴融在《病中宜茯苓寄李谏议》中写道：

千年茯菟带龙鳞，
太华峰头得最珍。
金鼎晓煎云漾粉，
玉瓯寒贮露含津。
南宫已借征诗客，
内署今还托谏臣。
飞檄愈风知妙手，
也须分药救漳滨。

茯菟即茯苓，前文提到，茯苓与菟丝伴生，互相借代。“金鼎晓煎”，需要在初晓，用鼎具熬煎，直至茯苓化成粉质；“玉瓯寒贮”，玉壶盛放，在阴凉的地方储藏。在百姓有疾病流行时，可用此药救人。宋代张抡也在《踏莎行》中写道：

青松林下茯苓多，
白云深处黄精盛。
百味甘香，一身清净。
吾生可保长无病。
八珍五鼎不须贪，
荤膻浊乱人情性。

健脾益气 参苓粥

本草厨房

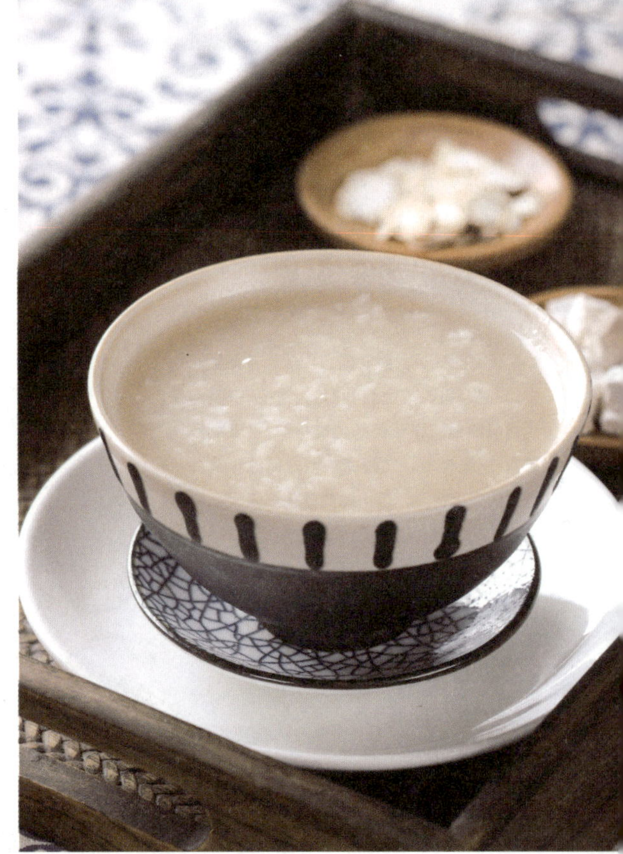

材料／粳米100克，人参、白茯苓各10克，生姜10克，盐适量。

做法／❶将人参切薄片；把茯苓和生姜洗净、捣碎，加入适量清水，浸泡半小时。❷将人参、茯苓和生姜一同放入锅中，煎取药汁。❸将药汁与粳米一同放入锅中，加入适量清水熬煮成粥，快熟时加入少许盐，搅匀即可。

功效／健脾益气，适于脾虚食少、乏力倦怠者。

注意／胃火上逆者，表现如牙痛口苦、咽干心烦等，忌用。

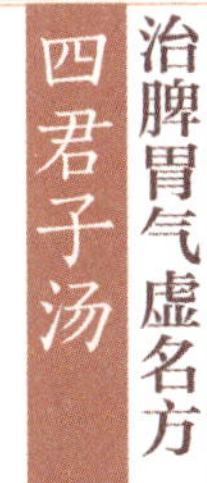

治脾胃气虚名方

四君子汤

荣卫气虚，脏腑怯弱。心腹胀满，全不思食，肠鸣泄泻，呕哕吐逆，大宜服之。四君子汤：人参、白术、茯苓、甘草各三钱。上为细末，每服两钱，水一盏，煎至七分，通口服，不拘时候；入盐少许，白汤点亦得。

此方出自《太平惠民和剂局方》，为后世补脾之基本方，虽有人参之温补，却又加入茯苓之甘淡，因此温而不燥，补而不峻。适于脾胃气虚证，表现为面色萎黄、语声低微、气短乏力、食少便溏、舌淡苔白。

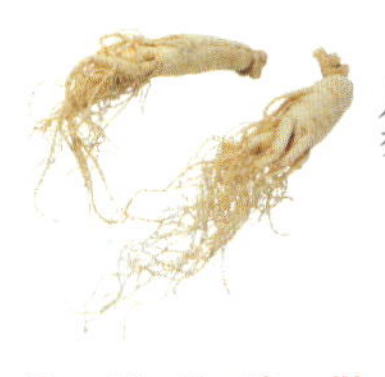

人参

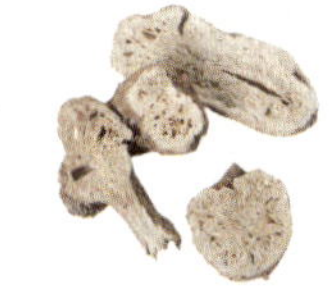

白术

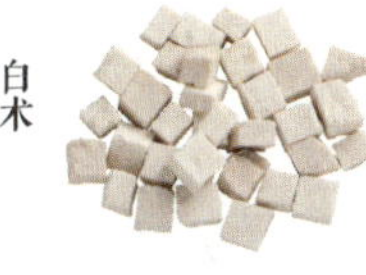

茯苓

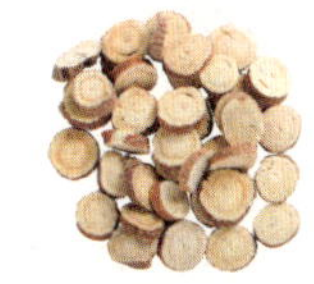

甘草

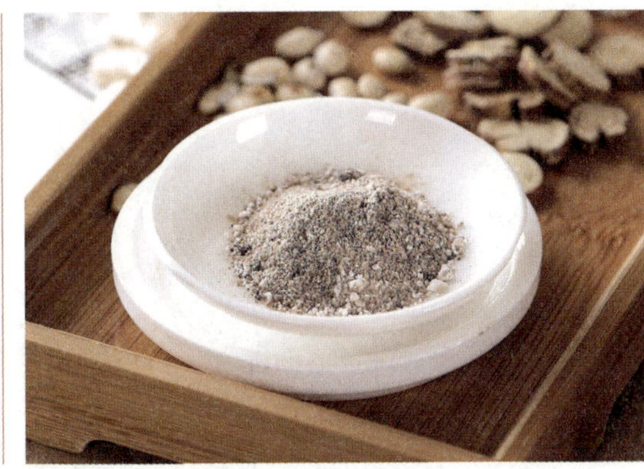

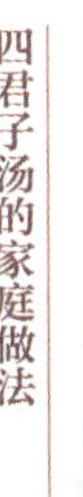

四君子汤的家庭做法

材料／人参、白术、茯苓各9克，甘草6克。

做法／将上述药材打散成粉末，调匀。

吃法／一剂分两服，早晚各一，服时米汤送下，每次3~6克，若符合此证，可服用至1~3个月。

注意／上火时停服。

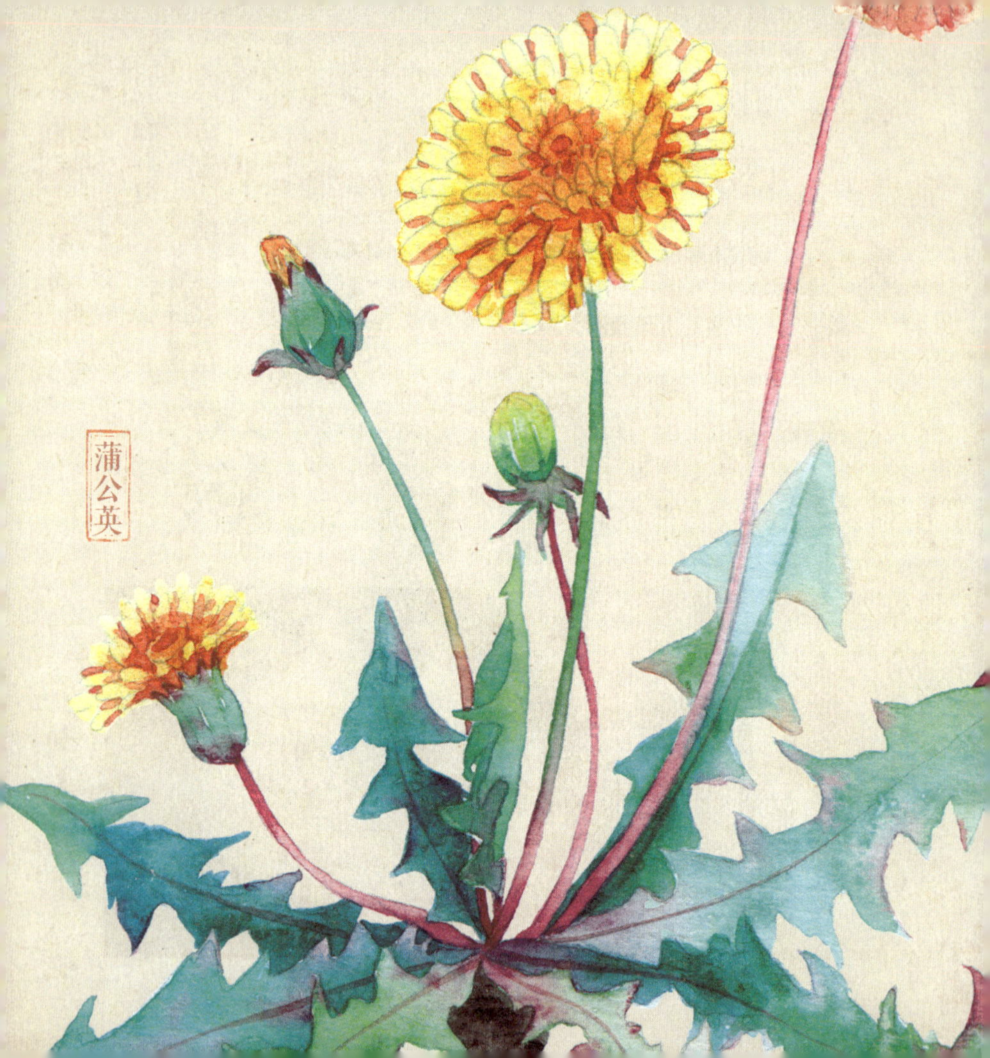
蒲公英

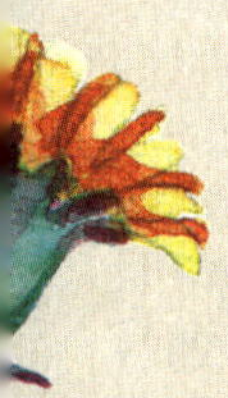

第三章 清火解毒 护肝补肾

鱼腥草

无以代寒菹

鱼腥草味辛，性微寒，归肺经，效可清热解毒、消痈排脓、利尿通淋，功主肺痈吐脓、痰热喘咳、热痢、热淋、痈肿疮毒。

——《中华人民共和国药典》

鱼腥草，古称菹。《图经本草》记载：『菹生湿地，山谷阴处亦能蔓生，叶如荞麦而肥，茎紫赤色，江左人好生食，关中谓之菹菜，叶有腥气。』因其腥味较重，故俗称鱼腥草，甚至臭草。

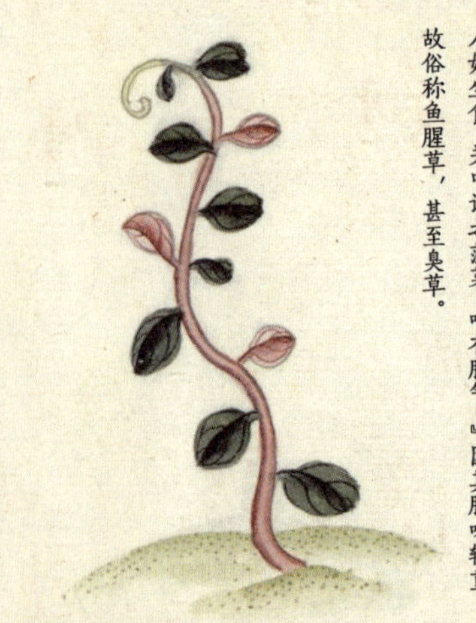

鱼腥草又叫折耳根，虽然吃起来有一股怪味道，但仍有很多人喜爱食用，不少饭店都有此菜出售。鱼腥草颇具养生功效，是一味解毒败火的妙药，特别适用于容易上火的人群。如果是肺经有火，下移大肠，表现为咳嗽胸闷、大便干结、小便短赤等症状，就更为适宜了。

现代药理学研究证明其有广谱的抗菌抗病毒作用，但同时也有轻微的肾毒性，因此食用不宜过多。南方人喜欢把鱼腥草的根单独摘出，称为折耳根，用醋酱腌之，是一道传统佳肴。

鱼腥草以鲜品为佳，长期存放或者药材的干品，都不适于日常食用。

唐代诗人陆龟蒙举进士不第后，从湖州刺史张博门下游，离家千里，一日秋风起，引发莼鲈之思，不过非莼菜，为菹菜，亦非鲈鱼，而为鲢鱼，念及平生不志，遂题下一首绝句：

桐露珪初落，兰风佩欲衰。
不知能赋客，何似枉刀儿。
谁在嫖姚幕，能教霹雳车。
至今思秃尾，无以代寒菹。
未得同齑杵，何时减药囊。
莫言天帝醉，秦暴不灵长。

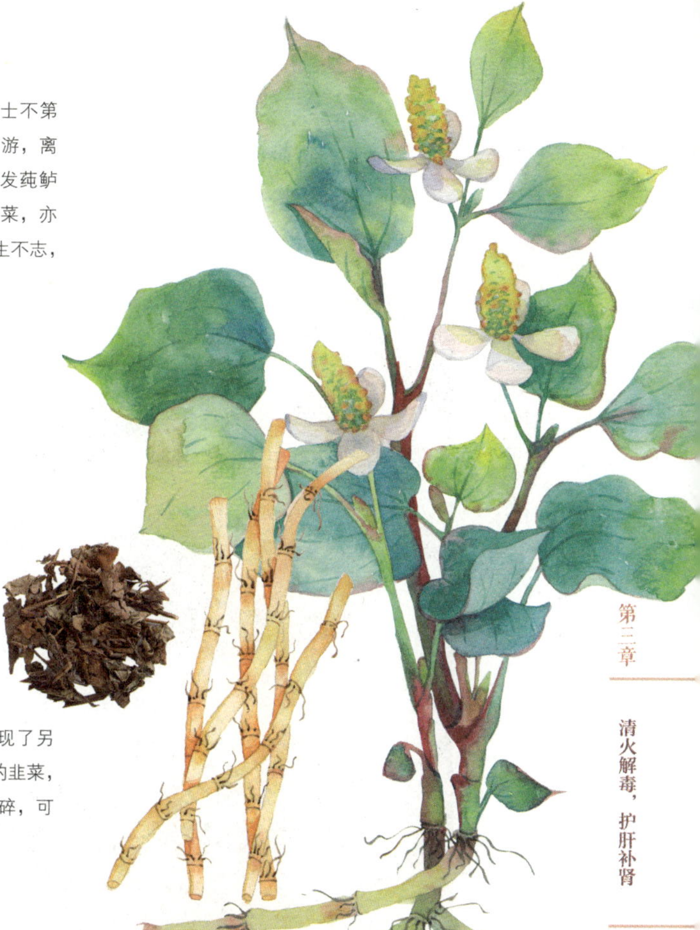

有意思的是，诗中出现了另一种植物——齑，指腌制的韭菜，和鱼腥草一同在药囊里捣碎，可用于伤口炎症的外敷。

本草厨房

清热利尿解毒 绿豆鱼腥草海带汤

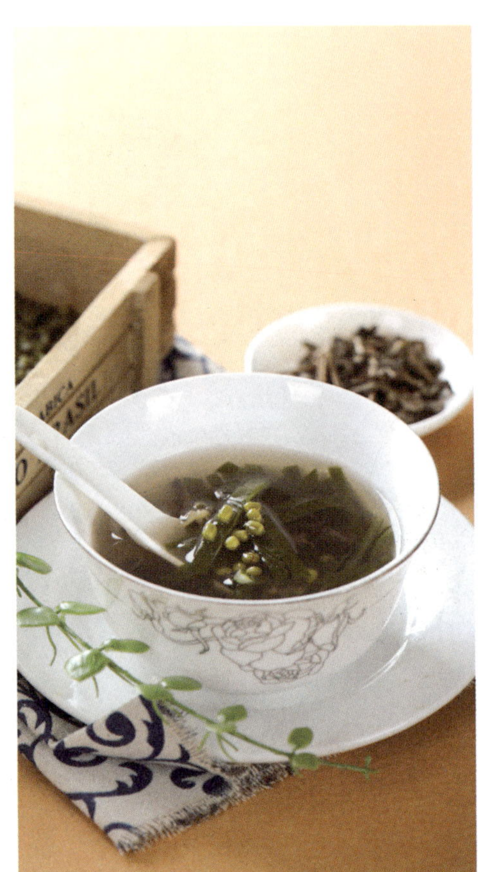

材料／绿豆30克，海带20克，鱼腥草15克，白糖适量。

做法／❶绿豆、海带和鱼腥草分别洗净。❷将绿豆、海带和鱼腥草一同放入锅中，加入适量清水煮汤，煮至熟后，加入白糖调味即可。

功效／清热利尿解毒。

注意／绿豆有解药性的特点，因此不宜多加。

治风热感冒、支气管炎名方

鱼腥朴翘汤

鱼腥草、厚朴、连翘各三钱。研末，桑枝一两，煎水冲服药末。主治病毒性肺炎，支气管炎，风热感冒。

鱼腥草是典型的地方药材，古时并不为中原医家所青睐，因此复方多集中在地方草药志。如此方即出自《江西草药》，虽为汇编之作，但亦为医家智慧的结晶。如此方专治感冒，风热咳嗽，口干咽痛，痰黄难咳。其中连翘疏风散热，鱼腥草清肺热，妙佐厚朴以降气，肺胃同治，颇似经典名方桂枝加厚朴杏子汤。

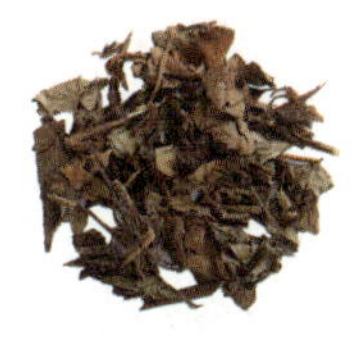
鱼腥草

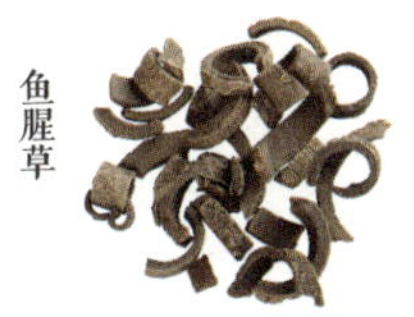
厚朴

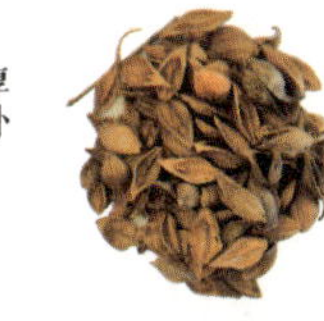
连翘

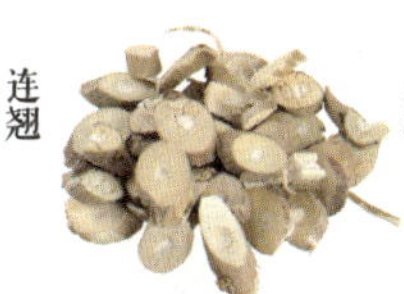
桑枝

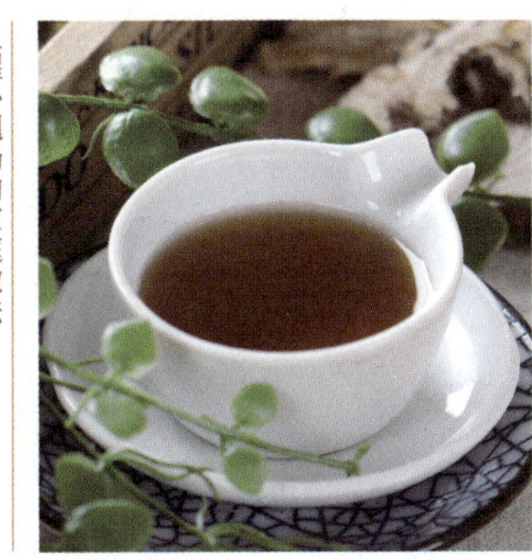

鱼腥朴翘汤的家庭做法

材料／鱼腥草10克，厚朴9克，连翘9克，桑枝20克。

做法／❶把桑枝洗净，加入适量水，熬出去滓。❷将鱼腥草、厚朴、连翘混合，捣碎成细末，冲入桑枝熬出的水中。

吃法／汤成即服，一次服完，咳嗽重时一日煎三剂，每剂煎好顿服尽（一次喝完），分早中晚三次。

注意／此处鱼腥草应尽量用全草，以方便捣碎。因方内有非药食同源的药材，故不宜长期服用，仅作为改善症状时的选择。

蒲公英

味虽苦但散坚消肿

蒲公英味苦、甘，性寒，归肝、胃经，功可清热解毒、消肿散结、利尿通淋，主要用于疔疮肿毒、乳痈、瘰疬、目赤、咽痛、肺痈、肠痈、湿热黄疸、热淋涩痛。

——《中华人民共和国药典》

蒲公英，又名黄花地丁，疑『英』为『丁』字所衍，因古人对野菜称呼多为地丁。丁通『钉』，形容小株野菜如钉匍匐。蒲公英在古时是当野菜的，但味道不好，不到荒年饥馑，没有人会想到吃它。《诗经》有言，『谁谓荼苦？其甘如荠，宴尔新昏，如兄如弟』，这里的『荼』可能就包括蒲公英在内。

蒲公英是一味散坚消肿的药，很适合于外伤或皮肤红肿。

中医的“坚”是一个很宽泛的概念，包括了皮肤表层淋巴结和皮下囊肿、脏器结节等有形组织，所以甲状腺结节、乳腺结节也包括在内，现代都市女性工作紧张，情志不顺，常常有这些小结节出现，蒲公英是一味很好的调理药物，可用至15克，但不适合脾胃虚寒的人服用。

另外，前文所指的“结核”，绝非西医指的结核菌感染，应该理解为“坚”物中的严重情况。

吃法以泡水为佳。

蒲公英分布广泛，田野遍地，但药性以华北、甘肃、青海产为佳。

蒲公英还有别的品种：

1. 异苞蒲公英，分布于东北。

2. 亚洲蒲公英，分布于东北、西北及内蒙古、河北、四川等地。

3. 红梗蒲公英，分布于东北及内蒙古、新疆等地。

但均不入药。

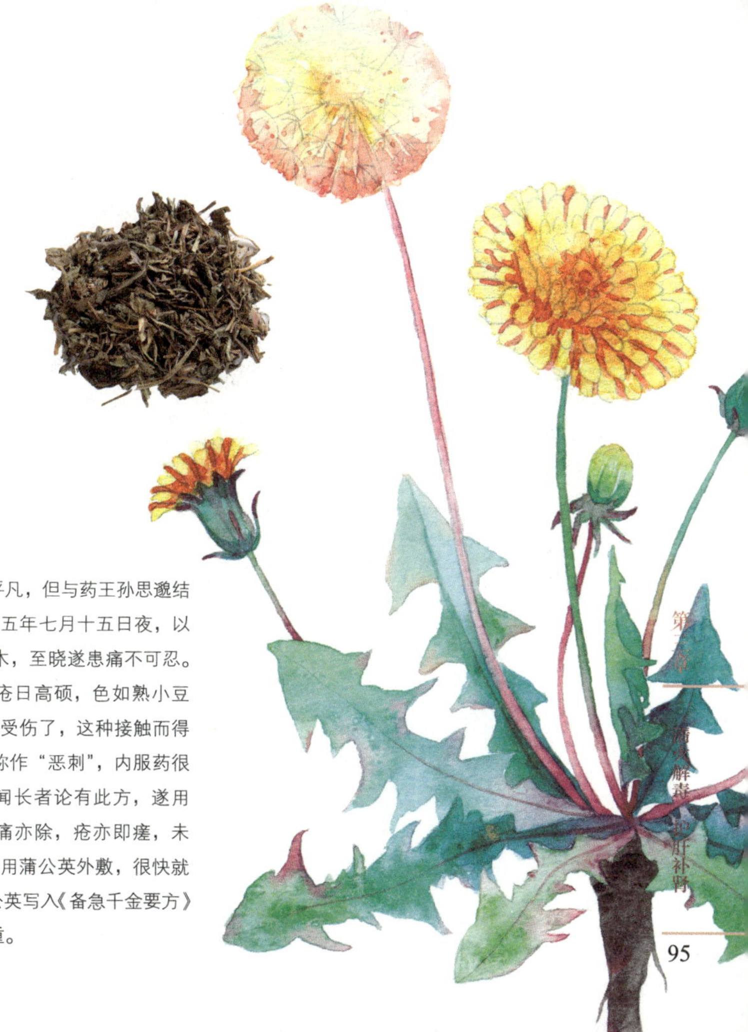

蒲公英虽极为平凡，但与药王孙思邈结有缘分，“邈以贞观五年七月十五日夜，以左手中指背触著庭木，至晓遂患痛不可忍。经十日，痛日深，疮日高硕，色如熟小豆色”，孙真人不小心受伤了，这种接触而得的外科疮毒，古人称作“恶刺”，内服药很难消除，药王“常闻长者论有此方，遂用治之。手下则愈，痛亦除，疮亦即瘥，未十日而平复如故”，用蒲公英外敷，很快就好了。因此单把蒲公英写入《备急千金要方》的序言里，可见看重。

清热利尿解毒 竹叶蒲公英绿豆粥

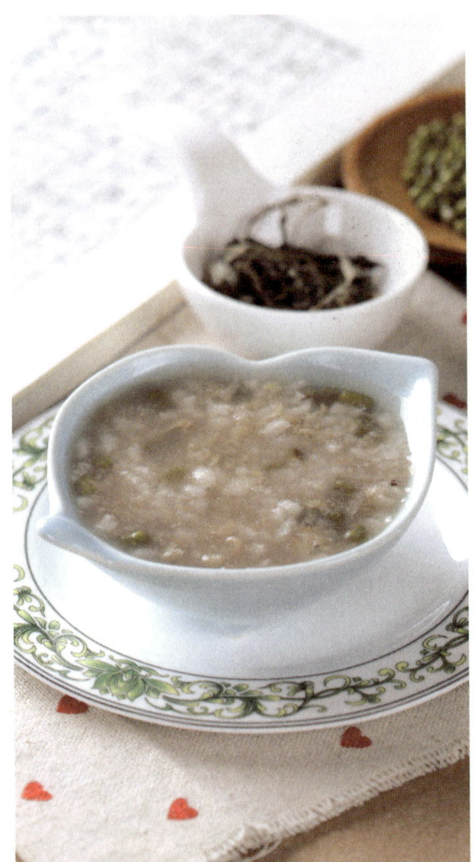

材料／粳米30克，绿豆30克，淡竹叶10克，蒲公英10克，冰糖适量。

做法／❶先将蒲公英、淡竹叶放入锅中，加入适量清水，煎取药汁；绿豆、粳米分别洗净。❷将绿豆、粳米一同放入锅中，加入适量清水，熬煮成粥后，加入药汁和冰糖，煮沸即可。

功效／清热利尿解毒。

注意／孕妇慎用。

治外科急性感染名方 五味消毒饮

金银花、野菊花、蒲公英、紫花地丁、紫背天葵子，水一盅，煎八分，加无灰酒半盅，再滚二三沸时，热服，被盖出汗为度。

主治疔疮初起，发热恶寒，疮形如粟，坚硬根深，状如铁钉，以及痈疡疖肿，红肿热痛。歌曰：五味消毒疗诸疔，银花野菊蒲公英；紫花地丁天葵子，煎加酒服效非轻。

此方出自清代官修医书《医宗金鉴 · 外科心法要诀》，为外科常用方剂。古时疮疡外证，需辨别阴阳，阴证皮肤不热，疮顶凹陷；阳证红肿热痛，疮形如粟。阳证初起，皆用此方，可见应用范围之广。现代也常用于治疗急性乳腺炎、蜂窝组织炎等外科急性感染。

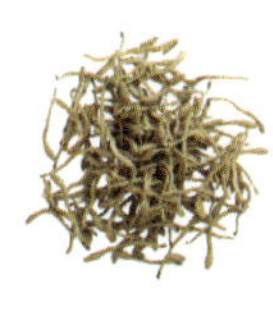

金银花

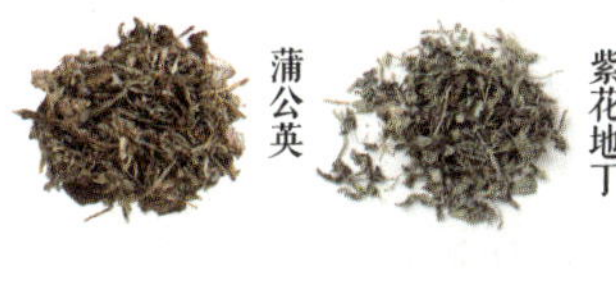

野菊花

蒲公英

紫花地丁

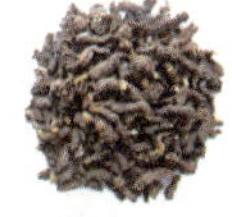

紫背天葵子

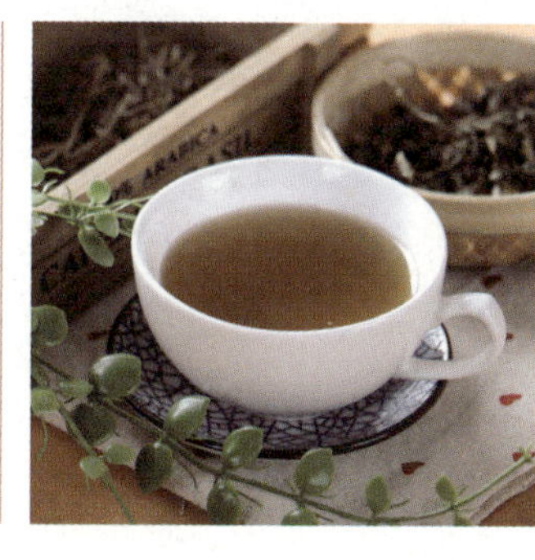

五味消毒饮的家庭做法

材料／金银花15克，野菊花6克，蒲公英6克，紫花地丁6克，紫背天葵子6克。

做法／❶原料浸泡，用水400毫升，大火煮沸，煎至300毫升。❷加白酒100毫升，再滚二三沸，去滓热服，盖被取汗。

用法／在外科急性感染时应内服外敷合用，一剂分三次服，早中晚各一，药渣可同酒捣碎，敷于感染伤口。

注意／脾胃虚弱、大便溏薄者慎用；阴疽肿痛者忌用。

小蓟

治血圣药

小蓟味甘、苦，性凉，归心、肝经，功可凉血止血、散瘀解毒、消痈，用于衄血、吐血、尿血、血淋、便血、崩漏、外伤出血、痈肿疮毒。

——《中华人民共和国药典》

小蓟，又名刺儿菜、枪刀菜，都是形容叶片边缘丛状的小刺。古人觉得这些刺儿长得怪，太狰狞，所以又把它称为猫蓟、虎蓟。大蓟与小蓟属种相同，大蓟更高，二者都可作野菜，虽有微芒，不害人，《图经本草》说：并根作菜，茹食甚美。古人对野菜总有些执念。

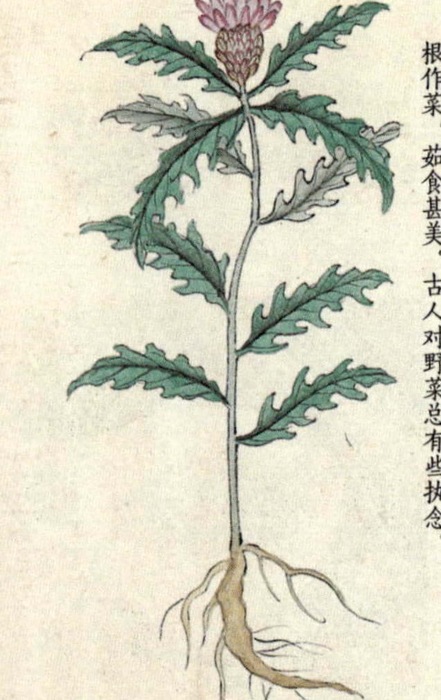

小蓟是一味治血圣药，尤其适用于上火流鼻血，把小蓟捣烂，塞入鼻腔，可以达到很好的止血效果，鲜品入药尤其有效，用量可在20~30克，若用干品，则应控制在5~10克。

妇女月经过多，血色鲜红，也可以用生小蓟绞汁，内服以止血。这在众多医书中运用较广，如《医学衷中参西录》《食疗本草》等。现代研究也证实了小蓟促进子宫收缩以止血的效果，但仍只适合血热出血，如果脾虚不摄，血色淡，乏力怕冷，就不太合适了。

吃法上，小蓟以生用为佳，泡水亦可。注意，小蓟含刺，泡水或绞汁时尽量用棉布包裹，以免刺到。

古人观察风物细致，《图经本草》曾如此描述小蓟：“四月高尺余，多刺，心中出花，头如红蓝花而青紫色，北人呼为千针草。四月采苗，九月采根，并阴干用。大蓟苗根与此相似，但肥大尔。”大致四月生，九月采，阴干用。

现代中药一般采用集约化管理种植，很少有能按照古法进行采摘炮制的了。

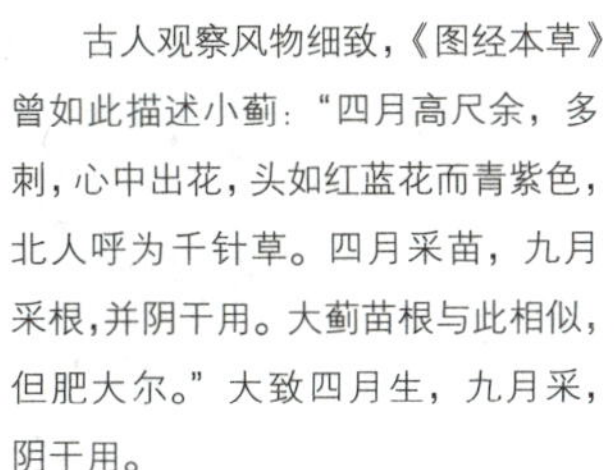

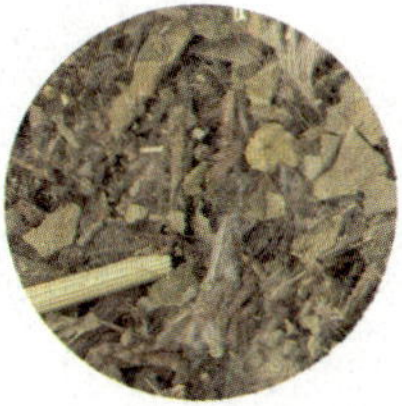

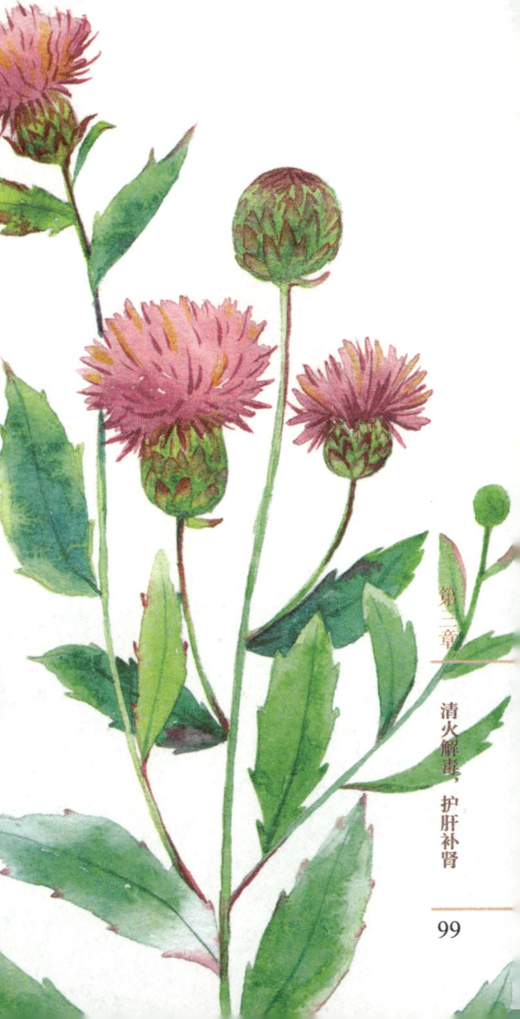

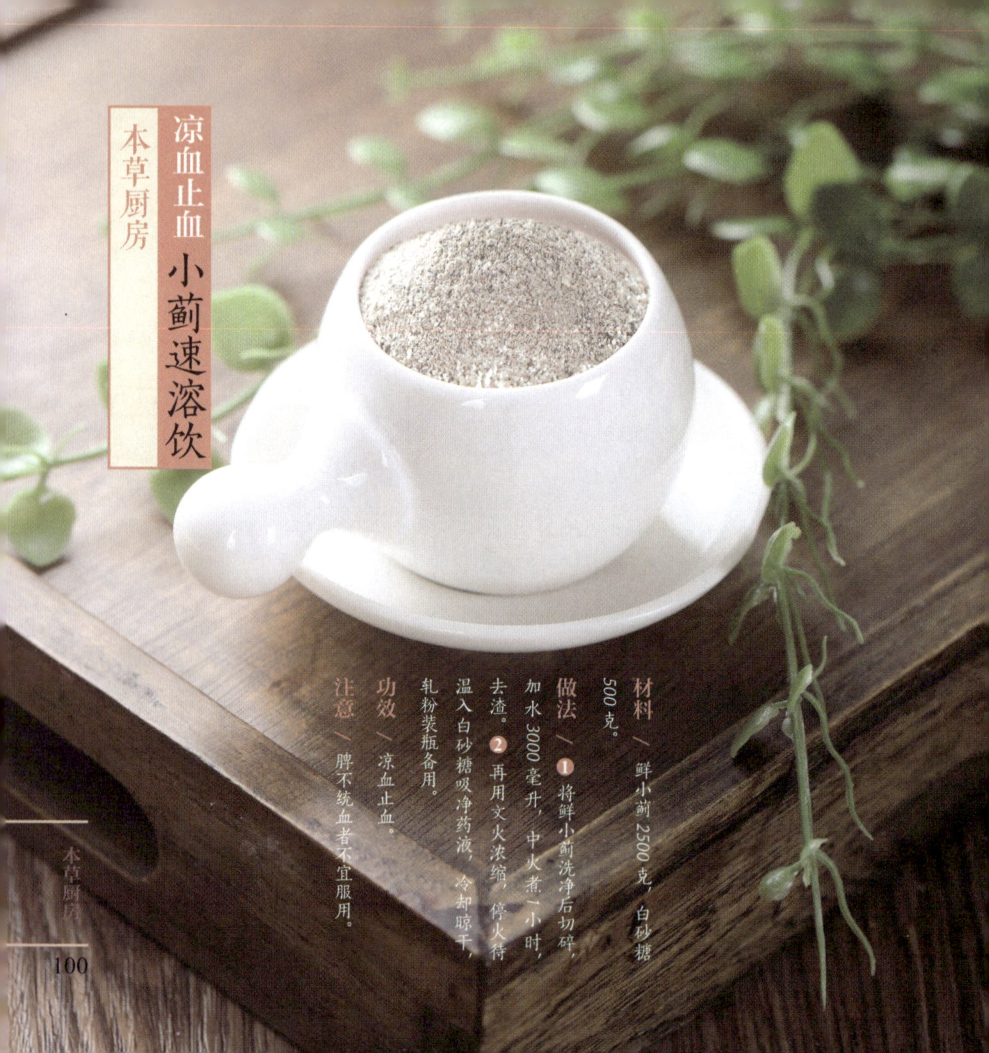

本草厨房

凉血止血 小蓟速溶饮

材料／鲜小蓟2500克，白砂糖500克。

做法／①将鲜小蓟洗净后切碎，加水3000毫升，中火煮1小时，去渣。②再用文火浓缩，停火待温入白砂糖吸净药液，冷却晾干，轧粉装瓶备用。

功效／凉血止血。

注意／脾不统血者不宜服用。

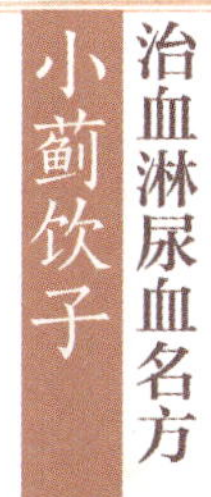

生地黄、小蓟、滑石、木通、蒲黄、藕节、淡竹叶、当归、山栀子、甘草，上十味，水煎，空心服，主治下焦热结，尿血成淋。

此方出自《济生方》，为治血代表方剂，尤适于血淋尿血。对此方的组成，《医方考》有精辟的论述："下焦结热血淋者，此方主之。下焦之病，责于湿热。经曰：病在下者，引而竭之。故用生地、栀子凉而导之，以竭其热；用滑石、通草、竹叶淡而渗之，以竭其湿；用小蓟、藕节、蒲黄消而逐之，以去其瘀血；当归养血于阴，甘草调气于阳。古人治下焦瘀热之病，必用渗药开其溺窍者，围师必缺之义也。"所以此方特点在于止血之中寓以化瘀，使血止而不留瘀；清利之中寓以养阴，使利水而不伤正。

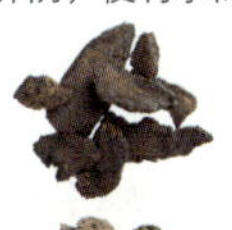
生地黄

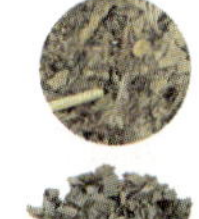
小蓟

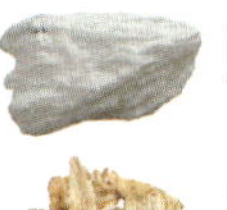
滑石

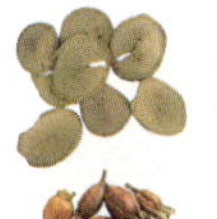
木通

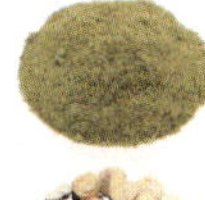
蒲黄

藕节

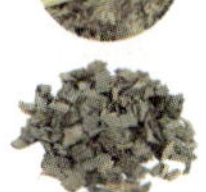
淡竹叶

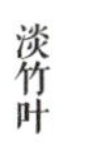
当归

山栀子

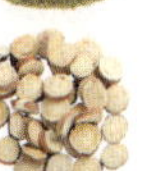
甘草

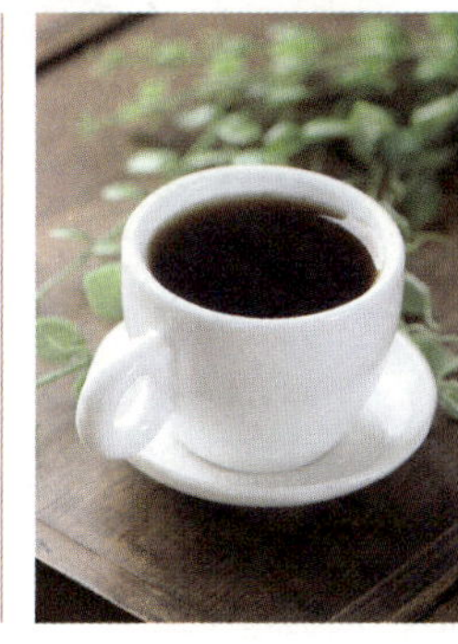

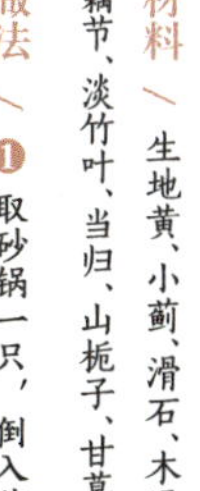

小蓟饮子的家庭做法

材料／生地黄、小蓟、滑石、木通、蒲黄、藕节、淡竹叶、当归、山栀子、甘草各9克。

做法／①取砂锅一只，倒入药材，加水没过药材约一横指，浸泡30分钟左右。②大火煮沸后，改用小火煮20~30分钟，滤取药汁。③再加入水（没过药材表面即可），大火煮沸后，改用小火煮15~25分钟，滤取药汁，与头煎合并即可。

吃法／用量据病证酌情增减。早上顿服一剂，其余时间不再服用。若症状严重，可在午时加服一剂。

注意／药物多属寒凉通利之品，只宜于实热证。若血淋、尿血日久兼寒或阴虚火动或气虚不摄者，均不宜服用。

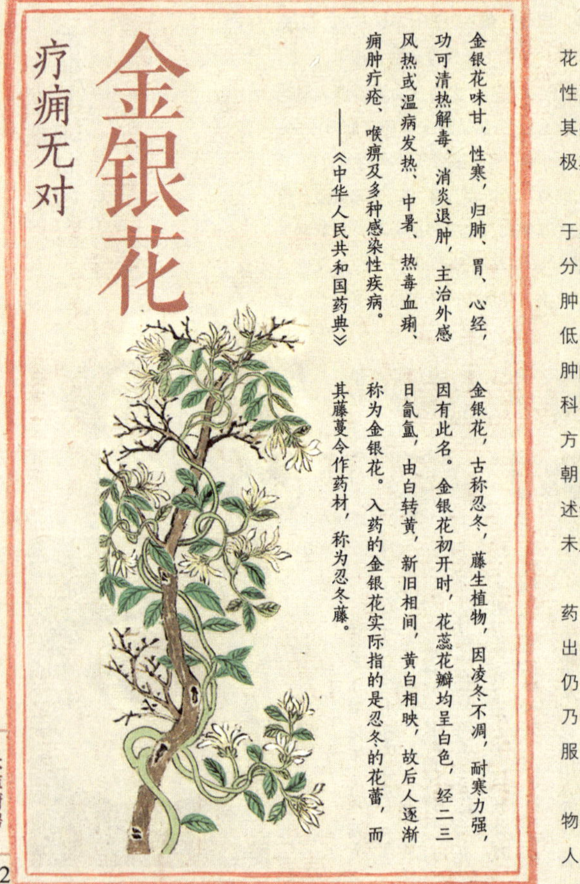

金银花

疗痈无对

金银花味甘，性寒，归肺、胃、心经，功可清热解毒、消炎退肿，主治外感风热或温病发热、中暑、热毒血痢、痈肿疔疮、喉痹及多种感染性疾病。

——《中华人民共和国药典》

金银花，古称忍冬，藤生植物，因凌冬不凋，耐寒力强，因有此名。金银花初开时，花蕊花瓣均呈白色，经二三日氤氲，由白转黄，新旧相间，黄白相映，故后人逐渐称为金银花。入药的金银花实际指的是忍冬的花蕾，而其藤蔓令作药材，称为忍冬藤。

金银花气味芬芳，功效与菊花类似，但金银花忍冬不凋，秉性更寒，因此清热之力更强。尤其在外科痈疽的治疗中，发挥着极其重要的作用。

在中医外科学里，“痈”相近于某些感染化脓性的疾病，痈需分阴阳进行辨证，阳证局部色红，肿大灼痛，阴证皮温不变甚至降低，颜色晦暗，金银花是阳证痈肿的必备药物。南宋外科著作《外科精要》记录治疗痈疽发背的秘方，就是金银花全草酿成的药酒，朝夕服用。中药歌诀里也如此描述金银花：金银花甘，疗痈无对，未成则散，已成则溃。

在今天，跌打损伤时有多种药物可以擦拭，自然不必专门挖出金银花来解决问题，因此主要仍是内服以清热解毒。但金银花乃性寒之物，一般情况下也不宜服用过多，以6~15克为宜。

吃法以热泡为佳，可溶出药物里的有效成分，使茶饮芬芳沁人。也可捣碎外敷伤口。

《说唐全书》中有一回讲到金银花的奇效，说秦叔宝挥别单雄信后，走了一夜，自觉头昏，不料脚软，不能前进，在路旁的东岳庙里一头栽倒，惊动了观主魏征，魏征见其面红眼闭，口不能言，诊脉后说道：“你这汉子，只因失饥伤饱，风寒入骨，故有此症。”叫道人煎一服药，与叔宝吃了，渐渐能言，这服药不是别的，正是金银花汤。

魏征所言风寒入骨，其实更像是风寒入里，化热扰神，加之叔宝外伤在身，痈疽内窜，故一时晕厥，金银花外散风热，内托邪毒，大剂量灌服下，方可醒神。

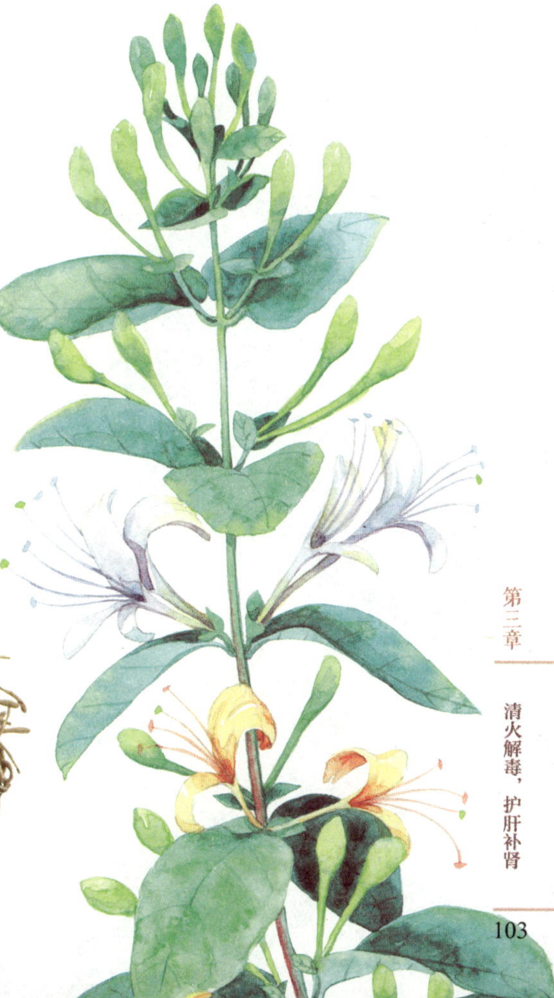

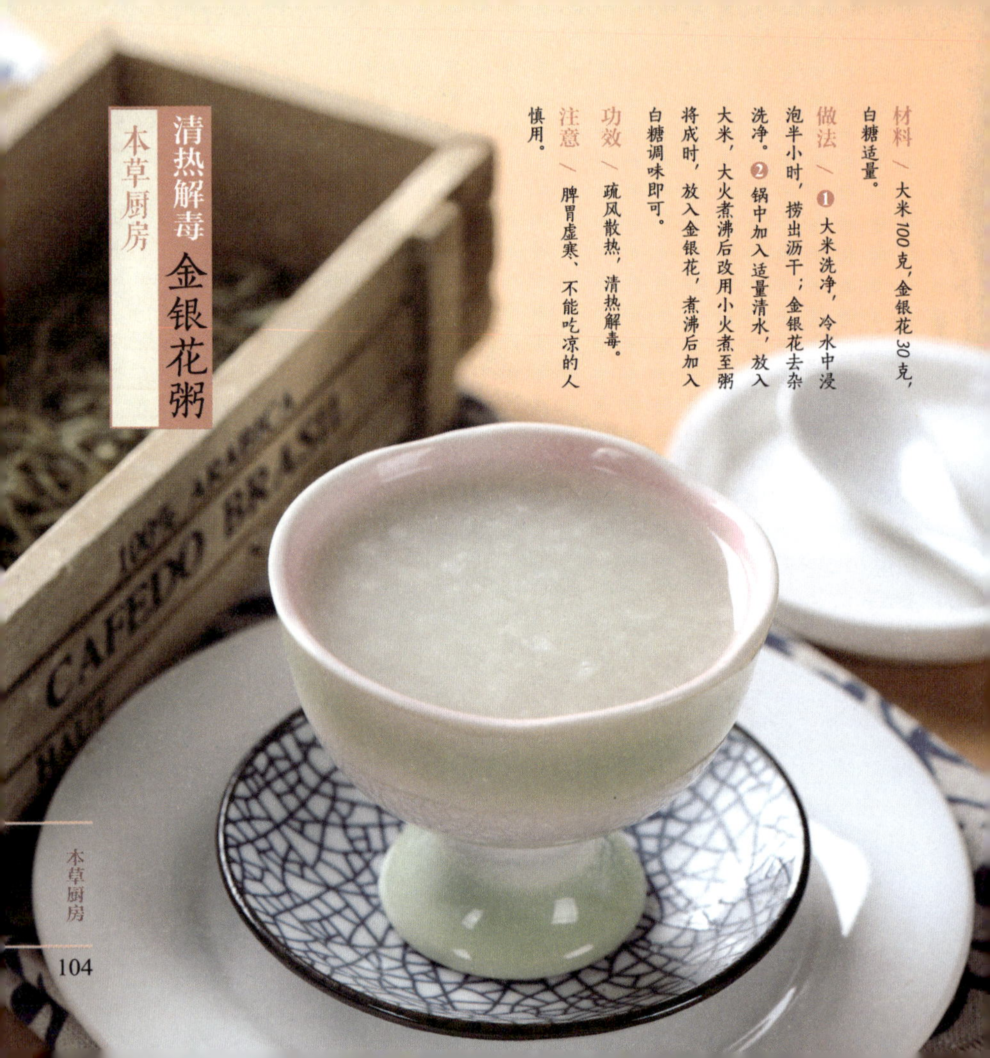

本草厨房

清热解毒 金银花粥

材料／大米100克，金银花30克，白糖适量。

做法／❶大米洗净，冷水中浸泡半小时，捞出沥干；金银花去杂洗净。❷锅中加入适量清水，放入大米，大火煮沸后改用小火煮至粥将成时，放入金银花，煮沸后加入白糖调味即可。

功效／疏风散热，清热解毒。

注意／脾胃虚寒、不能吃凉的人慎用。

预防痈疽名方

忍冬丸

治消渴愈后，预防发痈疽，先宜服此：用忍冬草根、茎、花、叶皆可，不拘多少。入瓶内，以无灰好酒浸，以糠火煨一宿，取出晒干，入甘草少许，碾为细末，以浸药酒打面糊，丸梧子大。每服五十丸至百丸，汤酒任下。此药不特治痈疽，大能止渴。

此方出自陈自明《外科精要》，用于痈疽病的预防，金银花治疗外科肿毒，独具特效，因此不但是花，连根茎叶都可入药以佐制。外有面糊作衣，更可缓和金银花的寒凉。现代皮肤外部病毒及细菌感染，均可用金银花内服外敷配合治疗。

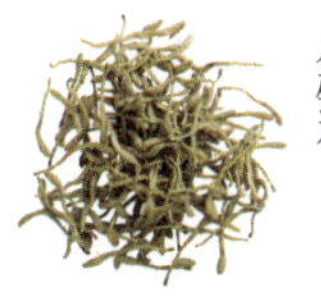
金银花

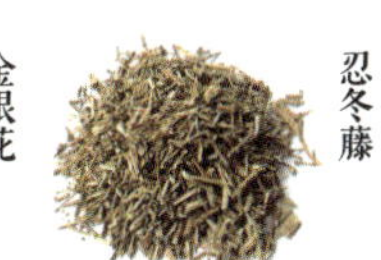
忍冬藤

忍冬丸的家庭做法

材料／金银花5克，忍冬藤10克。

做法／❶将药物研成细粉。❷取适量蜂蜜用微火煎熬，并不停用勺子搅动，直至蜂蜜中间泛起橙色泡沫，拉之成黄丝。❸趁热将药粉与蜂蜜搅匀，反复揉搓至均匀，然后搓成药条，切段，揉成5粒。

吃法／早中晚各吃1丸。

注意／糖尿病患者多饮多尿，也可用此方调理，但不可用蜂蜜作丸，当以面糊。

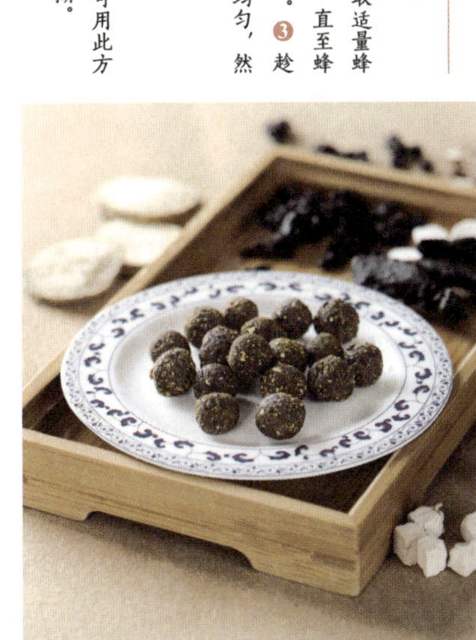

薄荷

薄荷时时醉

薄荷味辛，性凉，归肺、肝经，效可疏散风热、清利头目、利咽透疹、疏肝行气，主治外感风热、头痛、咽喉肿痛、风疹瘙痒、肝郁气滞、胸闷胁痛等。

——《中华人民共和国药典》

薄荷，古称菝，『菝』与『薄』同音，故渐讹称成习，孙思邈《备急千金要方》作薄荷为蕃荷，世人取『荷』字与『薄』相合，久而称薄荷。

“薄荷味辛，最清头目，祛风散热，骨蒸宜服”，古代药学歌诀如此概括薄荷的应用。薄荷之独特，胜在气味辛烈，直窜上头目，故平日看书久坐，头晕眼涩，最适于薄荷醒神明目。其次薄荷疏肝解郁，心情不好时也可饮用。此外，同鱼腥草、桔梗一样，薄荷也是一味走肺经的药，肺热咳嗽、胸闷、鼻塞流涕等，吃些薄荷也很有用。

薄荷的食用以鲜品为佳，3~6克的鲜品，气味俱厚，功效最强，可泡茶，亦可在蔬菜烹调中加入几片着色提味，是不错的美食调味剂。

薄荷在市面上十分常见，已经成为了众多香茶的必备配料。在中药鉴定学上，薄荷药材需要同留兰香相区别，但鲜品差别显然，不太容易混入市场。薄荷以天然为佳，薄荷叶又比梗儿更芳香辛散，所以可以适量进行选摘。

薄荷作日常调理，有很长的历史，李时珍先生说："作菜久食，却肾气，辟邪毒，除劳气，令人口气香洁。"或许已有了变为零食的倾向。薄荷香气袭人，不仅人爱之，连猫都常常把玩。唐代著名猫奴陆游，曾给自己的爱猫写过一首《得猫于近村以雪儿名之戏为作诗》：

似虎能缘木，如驹不伏辕。
但知空鼠穴，无意为鱼餐。
薄荷时时醉，氍毹夜夜温。
前生旧童子，伴我老山村。

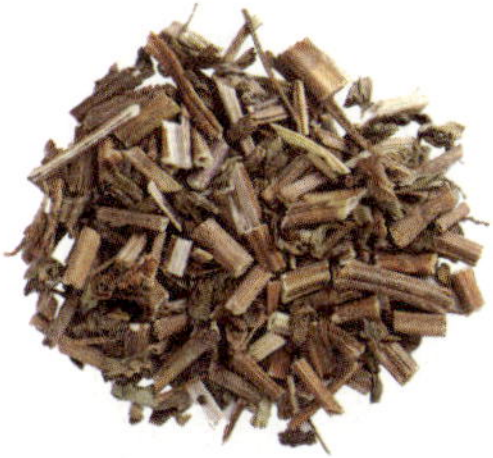

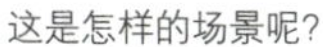

这是怎样的场景呢？

狸奴嬉戏，在薄荷丛中流连，在毛毡上小憩，毯尚留余温，薄荷香如醉。猫和薄荷的缘分源远流长，有一种见解是，猫食薄荷则醉（《本草新编》），或者说，薄荷，猫之酒也。因此古代医家治疗猫咬伤，常用薄荷外敷。如今看似不可取，但不失为一种对薄荷的偏爱，和对其芳香的溢美。

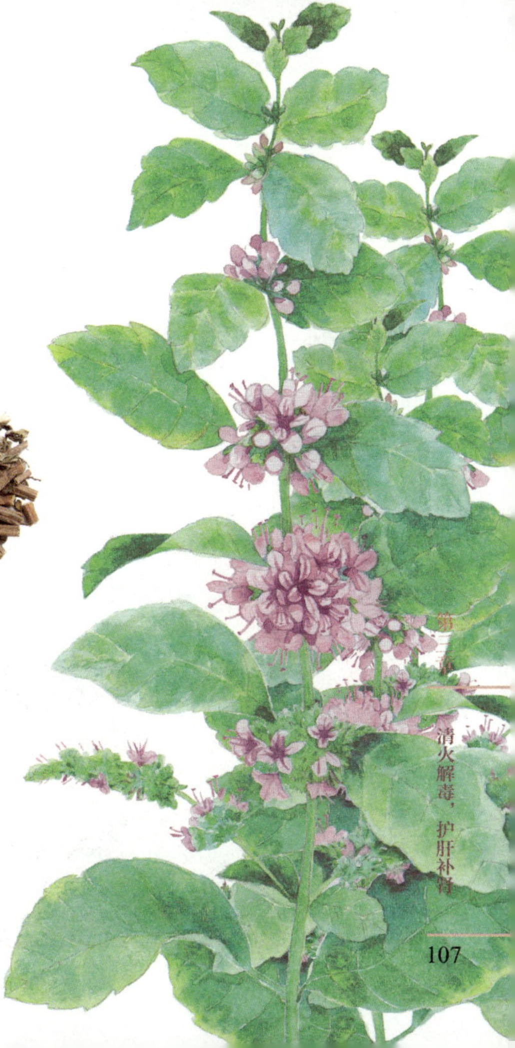

疏风化湿 薄荷藿香茶

材料／薄荷25克，藿香、甘草各15克，白糖适量。

做法／❶将薄荷、藿香、甘草分别去杂、洗净，捞出沥干。❷锅中放入适量清水，大火煮沸后，放入薄荷、藿香和甘草，煮20分钟，滤除汤汁，加入白糖调味即可。

功效／疏风化湿，适用于头目困重、精神疲倦。

注意／阴虚燥热者慎用，如口干口苦、咳血。

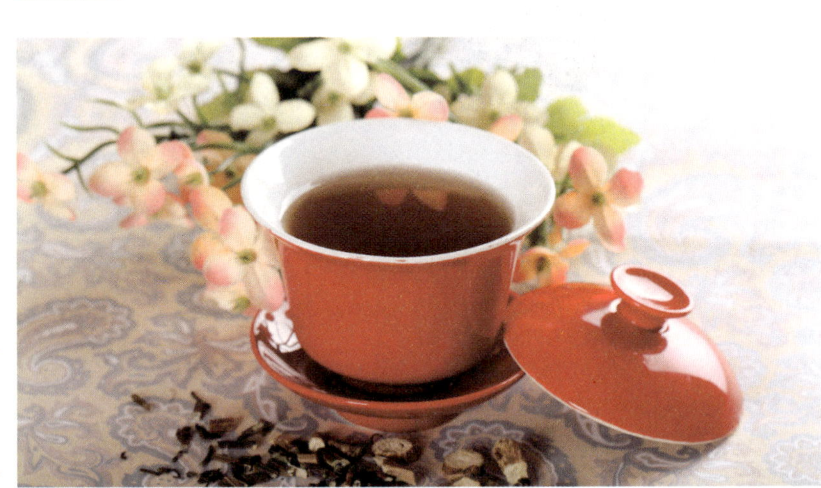

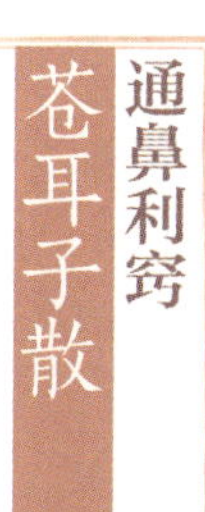

苍耳子散

通鼻利窍

辛夷仁半两，苍耳子两钱半，香白芷一两，薄荷叶半钱，上药晒干，研为细末，每服两钱，食后用葱、茶清调下。

此方出自宋代名医严子礼《济生方》，效能疏风止痛、通利鼻窍，是古代鼻科的常用方剂，薄荷在方中为佐，一为升散，一为清热，为不可或缺的组成。陈修园评价此方“清升浊降”，正是对薄荷、白芷等风药辛散作用的描述。现代中医也将其运用于鼻部疾患，临床上急、慢性鼻炎、鼻窦炎及过敏性鼻炎等病，证属风邪所致者均可照本方加减治疗，表现如鼻流浊涕不止，或清涕不时流出，或鼻塞不适等。

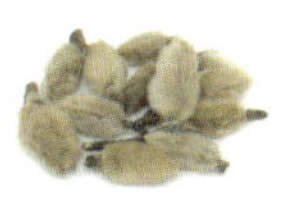

辛夷

苍耳子

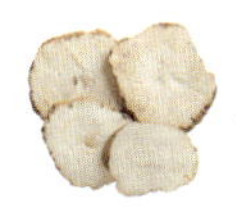

白芷

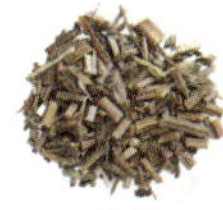

薄荷

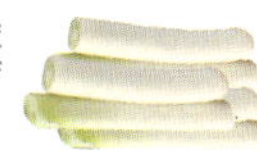

葱白

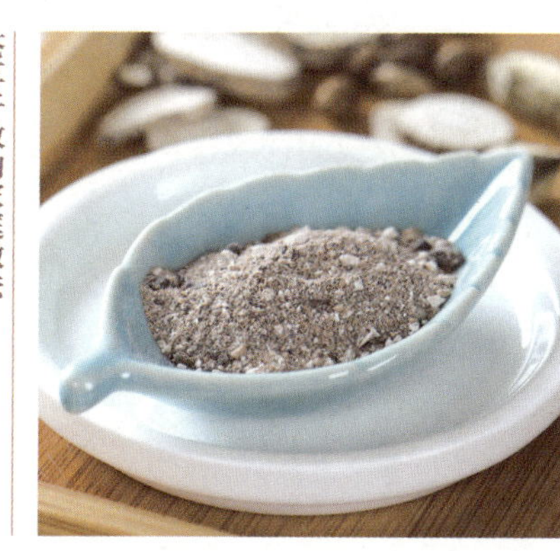

苍耳子散的家庭做法

材料／辛夷10克，苍耳子3克，白芷3克，薄荷6克，葱白3根。

做法／①将辛夷、苍耳子、白芷、薄荷捣散为细末，放入茶杯中。②沸水200mL冲调，随后加入葱白，搅匀，盖好杯盖，以防气泄。

吃法／一日一剂，一剂冲泡不得超过三次，时间不定，随喝随备。

注意／苍耳子有小毒，量绝不可加大，也不可长期服用。

代代花

轻清化气，取效更捷

代代花味辛，性微温，功可行气宽中、疏肝、和胃、理气、消食、化痰，主治胸腹闷胀痛、食积不化、痰饮、脘腹胀痛、呕吐、少食。

——《中华人民共和国药典》

代代花属柑橘属植物，和陈皮、佛手等是『亲家』。花后结果，若栽培养护得法，果实不落，可延续至第三年，故称『代代』。代代花的果实与柑橘类似，初呈深绿，熟后橙黄，若不脱落，翌年春夏又回复青绿，故有『回青橙』之称。

花药轻灵，最能疏肝，代代花辛香，行气效强，是花茶的重要组成部分。与薄荷相近，可上清头目，醒神明目；和菊花类似，可平肝息风，疏肝解郁。乍看泯然，但代代花更可入胃和中，尤适用于暑湿侵袭，困阻脾胃，胸闷食少，脘腹胀满。代代花，一可疏肝气，肝不克脾，脾气得复；一可和胃气，胃主收纳，胃口渐佳。以代代花为基础，可加入其他力量较小的花类，如玫瑰花、月季花、茉莉花等，配为香气馥郁的花仙茶。

食用代代花以鲜品为上，热水冲泡，或与其他花类采摘后，晾干，筛去杂质，作为干茶饮品。

代代花原产于中国浙江，后广泛种植于长江流域，故选购时以南方为正。

代代花的兴起，隐含的是江南一带温病学派的盛大。温病是一种以发热为主要症状，且热势较高、化燥伤阴的外感急性热病，一般分为温热类、湿热类、温毒类、温疫类，其中湿热类多与暑季相关，如暑湿、伏暑，因湿邪与热邪胶结，古人形容，“如油入面”，就像油和面混合，很难分开，也很难祛除。有什么可以既祛湿，又解热，还能不伤阴的药物呢？

代代花便是一个很好的选择，温病名家王孟英在《重订广温热论》中写道：“轻清化气，六花苇茎汤（中有代代花）之类，用药极轻清极平淡者，取效更捷。”

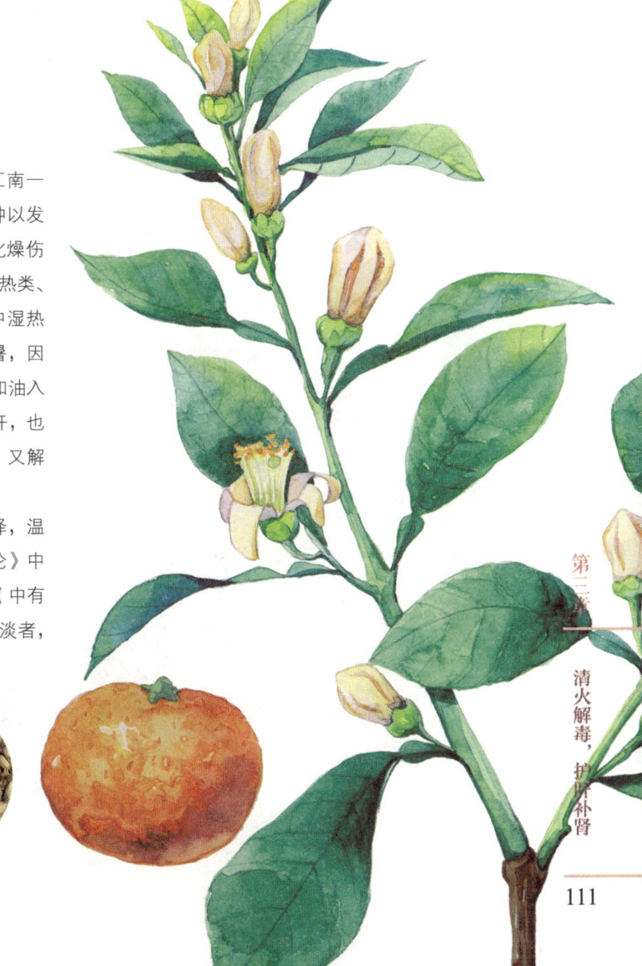

本草厨房

养血安神，疏肝解郁 百合代代白果粥

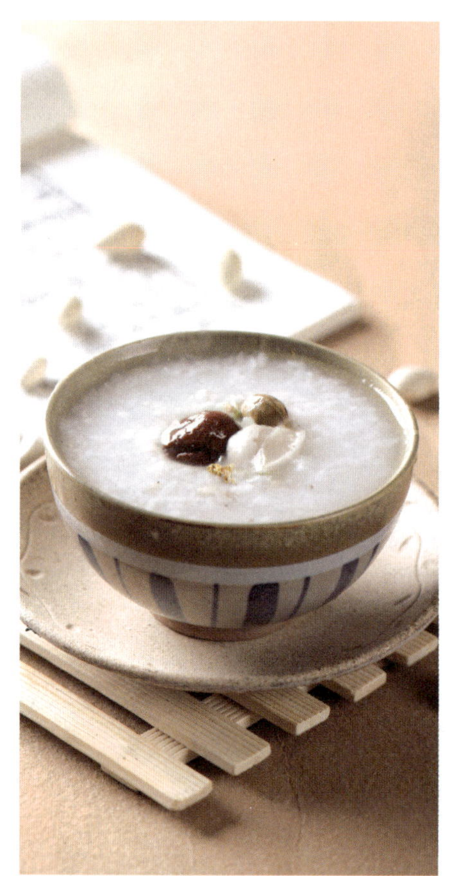

材料／糙米100克，百合25克，代代花20克，白果10克，大枣5颗，蜂蜜适量。

做法／❶代代花洗净，放入纱布袋中；糙米洗净，用冷水浸泡4小时，捞出沥干；百合撕瓣洗净，在沸水中烫透，捞出沥干；白果切开，去壳去果心，洗净；大枣洗净。❷锅中加入适量清水，放入糙米，大火烧沸后放入百合、代代花、白果、大枣，改用小火煮至成粥后熄火，待粥凉至温热，加入蜂蜜调匀即可。

功效／养血安神，理气解郁。适于月经期间心烦不安的妇女。

注意／方中含白果，一日食用不得超过10克，若出现口唇麻痹、呼吸困难等现象应立即停止食用。

宣表化湿名方

六花苇茎汤

轻清化气，六花苇茎汤之类。六花苇茎汤：旋覆花三钱，滁菊花钱半，川朴花八分，豆蔻花、佛手花各五分，代代花二分，苇茎一钱，生苡仁、冬瓜子各四钱。主治伏气温病，由里出表，邪恋气分，湿热内蕴，痞闷不食，泛漾欲恶，溲赤便溏，苔见薄黄者。

此方出自温病名著《重订广温热论》，组方轻苦微辛，疏达气分，行气而不耗气，是透热外达、宣表化湿的名方。只要表现为湿热内伏、胸脘胀闷不舒、胃中恶心欲吐、小便短赤、大便黏秽者，均可运用本方。

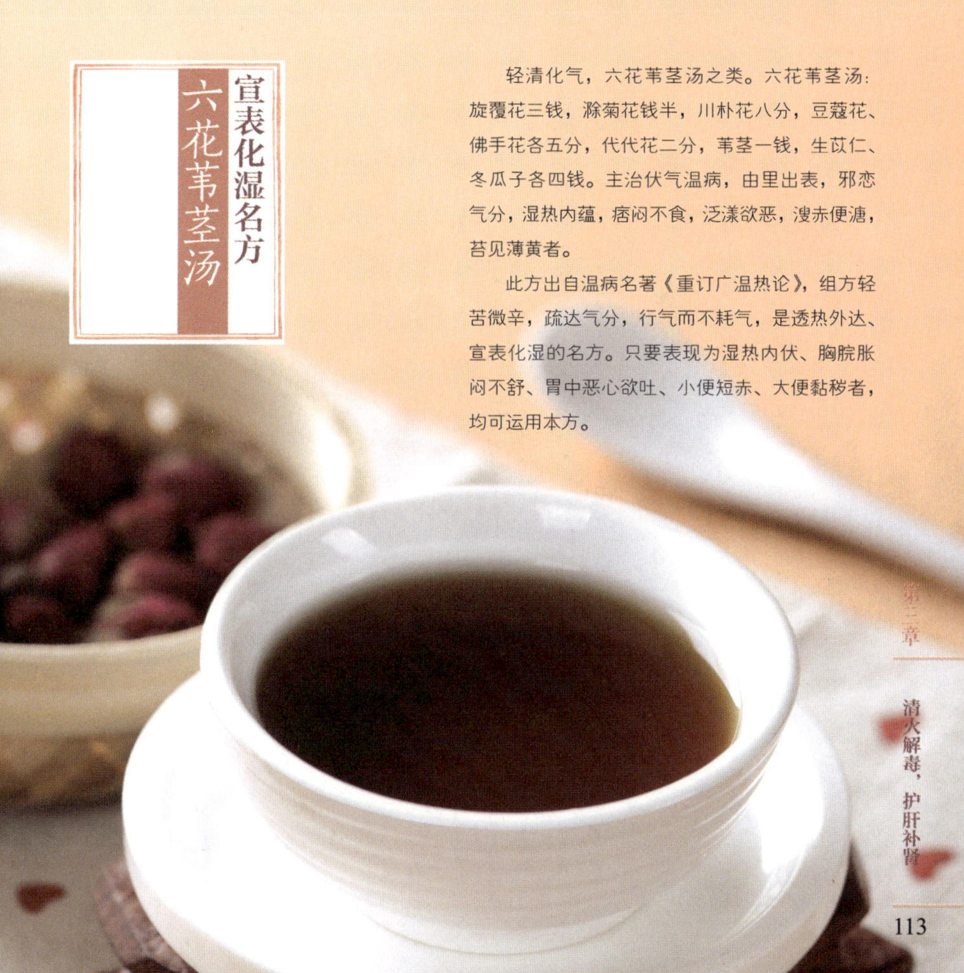

玫瑰

疏肝理气解郁

玫瑰味辛、甘，性微温，归肝、脾经。功效理气解郁、活血散瘀，用于肝胃不和、脘腹疼痛、胸闷呕恶、饮食减少或腹泻；妇女月经不调、跌打损伤、瘀肿疼痛；血瘀出血、吐血、咯血；痈肿或乳痈初起。

——《中华人民共和国药典》

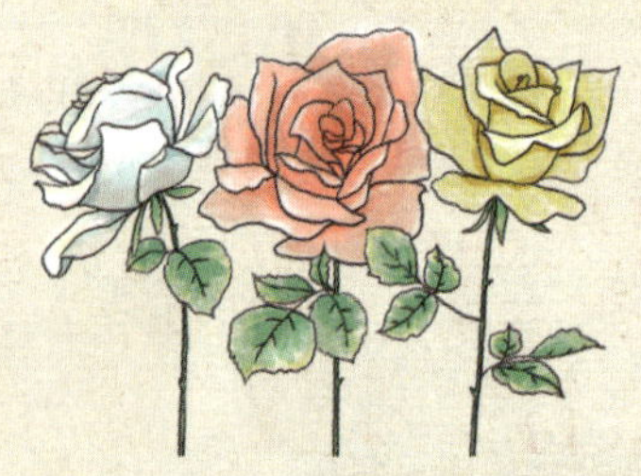

『玫瑰玫瑰最娇媚』玫瑰花自古以浓艳著称，但远不及现在奉若明珠的地位，明末文人文震亨所著《长物志》称其『实非幽人所宜配』戏剧奇人李渔也同意文震亨的意见，他刻薄地指导说，玫瑰花的香味无法像兰花那样高洁。『凡人骤见即觉亲者，人中玫瑰，而非友中芝兰也。』文人之见多有偏颇，岂知正是玫瑰的芳香与色泽，使其具有诸般养生功效？

玫瑰气味浓香，善能疏肝理气而解郁，这点与代代花、月季花、佛手柑很相似，均可用于脘腹胀痛、嗳气则舒等症，因此配合使用可将理气作用增强。玫瑰偏入肝经，对于经前乳房胀痛、月经不调等症状，可联合青皮、橘叶同用。玫瑰色红，又入血分，具有和血散瘀作用，因此外伤跌破也能使用，只是活血之力并不强。理气则必耗气，《本草害利》言："毕竟伐气之品，妇人血枯气上逆者，不可多用。"因此气虚气逆者，当谨慎服用。

玫瑰花既可以泡茶、煎汤，也可以浸酒、熬膏，诸般皆可，鲜品尤佳。一般用量在3~4.5克为宜，外用适量即可。

玫瑰在各地庭园多有栽培，以吉林、辽宁、江苏、浙江产地的玫瑰比较道地，并以春末、夏初的花蕾采摘炮制为佳。

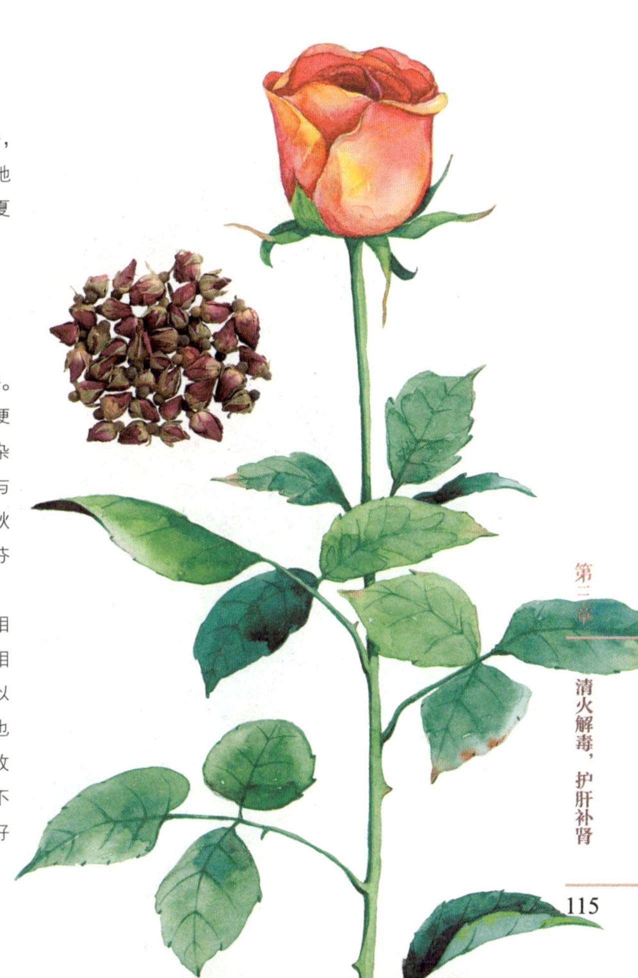

玫瑰有诸多吃法，最适入茶。早在明代，茶道圣书《茶解》便专门讲解过玫瑰："茶固不宜杂以恶木，惟玫瑰、苍松、翠竹与之间植，足以蔽覆霜雪，掩映秋阳。其下可植芳兰、幽菊等清芬之物。"

玫瑰可与茶树杂植，味道相杂，玫瑰的温散与茶树的辛凉相搭，各制其弊，因此花茶之中以玫瑰最受推崇。另外玫瑰蒸露也别具风味，《本草分经》说："玫瑰蒸露尤佳，气味甘平，香而不散，肝病用之多效。"也是很好的养生食疗方。

本草厨房

疏肝理气 玫瑰花莲子饮

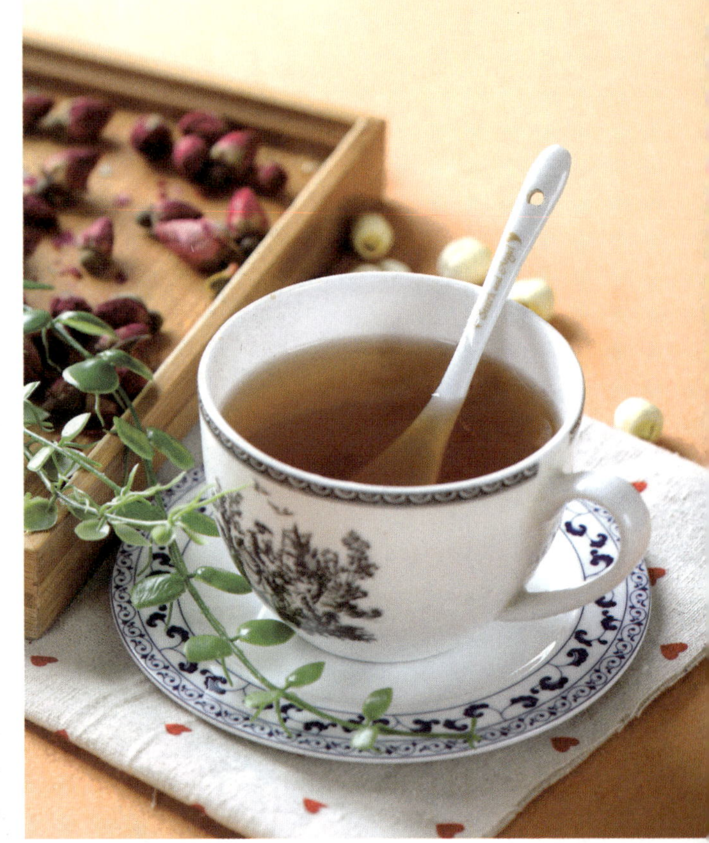

材料／玫瑰花（干）3克，莲子30克，冰糖适量。

做法／❶将莲子用温水浸泡数小时后，加入冰糖炖烂。❷将玫瑰花用沸水冲泡5~10分钟后取汁，兑入莲子汁中，即可饮用。

功效／疏肝理气。

治月经不调名方

玫瑰膏

治肝郁吐血，月经不调：玫瑰花蕊三百朵，初开者，去心蒂；新汲水砂铫内煎取浓汁，滤去渣，再煎，白冰糖一斤收膏，早晚开水冲服。瓷瓶密收，切勿泄气。如专调经，可用红糖收膏。

此方出自《饲鹤亭集方》，为月经不调的日常食疗方，方中以玫瑰为君，红糖为佐，取二者温散之力，更借玫瑰入血活血之功，长期服用，自有良效。

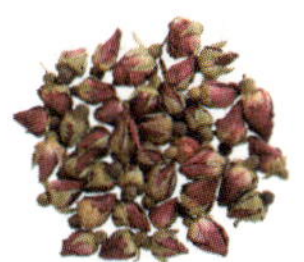

玫瑰花干品

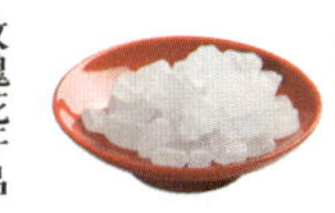

冰糖

红糖

玫瑰膏的家庭做法

材料／玫瑰花干品 20 克，冰糖 100 克，红糖 100 克。

做法／玫瑰花浸泡 30 分钟，加水 300 毫升，煎煮 20 分钟取浓汁，加入冰糖熬膏，熬制 30 分钟，汤汁变黏，待筷子搅拌提起时可拉丝，则起锅。若专用于调经，则熬膏时再加入红糖。

吃法／早晚各一次，取三勺膏，以开水冲服。

注意／糖膏以瓷瓶保存，注意密封。孕妇慎用。

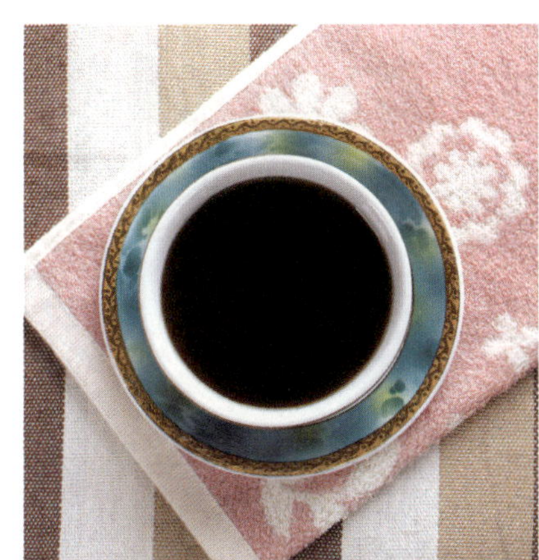

覆盆子

覆盆补肾，变白为黑

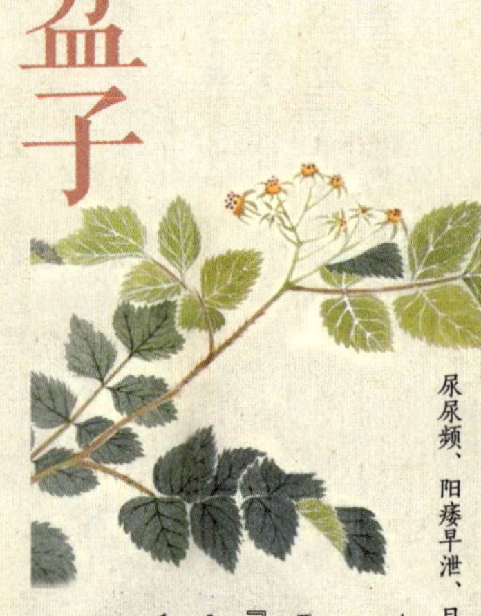

覆盆子味甘、酸，性温，归肝、肾、膀胱经，功效益肾固精缩尿、养肝明目，主治遗精滑精、遗尿尿频、阳痿早泄、目暗昏花。

——《中华人民共和国药典》

覆盆子是一种酸涩的果子，『名为覆盆子者，服之能使溺盆皆覆也』。覆盆，覆盆，服后倒扣尿盆，不再夜尿。

覆盆子是一味收涩的药，主入肾，肾司二便，因此能固精止尿。覆盆子甘中带酸，收涩之中含有补益，因此与石榴皮、椿皮等专事收涩的药物大有不同，李时珍说它“甘酸微温，性禀中和，功能温肾而不燥，固精而不凝”。正是凸显了覆盆子补肾且固精的作用，李士材盛赞覆盆子：“强肾无燥热之偏。固精无凝涩之害。金玉之品也。”补肾而不耗肾阴，收敛又不会过度，因此食疗养生，最为合适。食用覆盆子时，用量在6~12克为佳。

选购覆盆子，应避免与树莓相混淆，一般酒浸色红者是真品，否则为假。

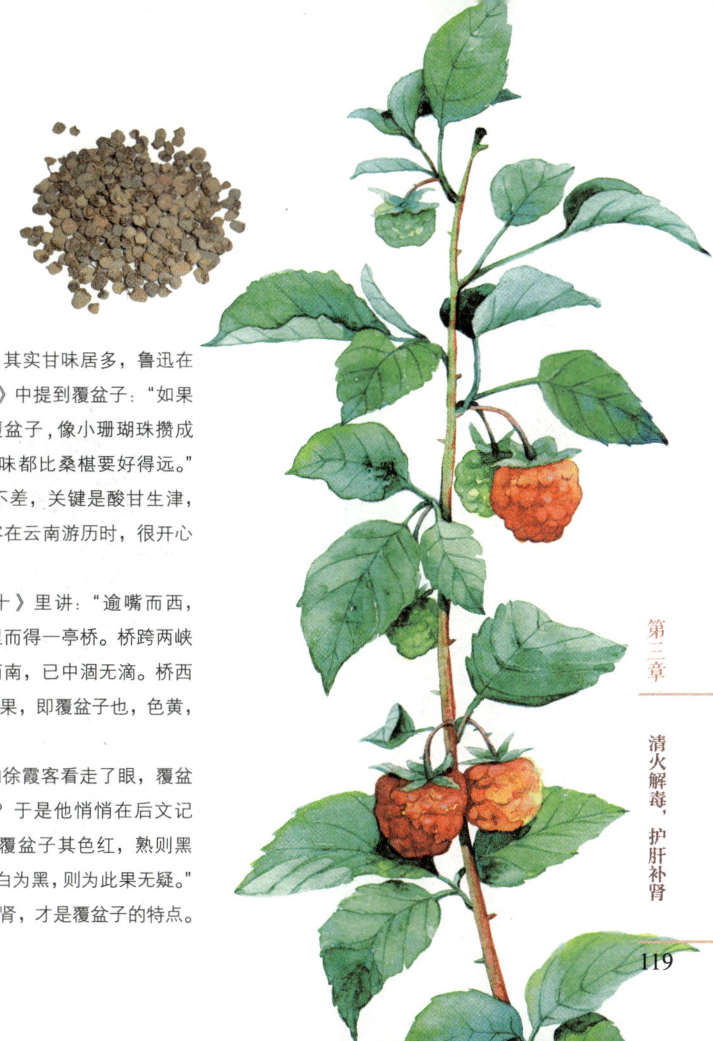

覆盆子味道酸甘，其实甘味居多，鲁迅在《从百草园到三味书屋》中提到覆盆子："如果不怕刺，还可以摘到覆盆子，像小珊瑚珠攒成的小球，又酸又甜，色味都比桑椹要好得远。"迅哥儿爱吃，味道该不差，关键是酸甘生津，可以解渴，所以徐霞客在云南游历时，很开心碰到这种小果子。

《滇游日记 · 三十》里讲："逾嘴而西，乃西北盘其余支，三里而得一亭桥。桥跨两峡间，下有小涧，自北而南，已中涸无滴。桥西逾坡西北下，路旁多黄果，即覆盆子也，色黄，酸甘可以解渴。"

这里，见识广博的徐霞客看走了眼，覆盆子怎么会是黄色的呢？于是他悄悄在后文记上："黄者非覆盆，真覆盆子其色红，熟则黑而可食。覆盆补肾，变白为黑，则为此果无疑。"黑色的才对嘛，黑色入肾，才是覆盆子的特点。

本草厨房

固精缩尿 覆盆子果酱

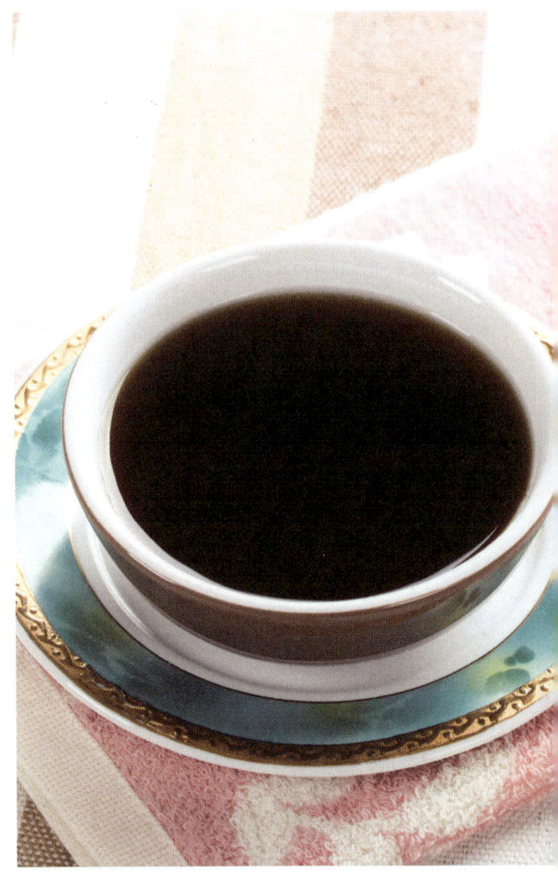

材料／覆盆子100克，薄荷叶9克，麦芽糖10克，细砂糖10克，柠檬一个。

做法／❶将柠檬洗净榨出果汁备用，新鲜覆盆子放进耐酸的容器中，加入细砂糖及柠檬汁，用木勺充分拌匀至砂糖融化。❷糖汁放进耐酸的锅子中，先用中火煮滚，再转成小火并加入麦芽糖继续熬煮，熬煮时必须用木勺不停地搅拌。❸待麦芽糖完全溶化且酱汁略呈稠状时，便可加入薄荷叶，继续拌煮至酱汁呈浓稠状即可。

功效／固精缩尿。

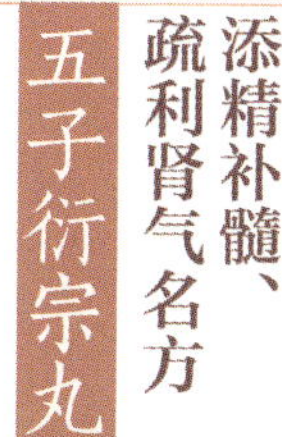

添精补髓，疏利肾气，不问下焦虚实寒热，服之自能平秘。古今第一种子方：枸杞子八两，菟丝子八两（酒蒸，捣饼），五味子二两（研碎），覆盆子四两（酒洗，去目），车前子二两（扬净），上药，俱择精新者，焙晒干，共为细末，炼蜜丸，梧桐子大。每服，空心九十丸，上床时五十丸，百沸汤或盐汤送下，冬月用温酒送下。

此方出自《摄生众妙方》，自古誉为“古今第一种子方”，因其方中枸杞子、菟丝子补肾精，壮阳道，助精神；覆盆子养真阴，固精关，起阳痿；五味子补肾水，益肺气，止遗泄；车前子利小便，与上述四子相配，补中寓泻，补而不腻。

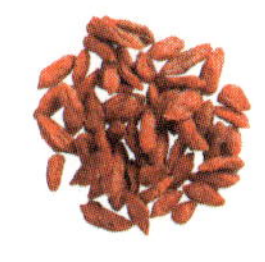
枸杞子

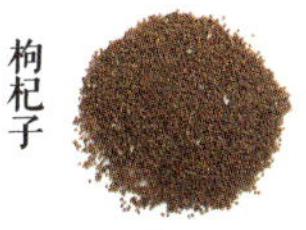
菟丝子

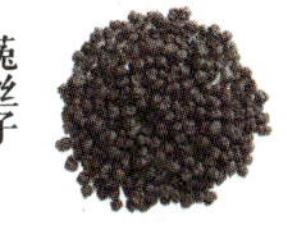
五味子

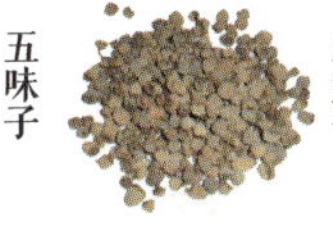
覆盆子

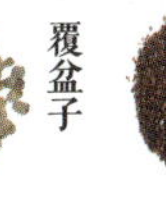

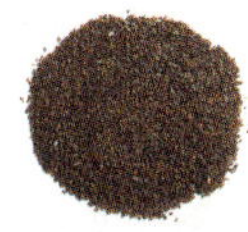
车前子

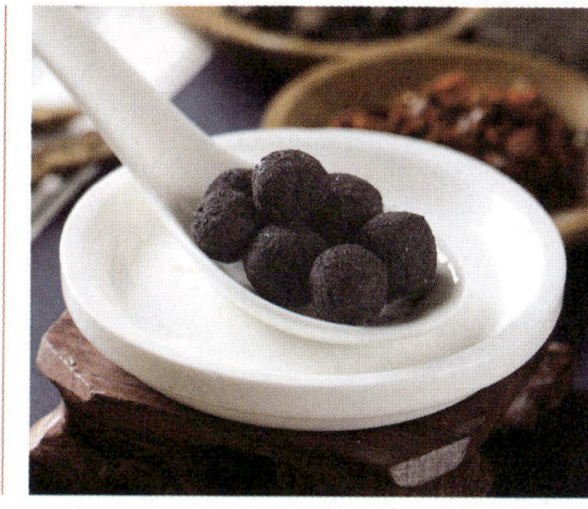

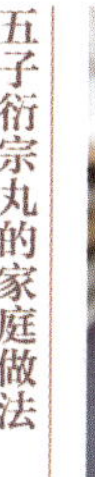

材料／枸杞子 20 克，菟丝子 15 克，五味子 20 克，覆盆子 15 克，车前子 10 克。

做法／❶将药物研成细粉。❷取适量蜂蜜用微火煎熬，并不停用勺子搅动，直至蜂蜜中间泛起橙色泡沫，拉之成黄丝。❸趁热将药粉与蜂蜜搅匀，反复揉搓至均匀，然后搓成药条，切段，揉成黄豆大小的丸粒。

吃法／一次 5~7 粒，一日 2 次。用于肾虚精亏所致的阳痿不育。

黑芝麻

香饭进胡麻

芝麻味甘，性平，归肝、肾、大肠经，生用微寒，炒用温，功效补肝肾、益精血、润肠燥，主治头晕眼花、耳鸣耳聋、须发早白、病后脱发、肠燥便秘。

——《中华人民共和国药典》

芝麻在古代又称胡麻、油麻、巨胜、脂麻。『胡麻』指的是芝麻从外域传入的身世，『巨胜』强调的是服食芝麻的功效，而『脂麻、油麻』则是指芝麻含油量的丰富。芝麻有黑白两种，白芝麻多作食用，黑芝麻才入药用。

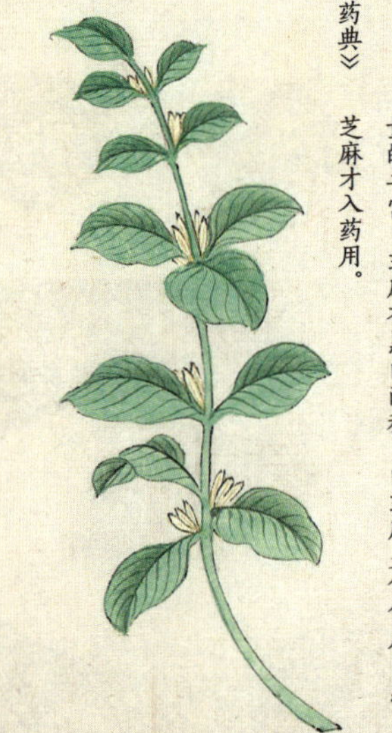

黑芝麻是一味平补的药物，一入肾补精血，二入大肠软坚通便。“发为血之余”，精血充足，自然发质乌黑，因此黑芝麻生发乌发的效果深入人心，《本草新编》更说：“凡黑须髭之药，缺乌芝麻则不成功。”但更为科学的观点是，适量的黑芝麻才有改善发质的作用，而食用过多会导致内分泌紊乱，引发头皮油腻、毛皮枯萎、脱落等激素紊乱的症状。因此服用黑芝麻比较适合的食量应是每天半小匙，不能超过一瓷勺（9~15克）。由于芝麻滑肠的效果，大便稀的人也不宜多食用。

吃法上，将芝麻炒熟后磨碎成粉状，即芝麻粉，更易消化，且味道更香。或将芝麻与米粉混合，做成芝麻糊以食用。

芝麻养生，自古就被称作“仙家之品”，王维曾赞美芝麻：“御羹和石髓，香饭进胡麻。大道今无外，长生讵有涯。”长生大道，就隐藏在芝麻身上。

褪去仙家的神秘面纱，芝麻也是一种亲民的小点心，研磨食用，可当茶点以待客，南宋章甫曾在《谢张倅惠茶》这么描写：

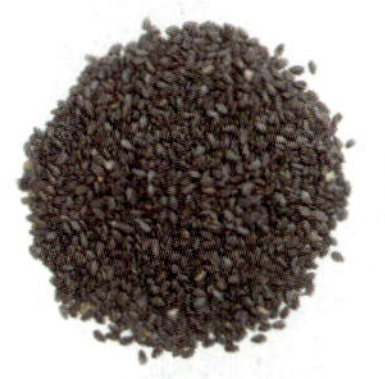

病躯倦甚不举酒，
便腹枵然尤爱茶。
淮乡久住已成俗，
客至亦复研芝麻。

诗人身患小恙，不胜酒力，因此沏茶几杯以解口淡，江淮一带有吃芝麻的习惯，因此早早磨好芝麻，招待客人。在如今的江苏、安徽一带，仍保留了诗中碾碎芝麻、制成点心待客的习惯。

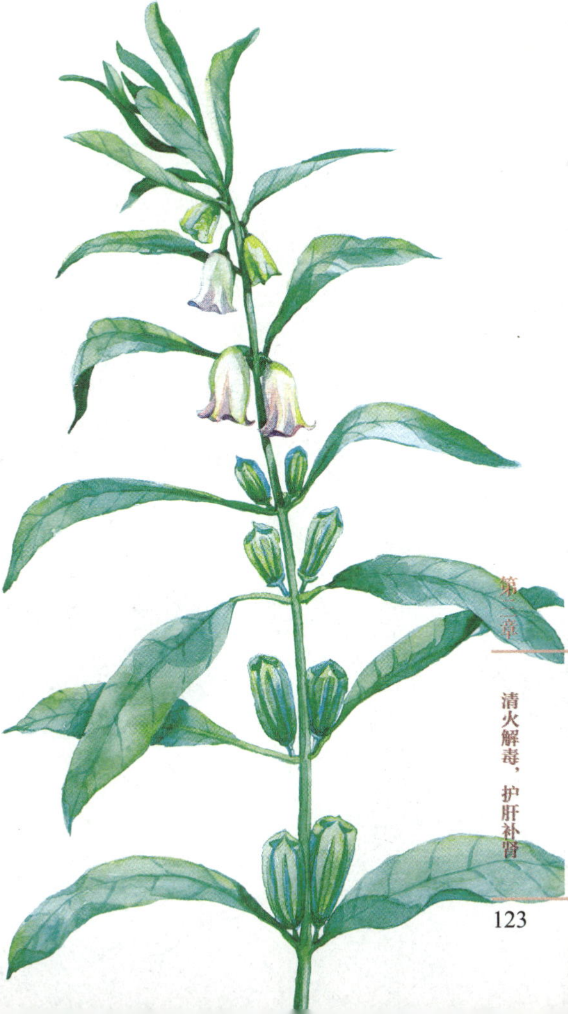

本草厨房

黑芝麻核桃松子仁

补肾益精，润肠通便

材料／黑芝麻、核桃仁、松子仁各25克，蜂蜜适量。

做法／将黑芝麻、核桃仁、松子仁共同捣烂后加入蜂蜜调服。

吃法／每日1次，早晨空腹服用。

功效／补肾益精，润肠通便。

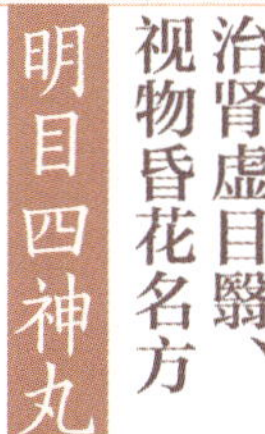

治肾虚目翳、视物昏花名方

明目四神丸

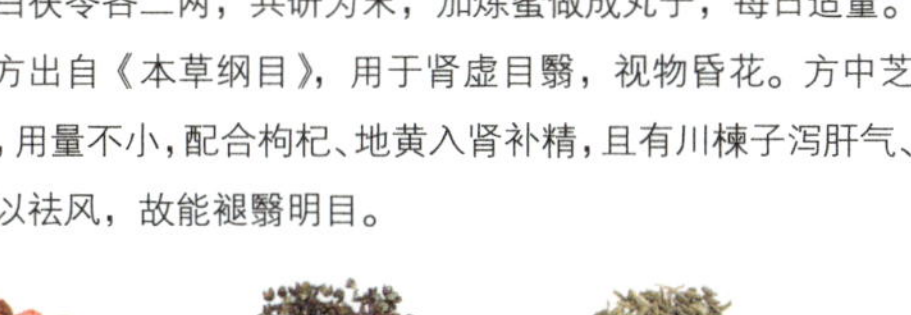

肾经虚损，眼目昏花，或云翳遮睛。枸杞子三两好酒润透，分作四份：一份用蜀椒一两炒，一份用小茴香一两炒，一份用芝麻一两炒，一份用川楝肉一两炒。炒后拣出枸杞，加熟地黄、白术、白茯苓各二两，共研为末，加炼蜜做成丸子，每日适量。

此方出自《本草纲目》，用于肾虚目翳，视物昏花。方中芝麻一两，用量不小，配合枸杞、地黄入肾补精，且有川楝子泻肝气、入目系以祛风，故能褪翳明目。

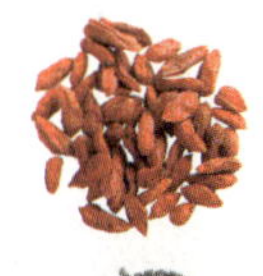

枸杞子

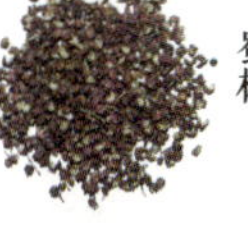

蜀椒

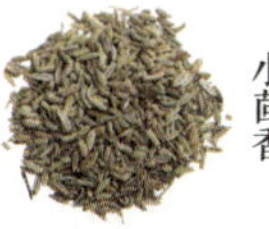

小茴香

黑芝麻

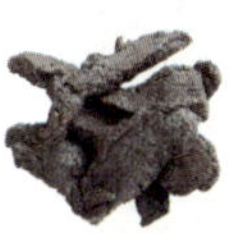

川楝肉

熟地黄

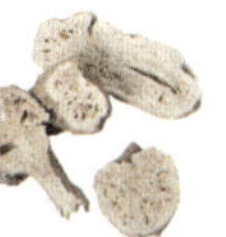

白术

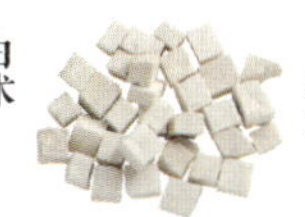

白茯苓

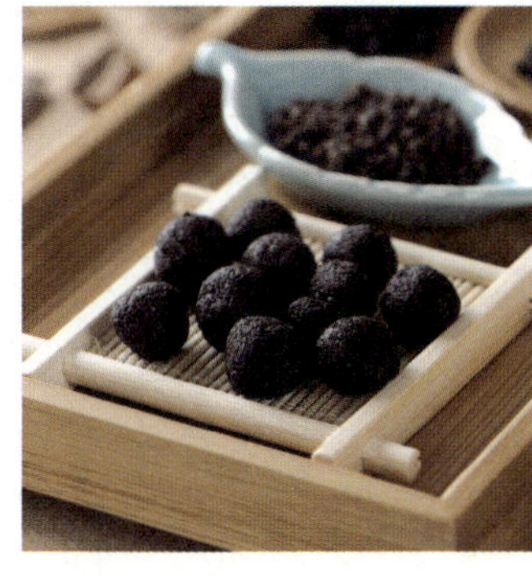

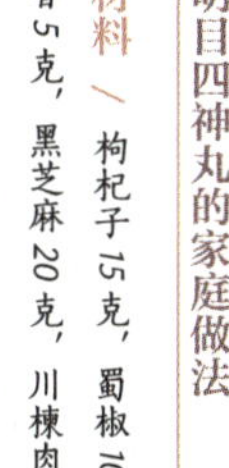

明目四神丸的家庭做法

材料／枸杞子15克，蜀椒10克，小茴香5克，黑芝麻20克，川楝肉10克，熟地黄15克，白术10克，白茯苓10克。

做法／①将药物研成细粉。②取适量蜂蜜用微火煎熬，并不停用勺子搅动，直至蜂蜜中间泛起橙色泡沫，拉之成黄丝。③趁热将药粉与蜂蜜搅匀，反复揉搓至均匀，然后搓成药条，切段，揉成黄豆大小的丸粒。

吃法／日三服，早中晚各一，每次5~6粒。适于肾阴阳俱虚者，腰膝酸软，头晕耳鸣，眼目昏花。

芡实

盘里明珠芡实香

芡实味甘、涩，性平，归脾、肾经，功效益肾固精、补脾止泻、除湿止带，主治遗精滑精、遗尿尿频、脾虚久泻、白浊、带下。

——《中华人民共和国药典》

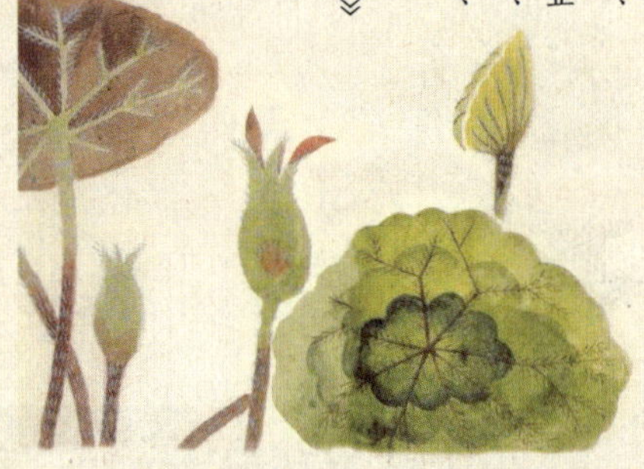

芡实，圆球形果实，尖端突起，状如鸡头，又称鸡头米。为苏南、浙北地区的传统食物，为『水八鲜』之一（其余为茭白、莲藕、水芹、茨菰、荸荠、莼菜、菱等八种水生植物的可食部分）。芡通『歉』，深秋老时，泽农广收，烂取芡子，藏至瓮底，以备歉荒，古称为芡。

芡实与莲子类似，均为水生果品，均可作余粮储存。但相比于莲子，芡实更能补肾除湿，补肾之药，性润泽的居多，润泽就难免有碍于湿气，但芡实补中去湿，性又不燥，李时珍说它“能去邪水而补神水”，神水即肾精，邪水即湿气，芡实与补阴之药同用，能增补肾精，又不会增长湿邪。

购买芡实以新鲜的、颜色较白而少光泽的干芡实为佳。

以下芡实不要买：

1. 白中带黄，可能是陈货。

2. 口咬，略带韧性，这仍含有水分。

3. 鼻闻，如果闻到有硫黄味，可能是虫蛀后再加工的。

芡实味淡，正好作为小酌的陪客，江南水乡之上，芡实满碧塘，姜特立诗云：

芡实遍芳塘，
明珠截锦囊。
风流熏麝气，
包裹借荷香。

芡实、荷花、麝香，与小舟上的明珠锦囊，相得益彰。葛胜仲也在《浣溪沙》里描写：

盘里明珠芡实香，
尊前堆雪脍丝长。
何妨羌管奏伊凉，
翠葆重生无复日，
白波不酹有如江，
壁间醉墨任淋浪。

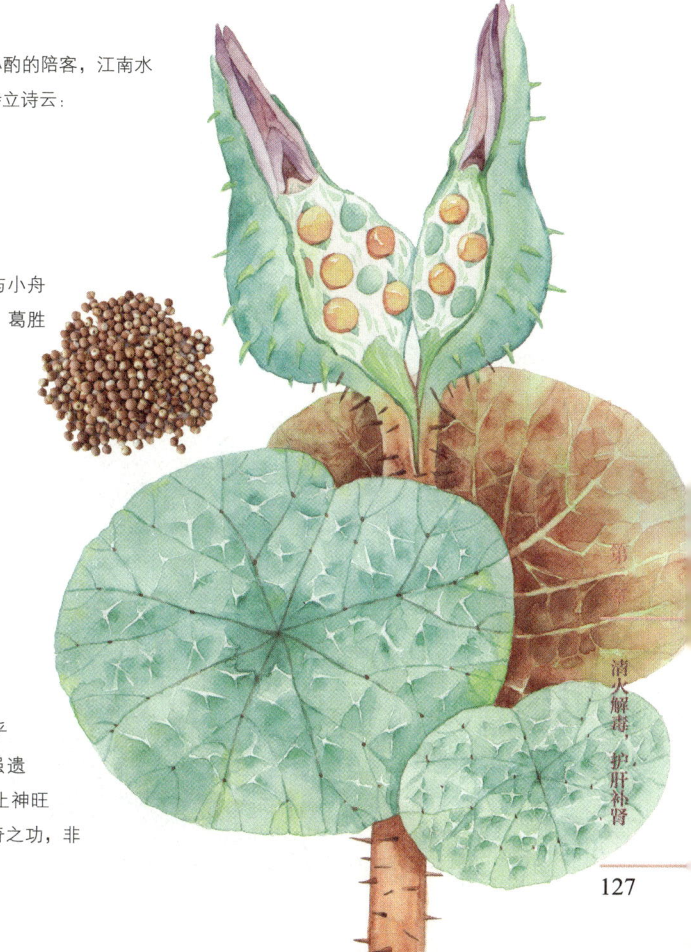

盘中芡实作为宴客佳品，不仅因其爽口怡人，还因其补肾涩精的养生功效，与荷花荷叶相配，既可除湿，又可固精，无怪乎《本草新编》形容芡实“虽遗精至衰惫者，不旬日而精止神旺矣。至平之药，而实有至奇之功，非世人所能测也”。

补肾祛湿，益阴涩精 芡实银杏小肚汤

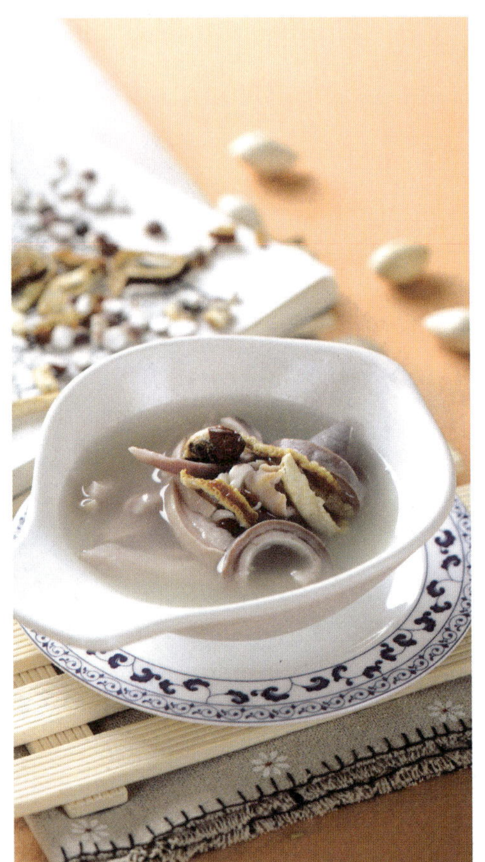

材料／猪小肚300克，芡实120克，白果10克，陈皮5克，盐适量。

做法／❶猪小肚翻转用盐搓擦、清水洗净，去除异味；白果去壳，浸去外层薄膜，洗净；芡实、陈皮分别用清水浸透洗净。❷锅中加入适量清水煮沸，将全部材料放入沸水中，中火煲3小时，加盐调味即可。

功效／补肾祛湿，益阴涩精。

注意／白果不宜服多，一日最多10克。方中收涩药多，大便干燥者不宜食用。

固精名方

金锁固精丸

沙苑蒺藜（去皮）、炒芡实、蒸莲须各二两，龙骨（酥炙），牡蛎（盐水煮一日一夜，煅粉），共为细末，莲子粉糊为丸。

本方出自《医方集解》，芡实、炒蒺藜既可固精，又可补肾，标本兼顾，但以涩为主，妙在“虚则补之”合用“涩可固脱”。本方功专固精，功效犹如“金锁”之固，故有此名。

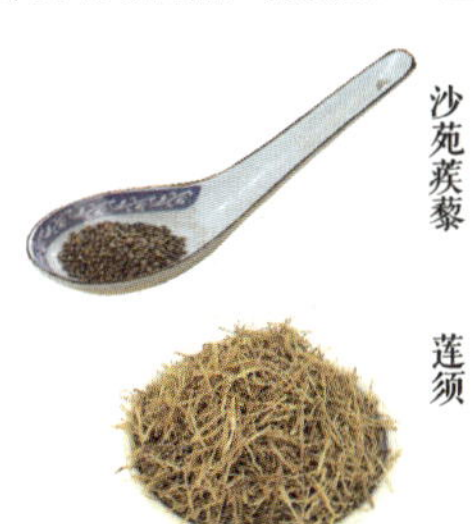

沙苑蒺藜

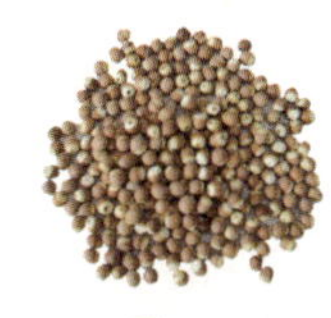

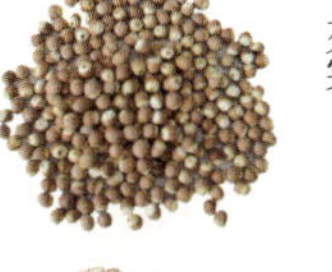

芡实

莲须

龙骨

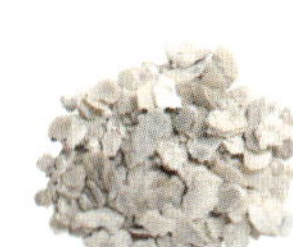

牡蛎

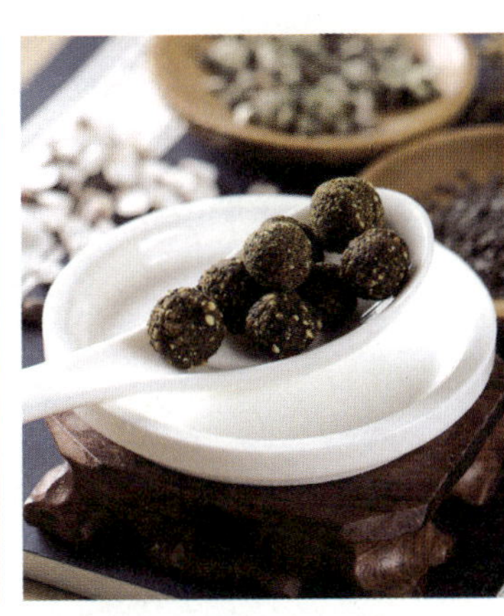

金锁固精丸的家庭做法

材料／沙苑蒺藜、芡实、莲须、龙骨、牡蛎各10克。

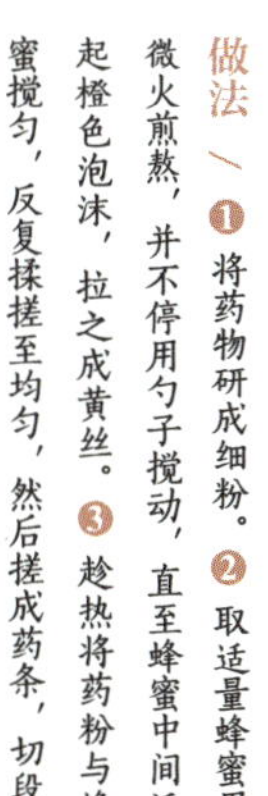

做法／❶将药物研成细粉。❷取适量蜂蜜用微火煎熬，并不停用勺子搅动，直至蜂蜜中间泛起橙色泡沫，拉之成黄丝。❸趁热将药粉与蜂蜜搅匀，反复揉搓至均匀，然后搓成药条，切段，揉成5粒。

吃法／一日两次，早晚各一，每次一粒，淡盐汤送服。

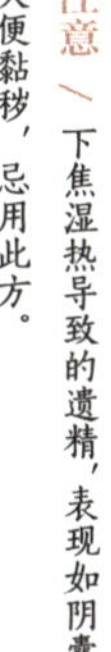

注意／下焦湿热导致的遗精，表现如阴囊潮湿、大便黏秽，忌用此方。

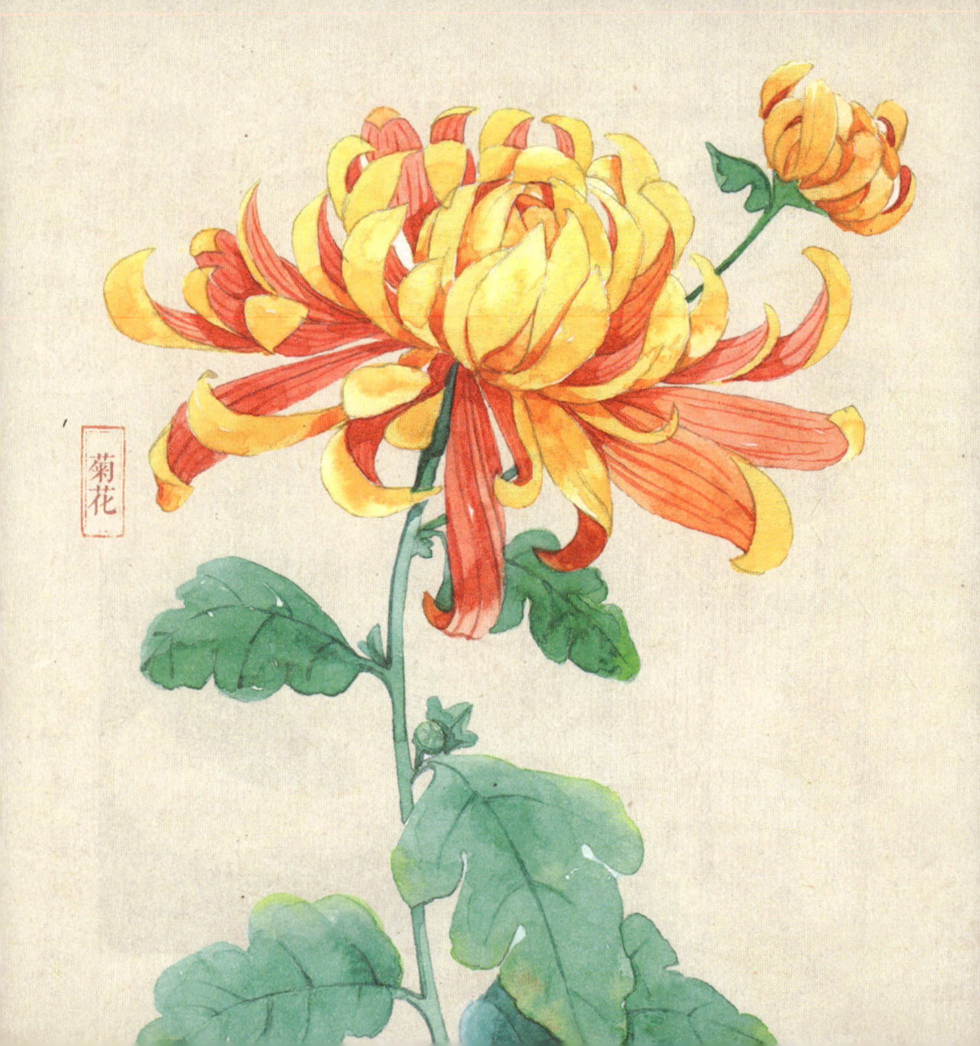
菊花

第四章

调理常见病，体健一身轻

桑叶

经霜后为治肺神药

桑叶味苦、甘，性寒，归肺、肝经，功可疏散风热、清肺润燥、平肝明目、凉血止血，主治风热感冒、温病初起、肺热咳嗽、肝阳上亢眩晕、目赤昏花、血热妄行之咳血、吐血。

——《中华人民共和国药典》

畜桑养蚕，自古有之，因此桑叶很早就进入人们的视线。古人观察，桑叶四月最茂，十月霜后只留三分，秋尽而落，经历整个秋季，因此认为其与秋气相通，秋令主肺，因此将其看作治肺神药。

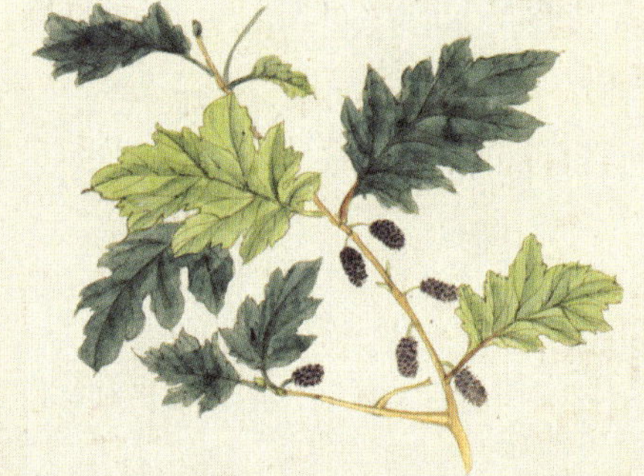

桑叶入肺，适于风热感冒，尤能改善咽喉不适、轻微咳嗽的症状，情志不舒时也可泡上一杯桑叶，以醒神疏肝。此外，桑叶中提取的桑叶多糖，明确具有降低血糖的作用，血糖较高的患者，在严格控制饮食和谨遵医嘱的前提下，可以酌量服用桑叶以达保健作用，3~6克为佳。

吃法以泡水多见，近年来，有人将桑叶的芽头做成了菜式，称为桑芽菜，具有较高营养价值。

桑叶全国均产，但以四川盆地桑区为多。

桑树桑叶，自古即非凡品，在上古神话中总是与修仙炼道者相依。《山海经》中多次出现桑树的身影，或与神仙相关，或与为人相关。相传黄帝之孙颛顼帝便是降生在若水的空心桑树处。

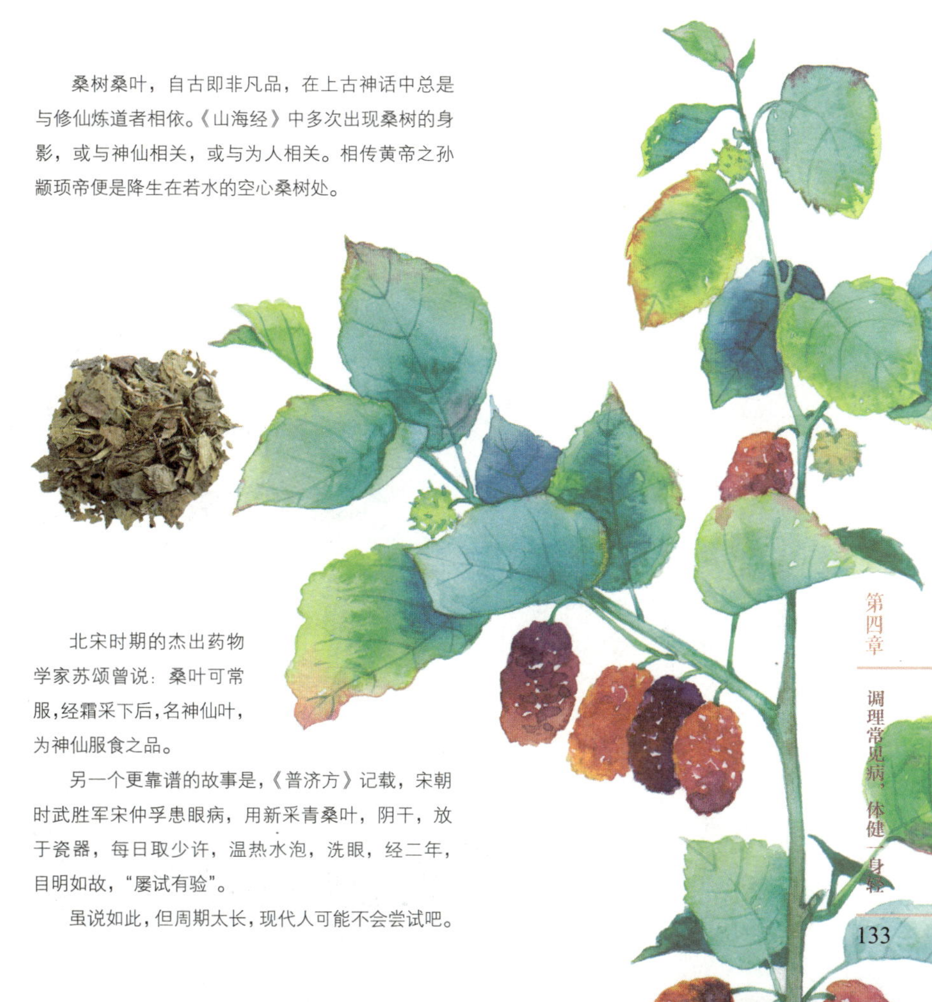

北宋时期的杰出药物学家苏颂曾说：桑叶可常服，经霜采下后，名神仙叶，为神仙服食之品。

另一个更靠谱的故事是，《普济方》记载，宋朝时武胜军宋仲孚患眼病，用新采青桑叶，阴干，放于瓷器，每日取少许，温热水泡，洗眼，经二年，目明如故，“屡试有验”。

虽说如此，但周期太长，现代人可能不会尝试吧。

本草厨房

清肺润燥 桑叶菊花茶

材料／桑叶、菊花各15克，白糖适量。

做法／❶桑叶、菊花分别洗净。❷桑叶、菊花和白糖一同放入锅中，加入适量清水，共同煎煮25分钟即可。

功效／清肺润燥，疏风止渴。

注意／外感入里，咽痛腹满者，不宜服用。

桑菊饮

治肺系感染、咽源性咳嗽名方

风温初起，但咳，身热不甚，微渴者，辛凉轻剂桑菊饮主之。

桑叶二钱五分，菊花一钱， 杏仁二钱，连翘一钱五分，薄荷八分，苦桔梗二钱，生甘草八分，苇根二钱，水二杯，煮取一杯，日二服。

此方出自《温病条辨》，为初感温病常用方剂，本方从“辛凉微苦”立法，配伍有两大特点：一以轻清宣散之品，疏散风热以清头目；一以苦辛宣降之品，理气肃肺以止咳嗽。故为温病名方，如今用于肺系感染或咽源性咳嗽，表现为咳嗽、发热不甚、微渴、脉浮数等，均有良效。

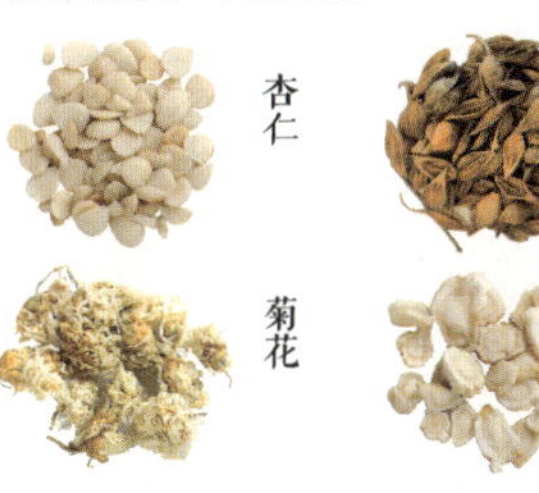

杏仁

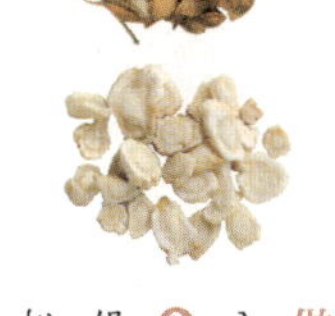

连翘

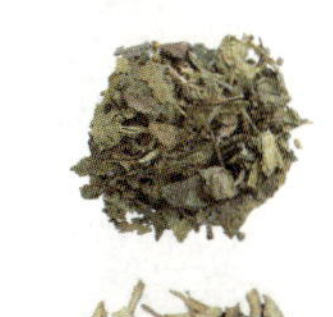

薄荷

桑叶

菊花

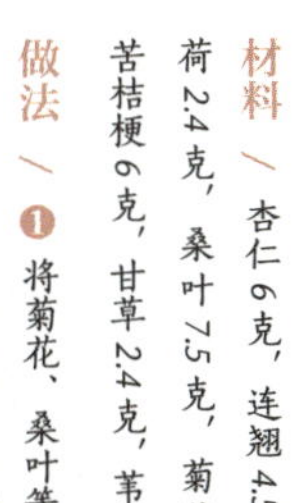

苦桔梗

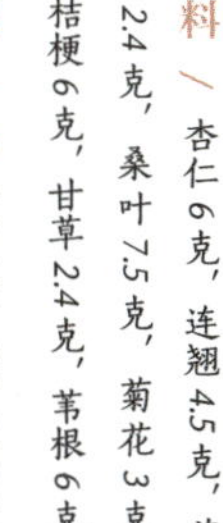

甘草

苇根

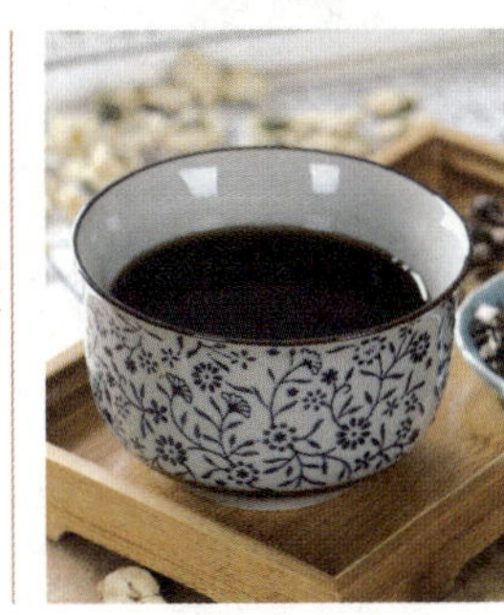

桑菊饮的家庭做法

材料／杏仁6克，连翘4.5克，薄荷2.4克，桑叶7.5克，菊花3克，苦桔梗6克，甘草2.4克，苇根6克。

做法／①将菊花、桑叶等原料放入容器中，加入适量的水浸泡半小时。②除桑叶、菊花外，将其余药材入锅煮半小时，最后加入桑叶、菊花煮3分钟，即可代茶饮。可用冰糖或蜂蜜调味。

吃法／一剂分三次服用，早中晚各一，若咽喉明显不适，可适度缩短间隔时间。

注意／本方花草较多，服用应小心过滤，以免引起呛咳。

菊花

至清之品，祛风之要药

菊花味苦、甘，性微寒，归肺、肝经，功可散风清热，平肝明目、清热解毒，主风热感冒、头痛眩晕、目赤肿痛、眼目昏花、疮痈肿毒。

——《中华人民共和国药典》

菊本作『鞠』鞠，穷也。花事至此而穷尽，『我花开尽百花杀』故古谓鞠，或鞠华。也有称之为节华的，是取其顺应节候，正值重阳，『世情儿女无高韵，只看重阳一日花』便从侧面印证了菊花在时令上的准确。

菊花是常用的药食两用的植物，功效与薄荷、桑叶等类似，但相比薄荷，气味更轻，性禀至清，更能平肝明目；相比桑叶，性味稍寒，更能清热解毒。因此在外感风热、目赤泪出、心烦口干时，最宜使用。菊花为去风之要药，早在《神农本草经》里，就明确指出：鞠华，味苦平，主风，头眩肿痛，目欲脱，泪出。在中医学中，风是易侵头目的邪气，所以头面不适、上火诸疾，均是菊花的适用范围。

实际上，菊花的不同种类各有偏性，甘菊善祛风，野菊善解毒，另有黄菊善于平肝。吃法上以热泡为佳，和桑叶、薄荷等一起代茶饮，可起到药力相使的效果。

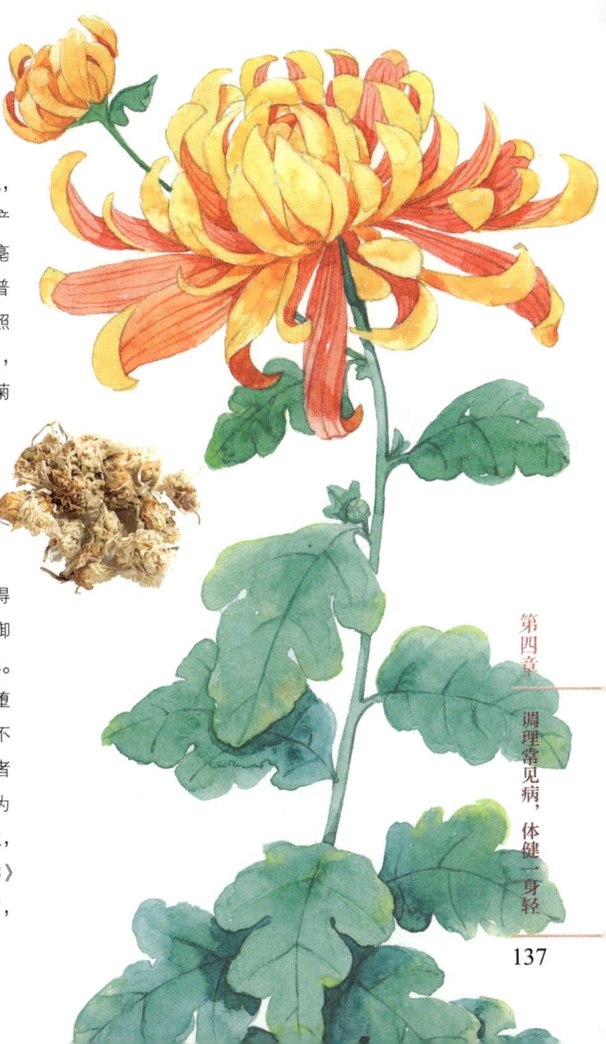

菊花主产于浙江、安徽、河南等地，尤以苏杭 9~11 月时采收为正。由于产地和加工方法不同，菊花还可细分为“亳菊”“滁菊”“贡菊”“杭菊”，但作为普通食用，可以不讲究这些差别，即按照前文所讲的进行选择：甘菊一般大而白，野菊花序小而味苦，一般为黄色，黄菊大而金黄。

菊花轻清祛风，上达头目，若得清泉相佐，则补养之力更甚，《太平御览·道部》言：“南阳郦县山中有甘谷水。所以甘者，谷山左右皆生甘菊，菊花堕其中，历世弥久。临此谷中，居民皆不穿井，悉食甘谷水。食者无不寿，高者百四五十岁，下者不失八九十岁。”因为有甘菊掉入泉中，泉水流出，居民汲取，竟都能保身长全，以养其生。《时镜新书》则提倡菊花作酒，“龙山食有糖术、菊酒”，以缓和酒性。

本草厨房

疏风养胃 菊花炒肉丁

材料／猪瘦肉300克，细粉丝100克，鲜菊花30克，肉汤500克，豆瓣酱、酱油、猪油、食用油各适量。

做法／❶鲜菊花洗净，摘下花瓣；粉丝洗净，放入热水中泡软；猪瘦肉洗净去筋，切成小块。❷锅中放入猪油和食用油烧热，倒入猪瘦肉煸炒至水干，放入豆瓣酱，炒至油呈红色，放入酱油、肉汤、粉丝，大火收汁后，放入菊花，炒匀即可。

功效／疏风养胃。

注意／菊花应选用甘菊以调味。

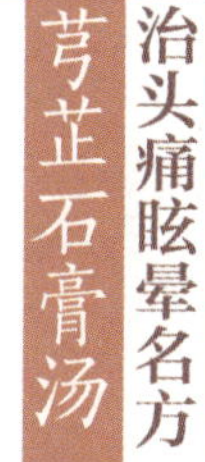

治头痛眩晕名方
芎芷石膏汤

川芎、白芷、石膏、藁本、羌活、菊花，主治头痛眩晕，头风盛时发作，日久不愈；外感风热头痛，症见头痛而胀，甚则头痛如裂，发热恶风，面红目赤，口渴喜饮，大便不畅或便秘，小便黄；舌红苔黄，脉浮数。

此方出自清代官修医书《医宗金鉴・杂病心法要诀》，为头痛常用方剂。头痛初起，外感风邪，当辨别风寒风热，风热者用此方，其中石膏性寒，川芎破血，羌活温燥，均不可使用过多，宜在6~9克。

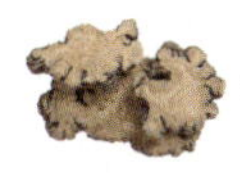
川芎
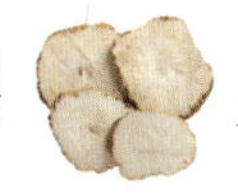
白芷
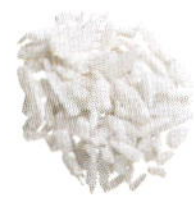
石膏
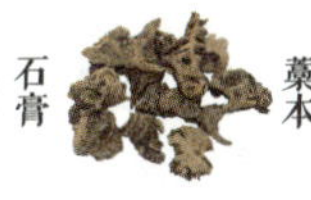
藁本
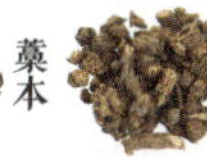
羌活
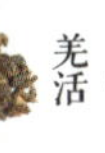
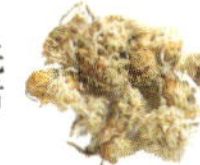
菊花

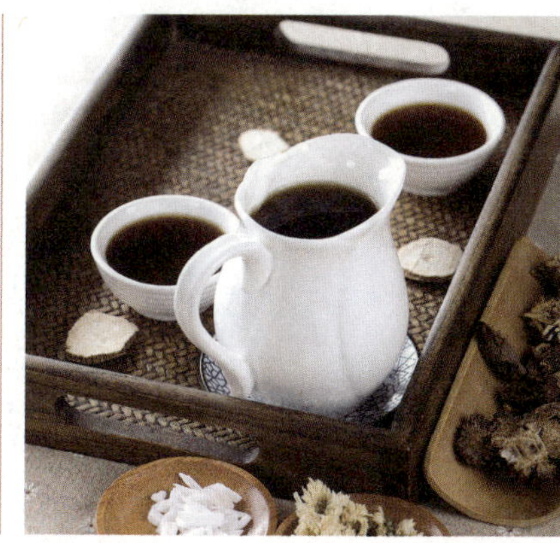

芎芷石膏汤的家庭做法

材料／川芎6克，白芷6克，石膏6克，藁本6克，羌活6克，菊花6克。

做法／❶取除菊花外的原料加400毫升水浸泡20~30分钟，菊花单独加100毫升水浸泡。❷除菊花外的原料入砂锅，大火煮沸，转小火煎至300毫升，后下菊花及水100毫升，再滚二三沸，去渣。

吃法／热服，一剂一服尽，每日一剂，晨服。

注意／孕妇慎用。脾胃虚弱、大便溏薄者慎用。

白芷

肌肤润泽作面脂

白芷味辛，性温，归肺、脾、胃经，功效解表散寒、祛风止痛、通鼻窍、燥湿止带、消肿排脓、祛风止痒，主治风寒感冒、头痛、牙痛、风湿痹痛、鼻渊、带下证、疮痈肿毒。

——《中华人民共和国药典》

白芷以根入药，也常用作香料，又称香白芷。白芷生于下泽，芬芳与兰同德，故诗人以兰为咏，以白芷为衬。

白芷辛香，是一味解表散风寒的药，归肺、脾、胃经。李时珍说："白芷色白味辛，行手阳明庚金；性温气浓，行足阳明戊土；芳香上达，入手太阴肺经。肺者，庚之弟，戊之子也。故所主之病不离三经。"解释了白芷为何归于这三经，简而言之，色白味辛属肺，性温气浓属脾胃。白芷解表散寒，若风寒在头，则头痛不适，白芷治疗的头痛有独特的定位，刘完素说："白芷治正阳明头痛。"阳明头痛指足阳明经上的头痛，在前额及眉棱骨处。另外，白芷打粉，可作为面膜敷于面部，有很好的祛斑效果。清代御制美容方七白散，主要成分便是白芷。

白芷有小毒，不可长期服用，用量在3~10克为宜，推荐外用。

同为白色硬质的圆片，白芷应与三奈相鉴别：

1. 白芷中心有一圈年轮，而三奈没有。

2. 白芷的表皮颜色比较浅，而三奈的表皮颜色比较深。

3. 白芷表皮的纹路是大致沿着茎的方向从上往下的，而三奈表皮的纹路是杂乱无章的。

白芷不仅芬芳，而且是美容养颜的古方，本草经典《神农本草经》论述完白芷的一般功效后，着重附录一笔：“白芷长肌肤，润泽颜色，可做面脂。”所谓“面脂”，便是宫女脂粉一类的物品，清代《御药院方》中载“御前洗面药”“皇后洗面药”，均有白芷的身影，可见白芷美容，自古有传。

现代药理研究也揭示了这背后的机理：白芷可消除色素在组织中的过度堆积，促进血液循环，改善黑头粉刺，而且富含精油成分，具有美白与防晒的双重效果。

虽然有学者认为，白芷含有的呋喃香豆素类等光活性物质，进入机体后会诱发日光性皮炎，但临床并未见到类似的报道。

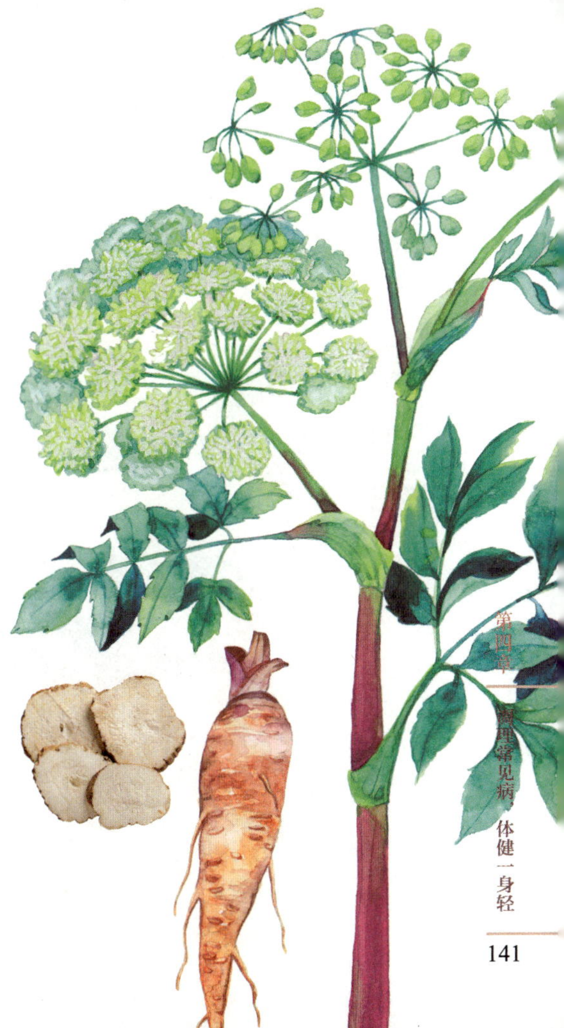

活血祛风 川芎白芷鱼头汤

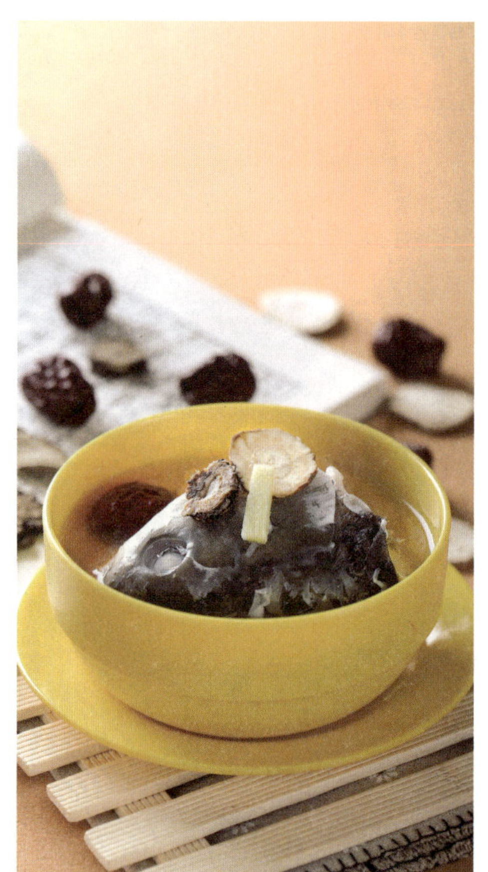

材料／鱼头1个，川芎20克，白芷15克，大枣10颗，盐、生姜各适量。

做法／❶将川芎、白芷洗净；生姜洗净切片；大枣洗净；鱼头去鳃洗净。❷锅中加入适量清水，大火煮沸后放入鱼头、川芎、白芷、大枣和生姜，煮沸后改用小火炖煮90分钟，加入盐调味即可。

功效／活血祛风，适于风寒头痛发作者。

注意／阴虚血燥者，表现为口干舌燥、盗汗遗精等，不宜服用。

治风寒感冒、头痛眩晕名方

都梁丸

王定国病风头痛，至都梁求名医杨介治之，连进三丸，即时病失。恳求其方，则用香白芷一味，洗晒为末，炼蜜丸弹子大。每嚼一丸，以茶清或荆芥汤化下。遂命名都梁丸。其药治头风眩晕，女人胎前产后，伤风头痛，血风头痛，皆效。

此方出自《是斋百一选方》，为百中挑一的简易名方，白芷配香附，祛风理气，头风可除，头痛则愈，适用于感冒风寒、头痛眩晕、鼻塞不通、身热倦怠等。

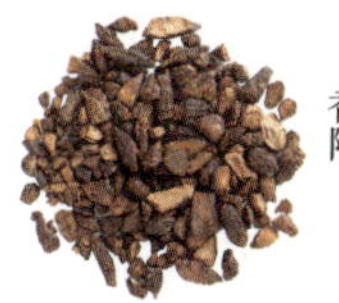

香附

白芷

都梁丸的家庭做法

材料／香附9克，白芷9克。

做法／❶将药物研成细粉。❷取适量蜂蜜用微火煎熬，并不停用勺子搅动，直至蜂蜜中间泛起橙色泡沫，拉之成黄丝。❸趁热将药粉与蜂蜜搅匀，反复揉搓至均匀，然后搓成药条，切段，揉成丸粒，4~6粒为佳。

吃法／感冒后可常服，随餐加入一丸。

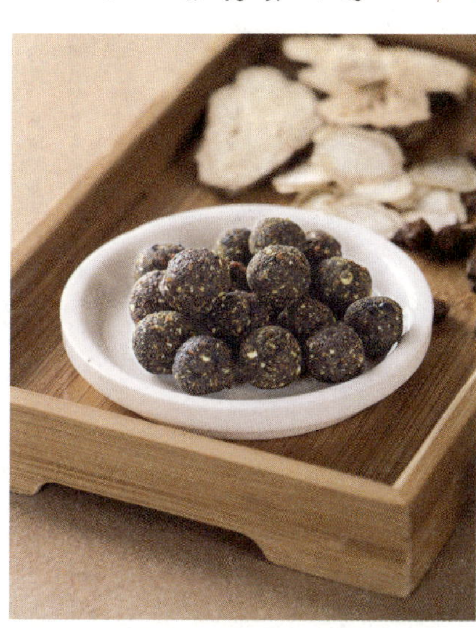

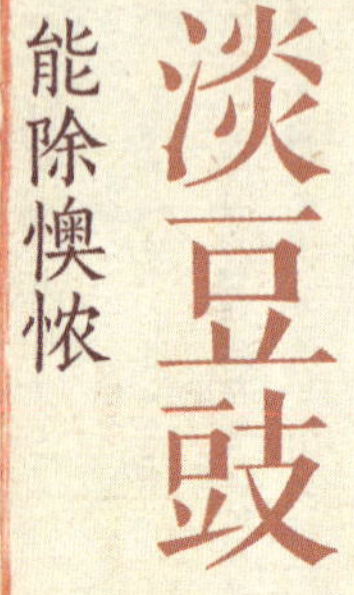

淡豆豉

能除懊侬

淡豆豉味苦，性寒，归肺、胃经，功效解表、除烦、宣郁、解毒，主治伤寒热病、寒热、头痛、烦躁、胸闷。

——《中华人民共和国药典》

淡豆豉是大豆的成熟种子的发酵加工品，古代单称为『豉』，刘熙《释名》云：『豉，嗜也。调和五味，可甘嗜也。』甘美嗜爱，故名为豉。豆豉按照不同的药用需求，有不同的炮制方法，现在通用桑叶与青蒿覆盖以发酵。

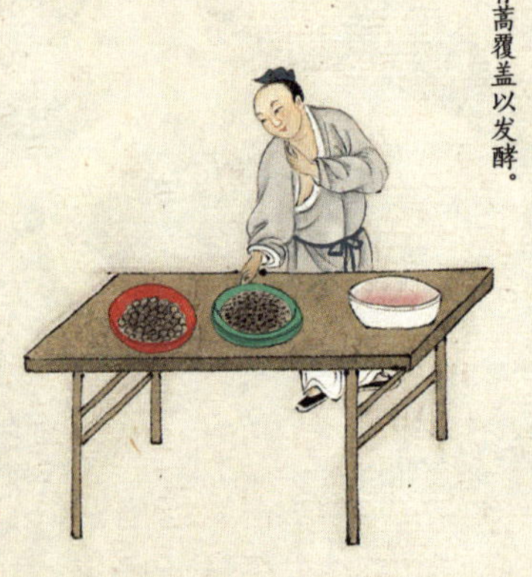

豆豉虽苦寒，但并非苦降下行的药物，相反，因为有火蒸发以炮制，得桑叶、青蒿之宣散，更具升引上行的力量，“味虽苦而气则馨，气虽寒而质则浮”，其实是一味能升能散的药物。豆豉和葱配伍，发汗力量增强；和盐配伍，可具备涌吐的功效；和韭子配伍，可以治疗痢疾；和蒜配伍，还可以止血。因此不仅为厨房必备，也是家庭食疗常需，一般家庭食疗用量在6~12克即可。

尽量挑选表面黑色，皱缩不平，质地柔软的豆豉。注意保存，对于未使用完的淡豆豉，可以将其储藏、置于通风干燥处，防蛀即可。

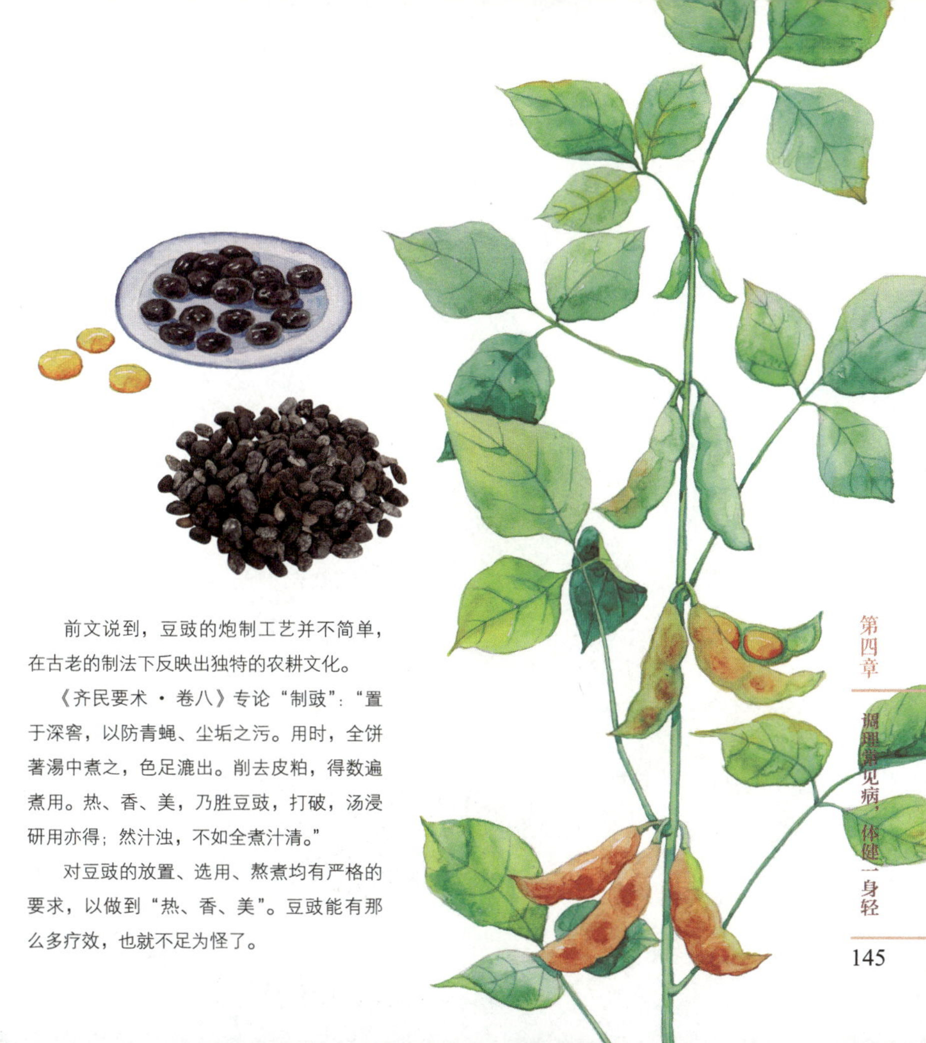

前文说到，豆豉的炮制工艺并不简单，在古老的制法下反映出独特的农耕文化。

《齐民要术 · 卷八》专论“制豉”：“置于深窖，以防青蝇、尘垢之污。用时，全饼著湯中煮之，色足漉出。削去皮粕，得数遍煮用。热、香、美，乃胜豆豉，打破，汤浸研用亦得；然汁浊，不如全煮汁清。”

对豆豉的放置、选用、熬煮均有严格的要求，以做到“热、香、美”。豆豉能有那么多疗效，也就不足为怪了。

本草厨房

解表散寒 豉汁粥

材料／粳米150克，枸杞叶250克，葱白、豆豉汁、盐各适量。

做法／❶枸杞叶洗净切细，放入砂锅中，加适量水煮透后，去渣取汁；葱白洗净切成细丝。❷粳米洗净放入锅中，加入枸杞叶汁和豆豉汁，大火煮沸后，改用小火煮至粥熟。❸加入葱白、盐调味即可。

功效／解表散寒。

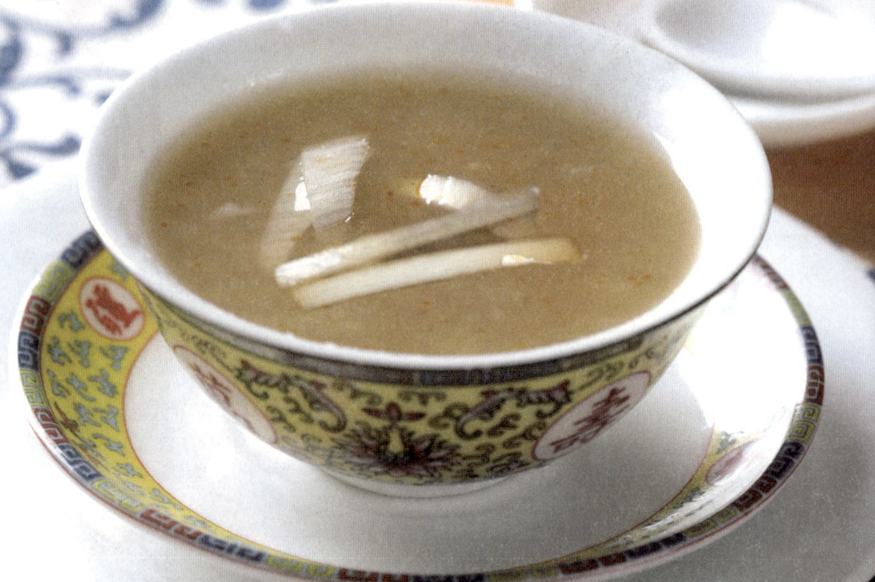

治风寒感冒名方

葱豉汤

葱白一虎口，豉一升。上以水三升，煮取一升，顿服取汗。不汗复更作，加葛根二两、升麻三两，水五升，煎取二升，分再服，必得汗。主治伤寒初起，头痛身热，脉浮大。

此方出自葛洪《肘后备急方》，为风寒感冒初起的常用方，方中以葱白辛温通阳、疏达肌表以散风寒，为主药，辅以淡豆豉之辛甘以宣散解表，葱豉合用，有通阳发汗、解表散寒的作用。

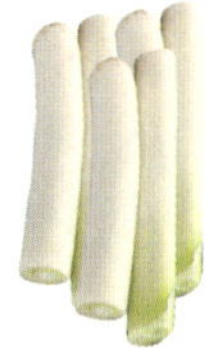

葱白

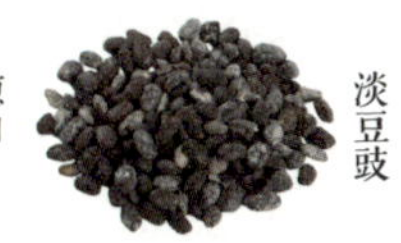

淡豆豉

葱豉汤的家庭做法

材料／葱白3~7根，淡豆豉30克。

做法／葱白洗净，豆豉榨汁，混合后加热煮沸。

吃法／作饮料随时服用。

注意／只适于感冒初起，鼻塞声重，怕冷。若进一步进展则应及时治疗。

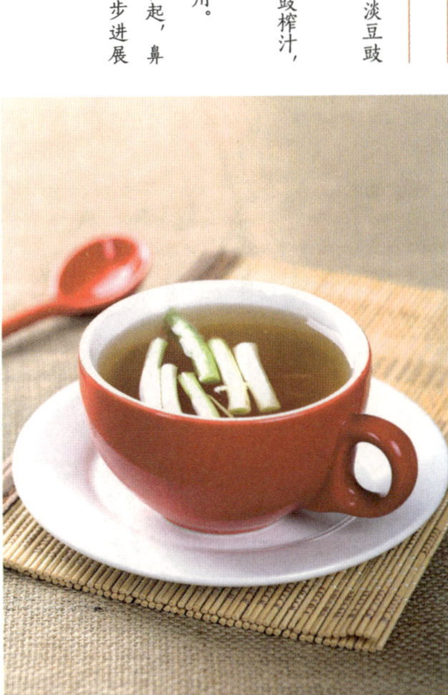

薤白

不因鱼肉弃薤白

薤白味辛、苦，性温，归心、肺、胃、大肠经，功效通阳散结、行气导滞，主治胸痹心痛、脘腹痞满胀痛、泻痢后重。

——《中华人民共和国药典》

薤白是小根蒜的干燥鳞茎，又名藠头或剃头。夏、秋二季采挖，洗净，在沸水中浸烫，晒干，方可药用。

薤白特指小根蒜的白色鳞茎，药用一般去掉青叶的部分，苏颂在《食疗本草》中说："薤白宜去青留白，白冷而青热也。"认为鳞茎性寒而青叶性热。无论寒热，薤白都是一味理气的药，又因其性滑利，汁液丰富，故被看作通阳散结之品，尤其作用于上焦，用量最好在5~10克。《千金要方》用薤白治疗肺气喘急，便是取其滑泄的性质。另外，薤白与蜜同捣，涂烫火伤，取效也很快。总之，薤白的功用与韭菜类似，但韭菜偏于行血，更补肾阳，薤白则专通寒滞，兼有滑窍的功效。

薤白的原生植物——小根蒜，与我们平时食用的大蒜并非同种，两者的区分是：小根蒜为类球形，鳞叶可分层，但不能完全剥开；大蒜则可以完全剥开。

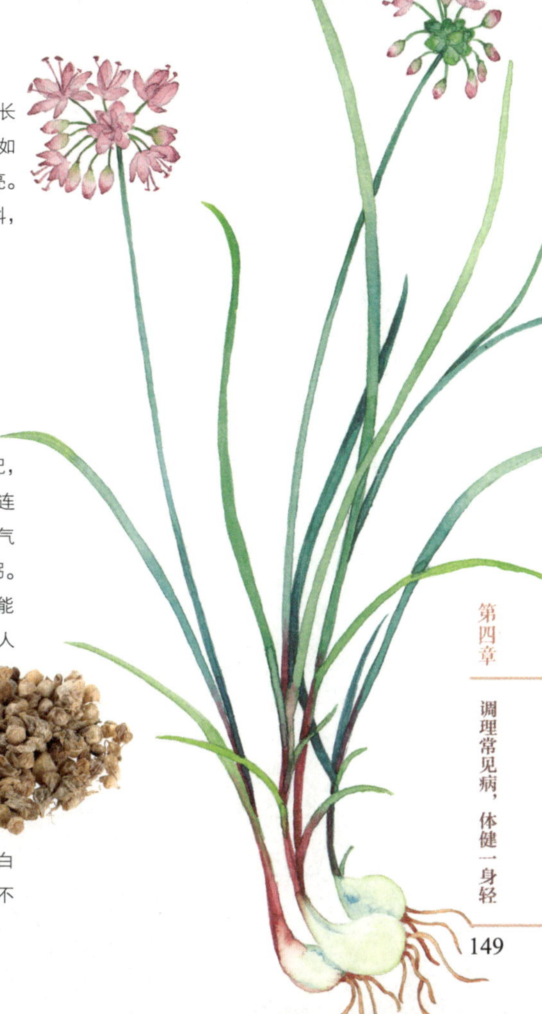

薤白是常见植物，容易与其他叶子狭长的植物相混淆，如金灯叶，但有诗云“叶如金灯叶，差狭而更光”——薤白叶子更亮。薤白味重，自古便成为山家清贡的美味作料，范成大曾在《晚春田园杂兴》中写道：

紫青莼菜卷荷香，
玉雪芹芽拔薤长。
自撷溪毛充晚供，
短篷风雨宿横塘。

将薤白与芹菜、莼菜、荷叶等清蔬相搭配，自撷自采，难怪有风雨横塘的人间旷味。连白居易也品尝起薤白为底的佳酿：“今朝春气寒，自问何所欲。酥暖薤白酒，乳和地黄粥。岂惟厌馋口，亦可调病腹。”不仅解馋，且能调病，薤白善莫大焉。另有两汉时代的诗人甄宓以薤白代为感叹：

莫以豪贤故，
弃捐素所爱。
莫以鱼肉贱，
弃捐葱与薤。
莫以麻枲贱，
弃捐菅与蒯。

莫因为鱼肉的下贱，而放弃对葱白、薤白的日常服用。鱼肉可少，而薤白的调补切不可少。

温里止痛 薤白粥

本草厨房

材料／薤白10克（鲜品30克），粳米100克。

做法／❶将薤白和粳米分别洗净，薤白切碎。❷将薤白与粳米一同放入锅中，加入适量清水，先用大火烧开，后转用文火熬煮成粥。

功效／行气导滞，温里止痛。

治胸痹心痛名方

瓜蒌薤白白酒汤

胸痹之病，喘息咳唾，胸背痛，短气，寸口脉沉而迟，关上小紧数，栝蒌薤白白酒汤主之。

瓜蒌实、薤白、白酒，三味同煮，取二升，分温再服。

此方出自《金匮要略》，为治疗胸痹心痛的祖方，尤适于胸阳不振、气滞痰阻之胸痹，临床表现为胸中闷痛，喘息短气，舌苔白腻，脉弦紧。

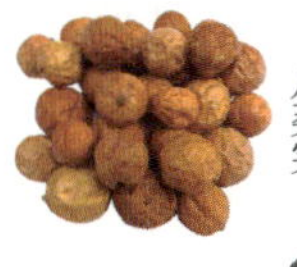
瓜蒌实

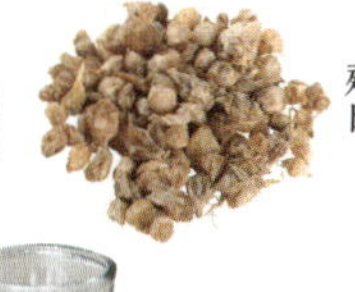
薤白

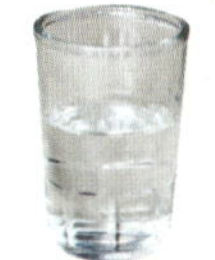
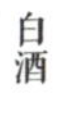
白酒

瓜蒌薤白白酒汤的家庭做法

材料／瓜蒌实、薤白各12克，白酒适量。

做法／❶取砂锅一只，倒入瓜蒌实、薤白，加水没过药材约两横指，浸泡30分钟左右。❷大火煮沸后，改用小火煮20~30分钟，滤取药汁。❸再加入水（没过药材表面即可），大火煮沸后，改用小火煮10分钟，加入白酒，继续煮5~10分钟，最后滤取药汁，与头煎合并即可。

吃法／在胸痛发作之前服用，一剂顿服尽。若无明显不适，一剂分两次服用，早晚各一。

注意／本方性偏温燥，若胸痹属于阴虚有热者应忌用。方中白酒用量，当视患者酒量而定，一般可用30~60毫升，不宜过多。

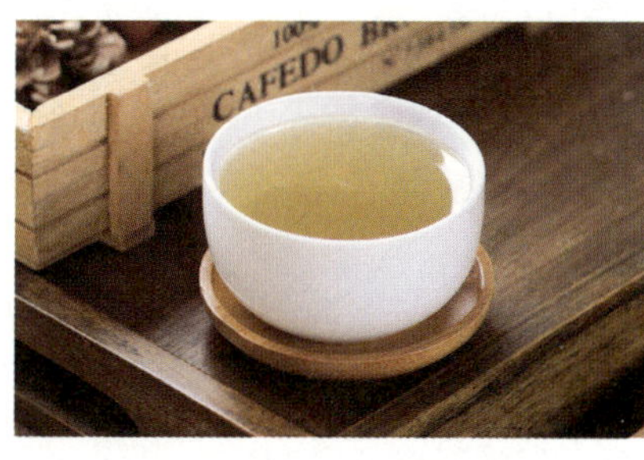

白扁豆花

一庭春雨飘儿菜，满架秋风扁豆花

白扁豆花味甘，性平，功可解暑化湿、和中健脾，主治夏伤暑湿、发热、泄泻、痢疾、赤白带下、跌打伤肿。

——《中华人民共和国药典》

扁豆夏季开花，有白、紫、红三种，本草入药，多取白扁豆花，如《本草纲目》谷部。因白扁豆为脾胃妙药，因此花也连带受宠。

白扁豆花长于夏季，与荷叶相似，为解暑正品，感受暑湿之症，“荷叶”条目中已述，但白扁豆另可化湿止带，堪为特色。《本草纲目》讲：“女子赤白带下，干末，米饮服之，焙研服，治崩带。”带下是女性阴道分泌的生理性液体，病理情况下表现为带下过多或过少甚至干涩，颜色异常，或黄或赤，气味异常等，带下本该辨寒热，但无论寒热，都是白扁豆花的适应情况，因此女性要好好重视这味药。

白扁豆花全国各地均有栽培，所用以鲜品为佳。吃法与其他花药无异，泡水为佳。

扁豆花解暑去湿，是和解脾胃的要药。《本草思辨录》通过观察扁豆的生长环境和发育过程，总结道："扁豆当盛热蕴隆，花尚未有，而其枝叶愈矗立不挠，是阴森之叶，与酷烈之日，各不相下，绝无妨害。"

《唐本草》中记载，一人饮食不当，吐利并作，停后转筋（因津液过度丢失导致肢体筋脉牵掣拘挛，痛如扭转），医生用扁豆花一把，生捣，入少量醋，绞汁服，即刻缓解。

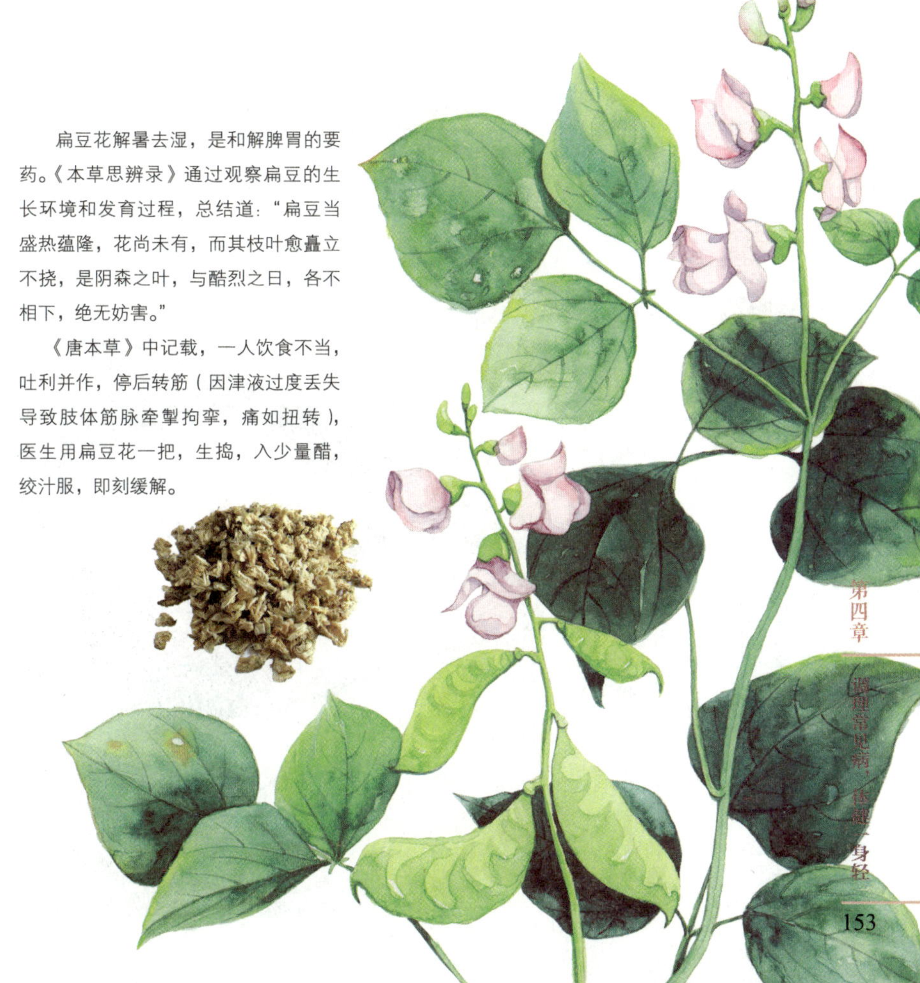

解暑化湿 白扁豆粥

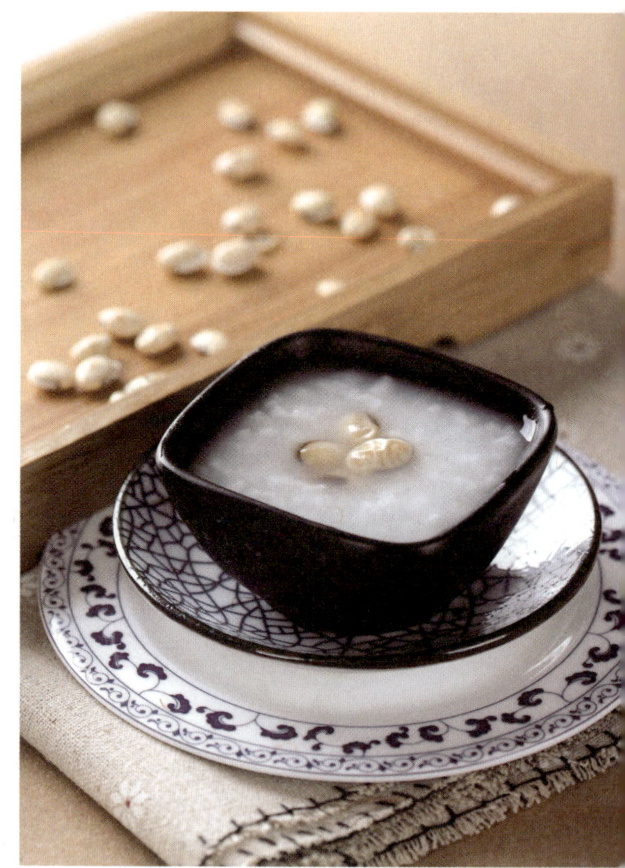

材料／粳米100克，白扁豆50克。

做法／❶将白扁豆、粳米分别洗净。❷先将白扁豆放入锅中，加水适量。❸先用大火煮沸，后改用小火煮30分钟。❹将粳米下入锅内，与扁豆一起搅拌均匀，煮熟即可。

功效／健脾和中、消暑化湿。

注意／畏寒发热者忌服。适用于暑湿腹泻、脾虚呕吐、糖尿消渴、赤白带下等症。

仙人饮

利湿化浊止泻

粟壳2钱，青皮3钱，陈皮3钱，白扁豆花49朵（无花，豆亦可），乌梅肉2个，砂仁7粒，葱白5根，水2盅，加灯草30寸，煎8分，温服。主治久痢。

此方出自清代方书《良朋汇集》,其组成中有一特殊药物——粟壳，即罂粟壳，属于禁用品，除去此药，方中有乌梅之酸涩，青陈皮之苦温，配大量扁豆花以利湿去浊，故治疗久泻久痢。方中以白扁豆花为君，可见其化湿之力不可小觑。

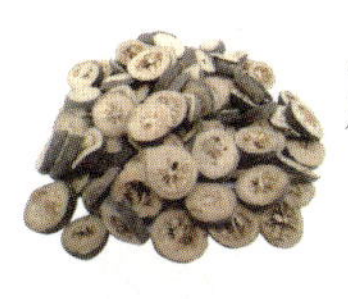
青皮

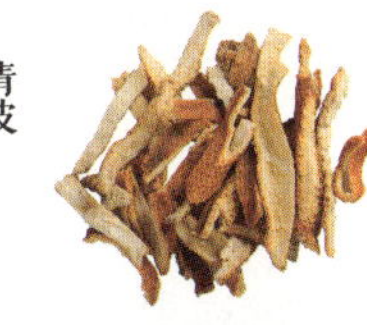
陈皮

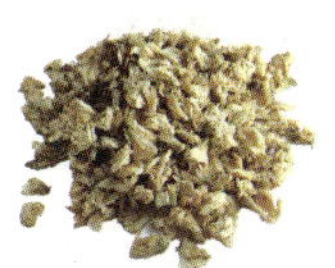
白扁豆花

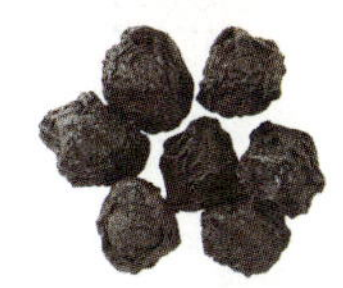
乌梅

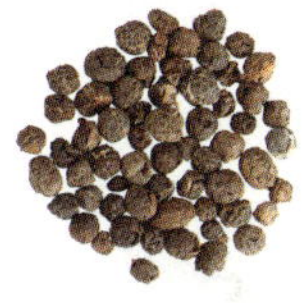
砂仁

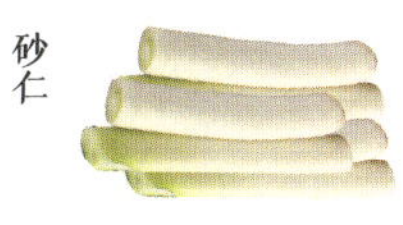
葱白

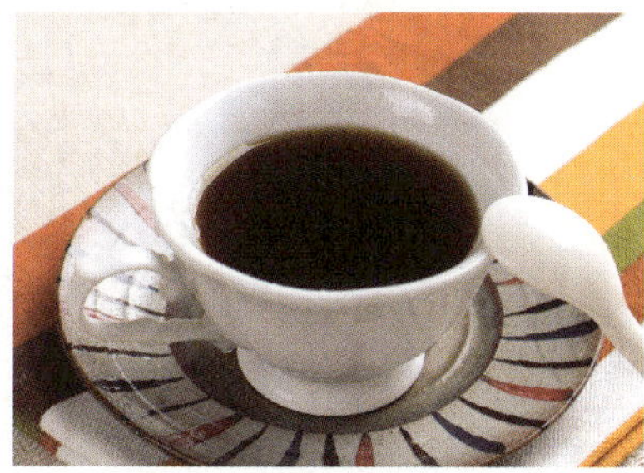

仙人饮的家庭做法

材料／青皮9克，陈皮9克，白扁豆花15克，乌梅肉2个，砂仁7粒，葱白5根。

做法／取砂锅一只，加入上述药物，加水300毫升，大火煮沸后，转小火煮取200毫升药液，去滓。

吃法／一剂分两次服用，早晚各一。

注意／初起痢疾忌收敛，不得用此方。

红花

活血通经，妇科妙药

红花味辛，性温，归心、肝经，功效活血通经、散瘀止痛，主治经闭、痛经、恶露不行、癥瘕痞块、胸痹心痛、瘀滞腹痛、胸胁刺痛、跌扑损伤、疮肿痛。

——《中华人民共和国药典》

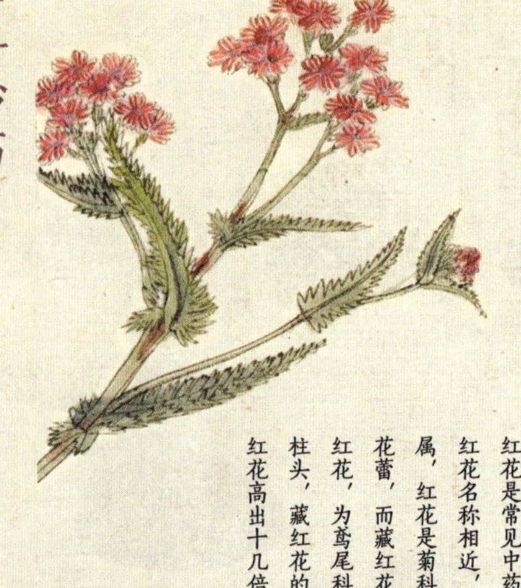

红花是常见中药，与藏红花名称相近，实则异属，红花是菊科植物的花蕾，而藏红花，即西红花，为鸢尾科植物的柱头，藏红花的身价比红花高出十几倍。

红花是一味活血化瘀的药，活血祖方“桃红四物汤”的君药即有红花，对于妇科月经不调，尤其月经后错，夹有血块时，是味很好的调理之品，《本草备要》称红花“辛苦而温，色红入血，为通瘀活血要剂”。

通理瘀血的范围有多广呢？《本草备要》说：“血与泄物并下者，属有积。血从尿出者，呕吐而见血色紫凝者，属热甚销铄，故见稠浊。”可见月经凝血、尿血、呕血若属瘀滞，均可由红花通理，甚至有记载：“血晕口噤，子死腹中，治当用此通活。”还可用此打胎，不过用量就比一般食疗的大多了。因此一般服用3~10克为宜，孕妇慎用。

红花可直接用开水浸泡，加入少量冰糖后饮用，还可配合葛根粉、三七粉等冲泡，可加强通经的效果，对心血管有一定的保护作用。

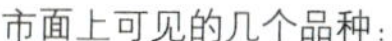

市面上可见的几个品种：

1. 炒红花：红花形态保留，但色泽加深，略有焦斑。用于血管不良。

2. 红花炭：红褐或焦黑色，用于血出不止。

3. 醋红花：焦红色，略具醋气。用于跌打外伤。

《本草纲目》记载一则有关红花的妙案：新昌郡有一徐氏妇，难产出血，气息微弱，危在旦夕。只是胸膈之间尚存一点微热。有一名医陆氏，路过此地，看到产妇的情况，叹道，这是“血闷”的一种病，可惜大家都不认识，要想活下来，需要准备十几斤红花。于是家人千方百计找来，用一口大锅煮汤，煮完了却不灌进去，而是盛好两个桶，放在产房的窗格子下面，产妇的寝床正好靠在窗口，热气熏灼，一旦冷了马上添上热汤，过了很久，妇人的手指头微微有动静，又过了半日，才慢慢苏醒。由此可见红花活血之力。

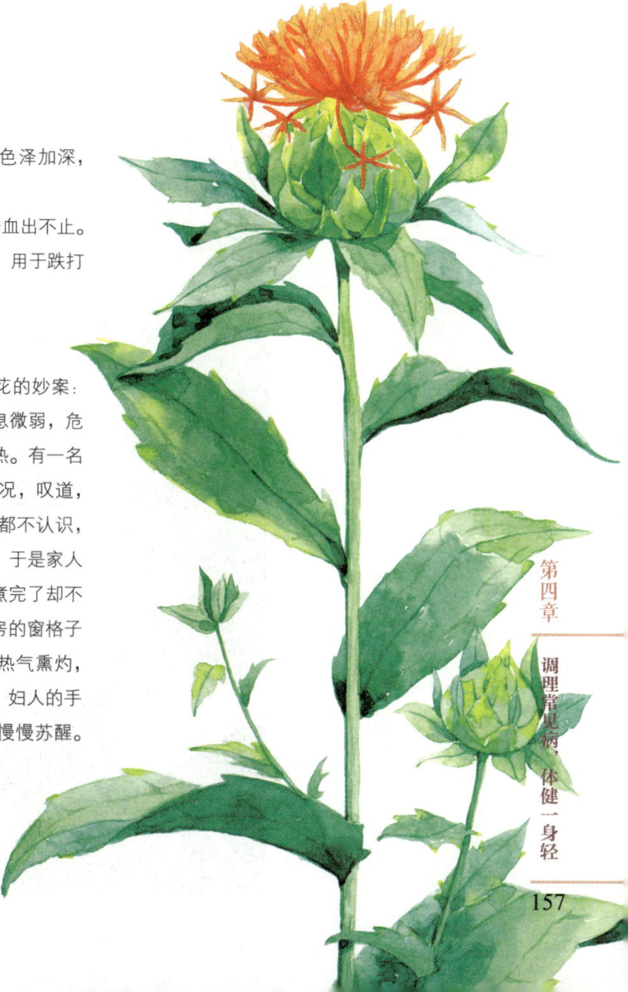

本草厨房

活血止痛　红花苏木饮

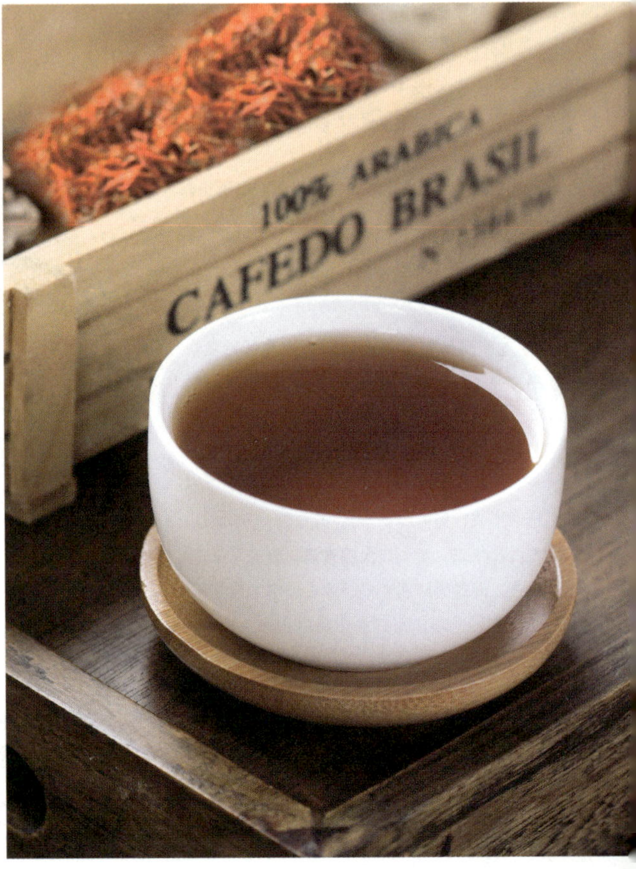

材料／红花、苏木各5克，白砂糖适量。

做法／❶将红花、苏木加入适量水中，煎煮20分钟后去渣取汁。❷在药汁中调入白砂糖即可饮用。1日3次，饭前温服。

功效／活血止痛。

注意／孕妇忌用。

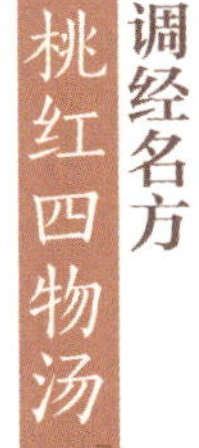

经水血多有块，色紫稠黏，乃内有瘀血，用四物汤加桃仁、红花破之，名桃红四物汤。

此方为《玉机微义》转引的《医垒元戎》中的一个方子，也称加味四物汤，“桃红四物汤”这一方名始见于《医宗金鉴》。该方由四物汤加桃仁、红花而成，功效为养血活血，以祛瘀为核心，辅以养血、行气，为活血祖方，调经要方。适于血虚兼血瘀证。妇女经期超前，血多有块，色紫稠黏，腹痛等。

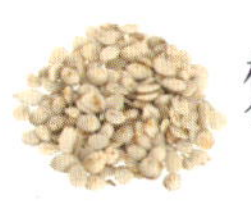
桃仁

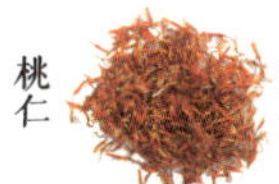
红花

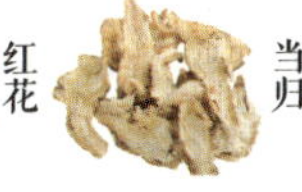
当归

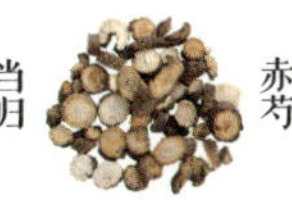
赤芍

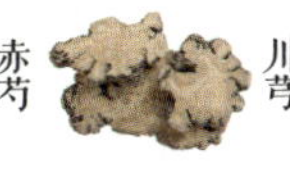
川芎

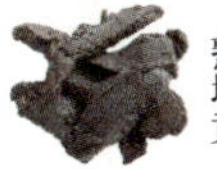
熟地黄

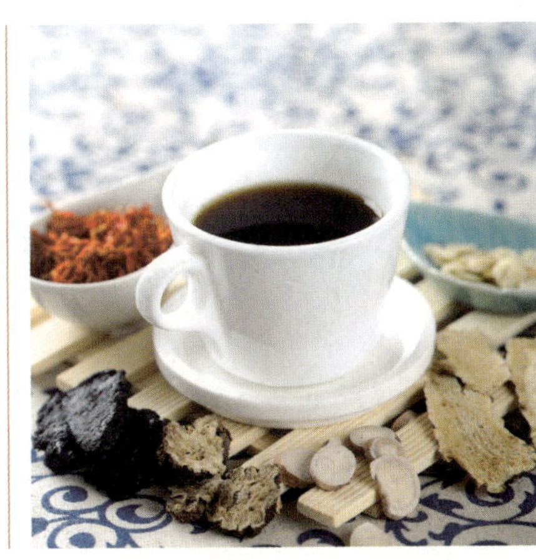

桃红四物汤的家庭做法

材料／桃仁9克，红花6克，当归12克，赤芍9克，川芎9克，熟地15克。

做法／❶取砂锅一只，倒入药材，加水没过药材约两横指，浸泡30分钟左右。❷大火煮沸后，改用小火煮20~30分钟，滤取药汁。❸再加入水（没过药材表面即可），大火煮沸后，改用小火煮15~25分钟，滤取药汁，与头煎合并即可。

吃法／每日1剂，分2次服。月经后期服用为佳。

注意／孕妇及气虚者忌用。

桃仁

通经破瘀，血瘕堪尝

桃仁味苦、甘，性平，归心、肝、大肠经，功效活血祛瘀、润肠通便、止咳平喘，主治经闭痛经、癥瘕痞块、肺痈肠痈、跌扑损伤、肠燥便秘、咳嗽气喘。

——《中华人民共和国药典》

桃仁是蔷薇科植物桃的种子，就是我们平常吃完桃子后，剩下的核里的果仁，味道微苦微涩，不招人喜欢。

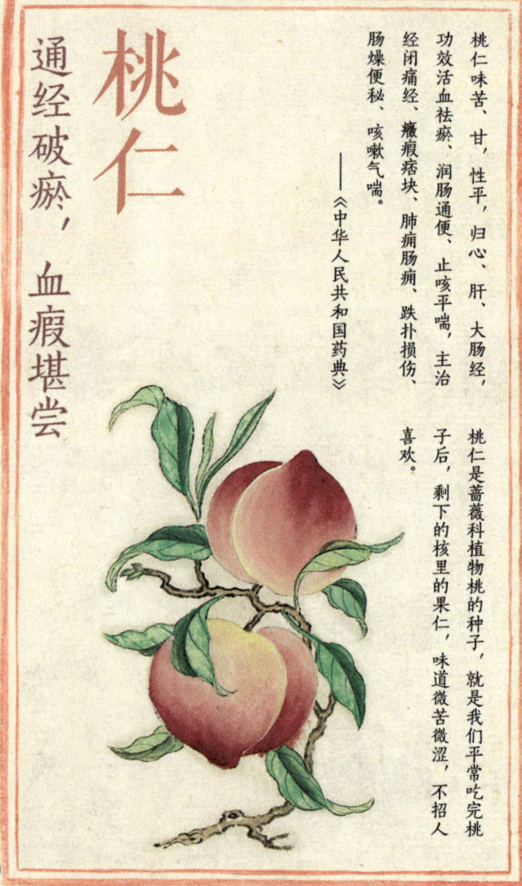

前面讲杏仁时说道，杏仁桃仁，气血分明，所以使用桃仁，关键在于发挥好它活血的功效。李时珍说：“桃仁行血，宜连皮、尖生用。”这点和杏仁完全相反。又说：“用白术、乌豆二味，同于坩埚中煮二伏时，漉出劈开，心黄如金色乃用。”是指同白术、黑豆炮制后能增强其活血的疗效。活血，活何处的血呢？古人总结出四个地方的瘀血：“治热入血室，一也；泄腹中滞血，二也；除皮肤血热燥痒，三也；行皮肤凝聚之血，四也。”第一是子宫里的血，也就是月经里有血块的可以使用；第二是大腹中的血，脐周疼痛可以用；第三是皮肤表面的血热，皮肤干燥发痒可以用；第四是皮肤瘀血，皮肤粗糙，有如鳞甲片时更可以用。

桃仁不宜食用过量，每次用量 4.5~9 克即可。

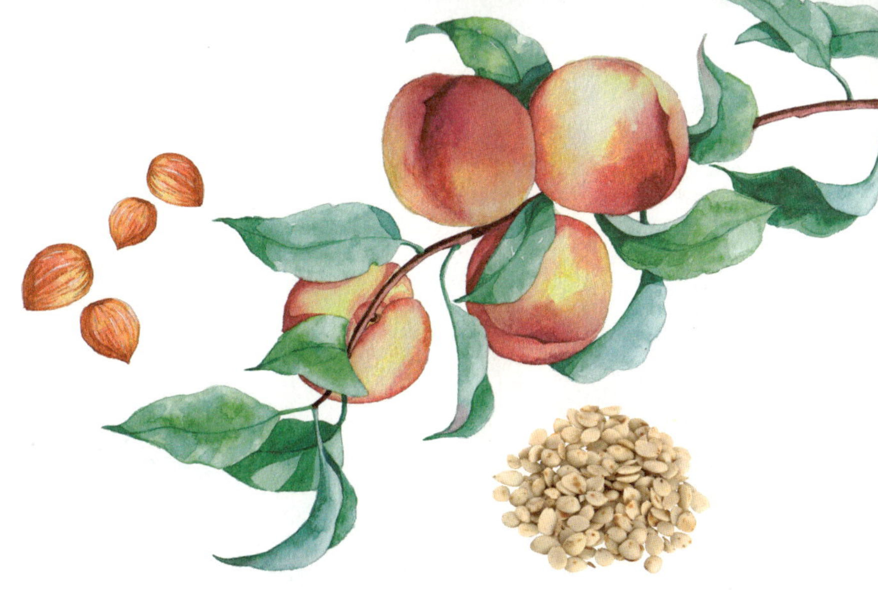

《镜花缘》中有一回说道，宝云因家中亲戚微感不适，向丽春索要方子，丽春便慢慢念道："全当归捌钱，川芎叁钱，益母草叁钱，炙甘草壹钱，炮姜炭伍分，桃仁（研）拾粒。水对黄酒各壹碗，煎壹碗温服。"

幽探问："此方治何病症？"

丽春回答："昨日师母因家父做过御医，命宝云姐姐告诉我，当日老师有位姨娘，因产后瘀血未净，以致日久成痞去世，唯恐别位姨娘再患此症，所以问我可有秘方。恰好我家祖传有这'生化汤'古方，凡产后瘀血未净，或觉腹痛，即服叁伍剂，最能去瘀生新，每日再能饮一杯童便，可保水无存瘀之患。此方若能刊刻，家家施送，真是阴骘不小。"

此方以当归为君，桃仁为佐，均为血药，故治疗产后瘀血，留聚胞宫，腹痛身痛，正好符合桃仁用法的一二两条，桃仁于此方中分量不小，居功至伟。所以《药性歌括四百味》中歌诀言：桃仁甘寒，能润大肠，通经破瘀，血瘕堪尝。

本草厨房

益气活血 山药桃仁羊肉汤

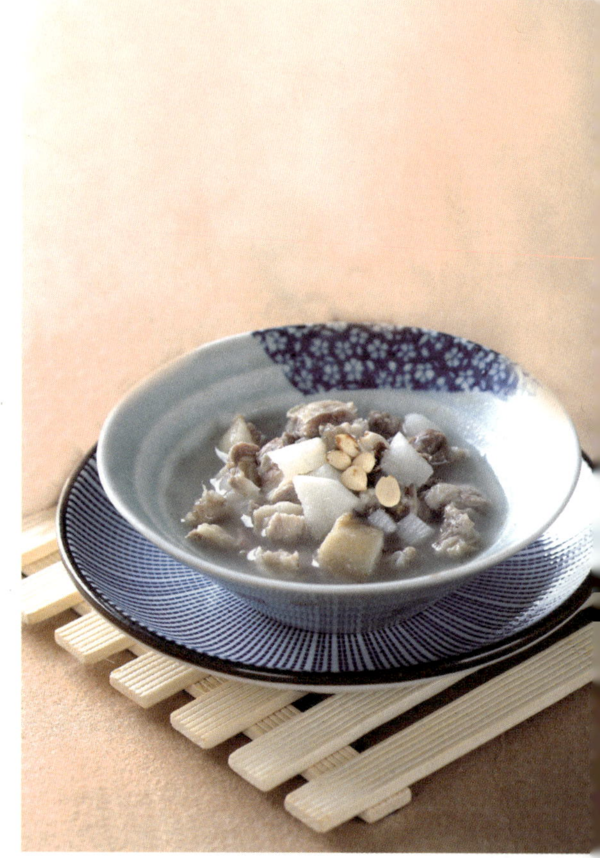

材料／羊肉500克，桃仁100克，山药100克，高汤、盐、鸡精各适量。

做法／❶羊肉斩块，放入沸水中焯一下，去除血水；山药去皮洗净、切块；桃仁放入油锅焙熟。❷锅中加入高汤，放入羊肉、山药和桃仁，炖煮约2小时，加入盐、鸡精调味即可。

功效／温补脾胃，益气活血。

桂枝茯苓丸

温经散寒、活血通络名方

妇人宿有癥病，经断未及三月，而得漏下不止，胎动在脐上者，为癥痼害。妊娠六月动者，前三月经水利时，胎下血者，后断三月下血也。所以血不止者，其癥不去故也。当下其癥，桂枝茯苓丸主之。

桂枝茯苓丸方：桂枝、茯苓、牡丹（去心）、桃仁（去皮尖，熬）、芍药各等份，上五味末之，炼蜜和丸，如兔屎大，每日食前服一丸。不知，加至三丸。

此方出自《金匮要略》，原方治妇人癥病，即子宫中气血凝聚而成的结块，结块停留，气血不通，故下血不止。桂枝茯苓丸温经散寒，活血通络，且以蜜为丸，取其缓消癥积而不伤正。

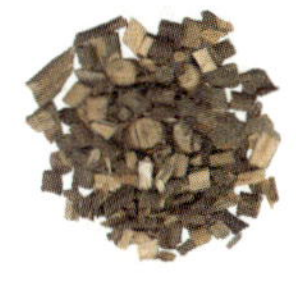

桂枝

茯苓

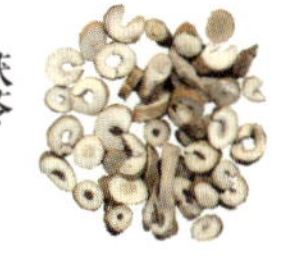

丹皮

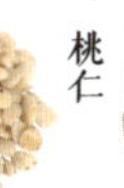

桃仁

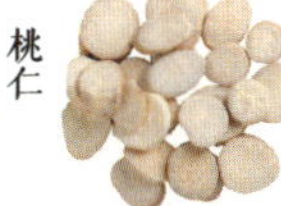

芍药

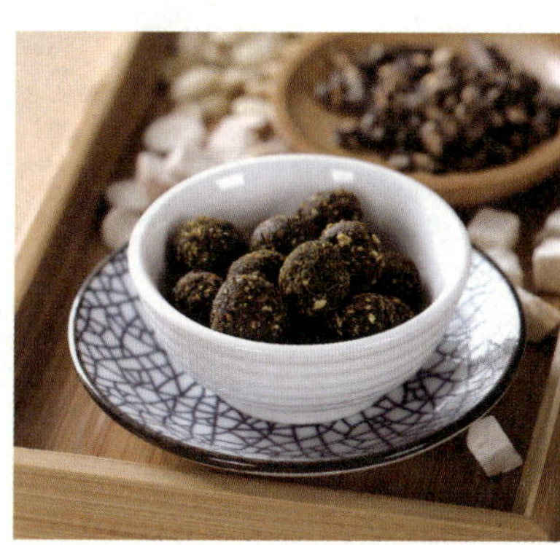

桂枝茯苓丸的家庭做法

材料／桂枝、茯苓、丹皮、桃仁、芍药各10克。

做法／❶将药物研成细粉。❷取适量蜂蜜用微火煎熬，并不停用勺子搅动，直至蜂蜜中间泛起橙色泡沫，拉之成黄丝。❸趁热将药粉与蜂蜜搅匀，反复揉搓至均匀，然后搓成药条，切段，揉成5粒。

吃法／每日一丸，温水送服。

注意／月经期间忌用，服药时若有子宫大出血当立即停药。

白果

小苦微甘韵最高

白果味甘、略苦涩，性平，归肺、肾经，功效敛肺气、定痰喘、止带浊、止泄泻、解毒、缩小便，主治哮喘痰嗽、带下白浊、小便频数、遗尿等。

——《中华人民共和国药典》

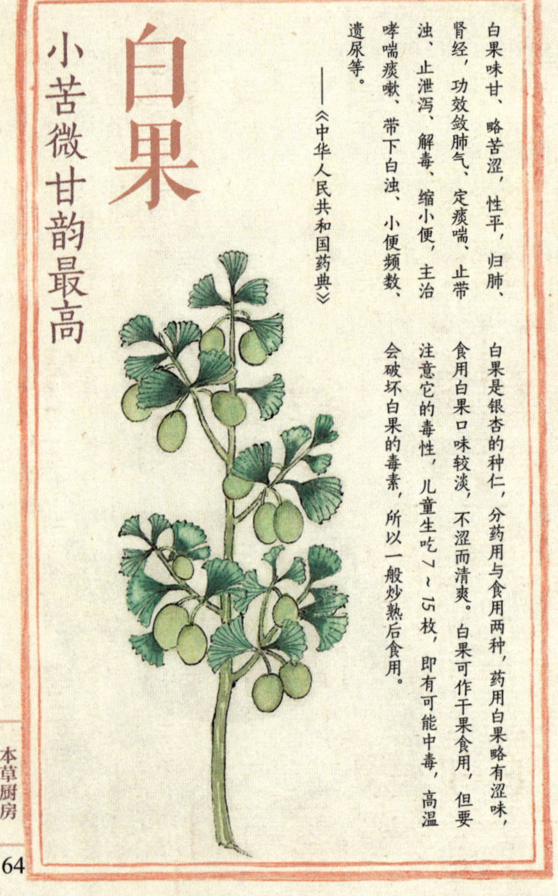

白果是银杏的种仁，分药用与食用两种，药用白果略有涩味，食用白果口味较淡，不涩而清爽。白果可作干果食用，但要注意它的毒性，儿童生吃7～15枚，即有可能中毒，高温会破坏白果的毒素，所以一般炒熟后食用。

白果是一味收敛的药，但在古方中运用极少，唯有治疗哮喘的方子，偶有用白果，也与麻黄、甘草等药配伍。

白果能敛肺止咳而定痰喘，适用于咳嗽气急较剧的情况，同时取其涤胃中饮食之积的效果，如兼有肺热现象，可再加桑白皮、黄芩等清肺。另外，白果收敛止带，若白带过多，小便频数，均可用白果调理，搭配之前讲过的芡实、莲子肉。但要注意白果的毒性，《延寿经》云："白果食满一千则死。昔有凶年，饥者以白果同饭食饱，次日则死。"绝非耸人听闻。因此白果不宜多食，5~10克为度，生食也有毒。

另外白果叶，即银杏叶，可杀虫以防治虫害。据现代研究，更可抗血管硬化和改善微循环，其提取物质已广泛运用于冠心病的临床治疗中。

白果可作茶点，也可作果品食用，适量均可。银杏叶捣烂，搽雀斑有一定效果。

白果中毒急救：轻度胸闷者，可用生甘草100克与白果壳50克，水煎服，频频服用。重者急送医院洗胃。

古人吃白果，或烤或煮，多有风味，如杨万里专题一首《德远叔坐上赋肴核八首·银杏》：

深灰浅火略相遭，
小苦微甘韵最高。
未必鸡头如鸭脚，
不妨银杏伴金桃。

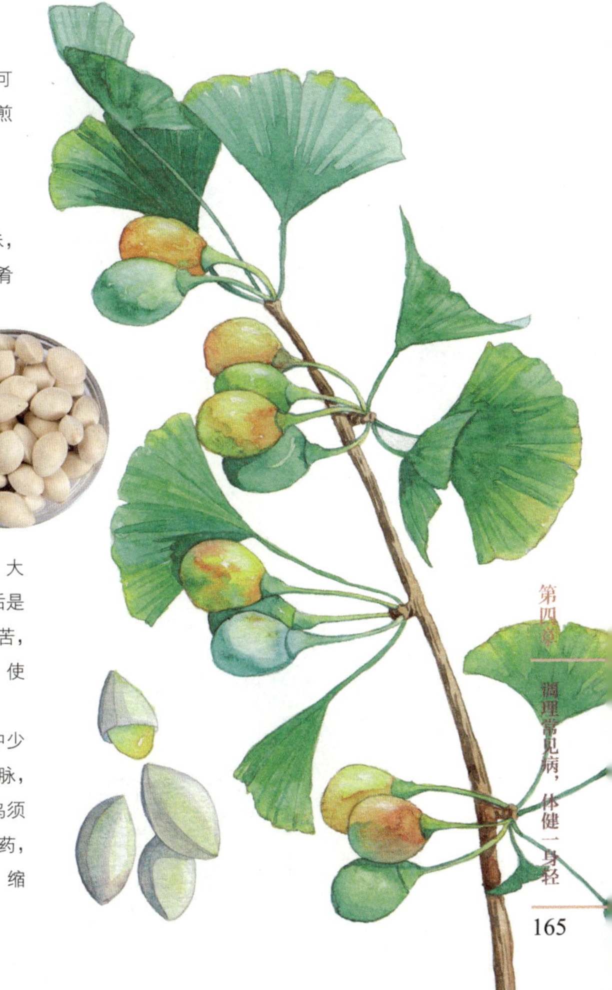

白果是怎么吃的呢？深灰浅火，大大的火堆，浅浅的火苗，白果烤熟后是什么味道呢？小苦微甘，点点的清苦，微微的回甘，就是这种别致的味道，使白果补涩兼收。

《本草新编》形容说："白果甘中少涩，气微寒。入心经，通任、督之脉，至于唇口。治白浊，清心，性不能乌须发，然乌须发必须用之。"为奇经之药，补则益肝肾，乌须发；涩则止精滑，缩遗尿。

敛肺止喘 白果鸡肉粥

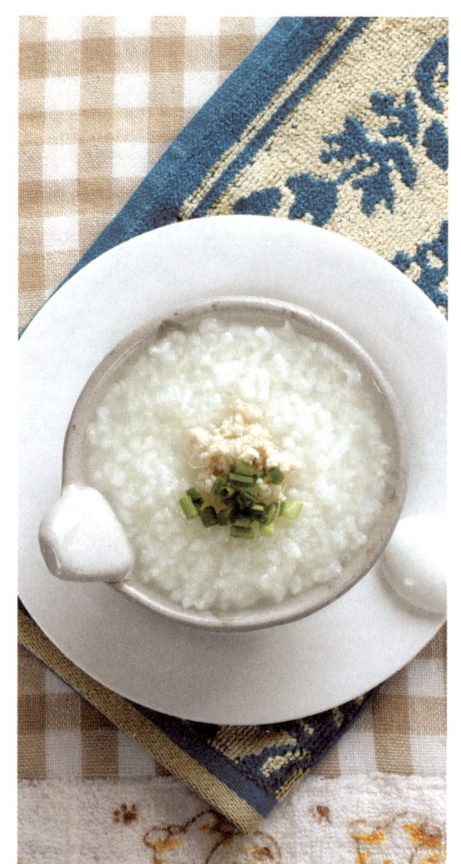

材料／鸡脯肉300克，白果50克，干虾仁50克，大米、姜丝、葱花及调味品各适量。

做法／❶先将鸡脯肉洗净，剁细成鸡肉末，加入生抽、料酒、胡椒粉、嫩肉粉、姜丝拌匀，腌好备用。❷煮一锅白粥，煲粥时可放入少许干虾仁，待粥快成时加入白果，继续煮10分钟，然后放入鸡肉末煮熟，最后加适量盐、香油，撒上葱花即可。

功效／敛肺止喘，对肺心病患者有良好的保健作用。

注意／小儿最宜食用白果，但也最应控制用量。

治妇科湿热带下名方
易黄汤

妇人有带下而色黄者，宛如黄茶浓汁，其气腥秽，所谓黄带是也。易黄汤主之，山药、芡实、黄柏、车前子、白果。

此方出自《傅青主女科》卷上，为治疗妇科湿热带下的主方。方中重用炒山药、炒芡实补脾益肾，固涩止带，《本草求真》曰："山药之补，本有过于芡实，而芡实之涩，更有胜于山药。"两相配伍，共为君药。以白果收涩止带，兼除湿热，为臣药。用少量黄柏苦寒入肾，清热燥湿；车前子甘寒，清热利湿，均为佐药。全方补而不滞，涩而不虚。

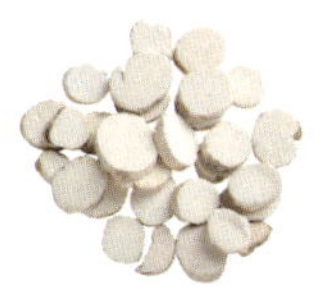
山药

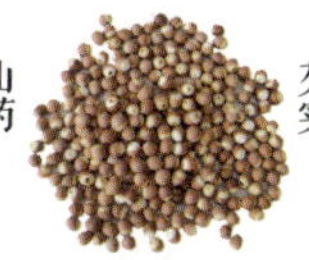
芡实

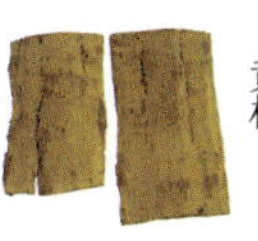
黄柏

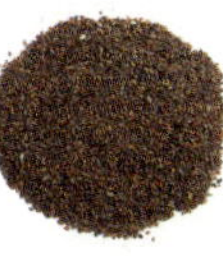
车前子

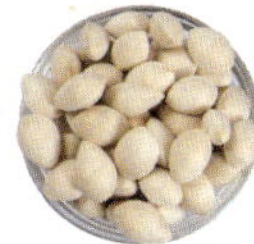
白果

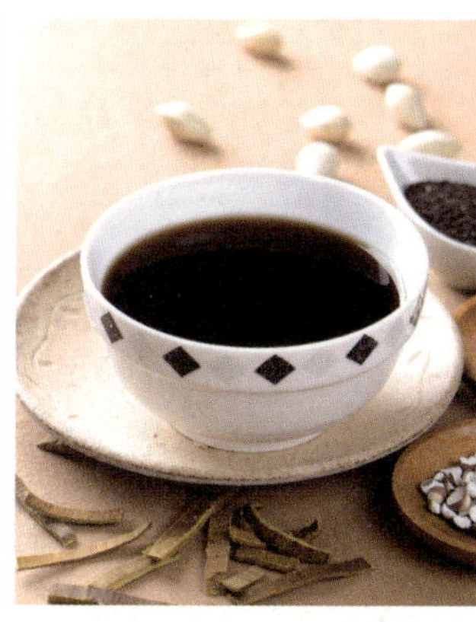

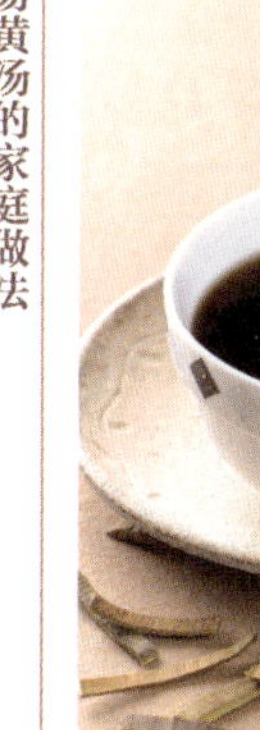

易黄汤的家庭做法

材料／山药（炒）、芡实（炒）各30克，黄柏（盐水炒）6克，车前子（酒炒）3克，白果（碎，十枚）12克。

做法／❶取砂锅一只，倒入药材，加水没过药材约两横指，浸泡30分钟左右。❷大火煮沸后，改用小火煮20~30分钟，滤取药汁。❸再加入水（没过药材表面即可），大火煮沸后，改用小火煮15~25分钟，滤取药汁，与头煎合并即可。

吃法／一剂分三次服用，早中晚各一，可连服3剂。

注意／月经期间慎用。

葛根

既可降糖，又可降压

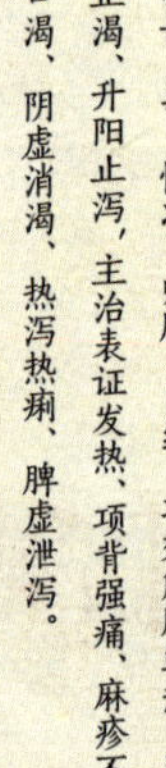

葛根味甘、辛，性凉，归肺、胃经，功效解肌退热、透疹、生津止渴、升阳止泻，主治表证发热、项背强痛、麻疹不透、热病口渴、阴虚消渴、热泻热痢、脾虚泄泻。

——《中华人民共和国药典》

葛是常见野生藤蔓植物，习称野葛，又称鹿藿，《本草纲目》曰：『鹿食九草，此其一种，故曰鹿藿。』

葛根的作用，主要在一个“升”字，升津止渴，升阳止泻，升散透热，主归胃经。因此李时珍说：“干葛其气轻浮，鼓舞胃气上行，生津液，又解肌热，治脾胃虚弱泄泻圣药也。”需要注意的是，葛根止渴，在于升津，而非生津，因此葛根并不是单纯滋阴的药物，而是通过助脾胃之气，以达到调节体内水液平衡的效果。因此李时珍也补充道：“脾虚作渴者，非此不除。”当然，对热病口渴，或消渴等症，配伍麦冬、天花粉等养阴药也能取得更好的效果。葛花也入药，性味甘平，是古代解酒的效药。

葛根食用，一般打作粉，在沸水中熬制，直到成胶质，用蜂蜜拌食，可加入少许生姜。或切入茶中待宾，甘甜可口。

葛根因为其普遍且实用，自古便是重要的家庭作物，并作养生。《诗经》中，野葛的出场次数很多，采葛是古代妇女不可或缺的日常工作。《葛覃》很生动地描绘了这一场景：

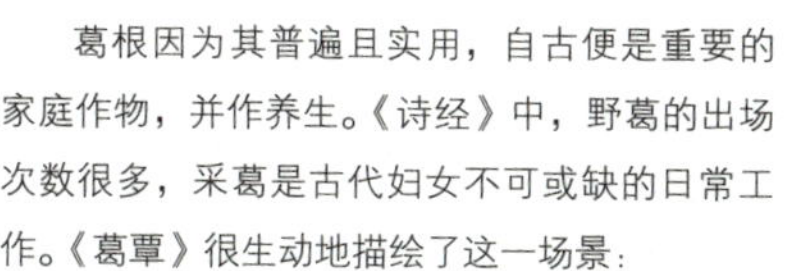

葛之覃兮，施于中谷，
维叶萋萋。黄鸟于飞，
集于灌木，其鸣喈喈。
葛之覃兮，施于中谷，
维叶莫莫。是刈是濩，
为絺为綌，服之无斁。

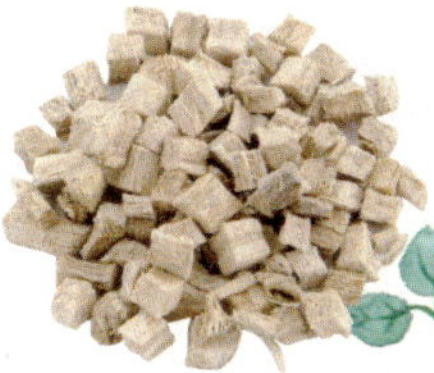

“是刈是濩，为絺为綌，服之无斁”讲述了对葛草做出的各种加工，刈（yì）是斩或割的意思；濩（huò）即煮；絺（chī）是细的葛纤维织的布；而綌（xì）是粗的葛纤维织的布。漫山遍野的葛草，收割，集捆，放入沸水中蒸煮，留下的纤维可做粗布或细布，多余的茎干可做绳，藤蔓制鞋，而葛根，便做食疗，压碎，打粉。葛粉甘甜可口，《开宝本草》赞其“去烦热，利大小便，止渴”，尤其在止渴方面，尤为突出。

古时用来治疗“消渴”，如名方“玉液汤”，而现代用于糖尿病的调补，既可降糖，又可降压，同时还有改善心脏血液循环的功效，万万不可忽视。

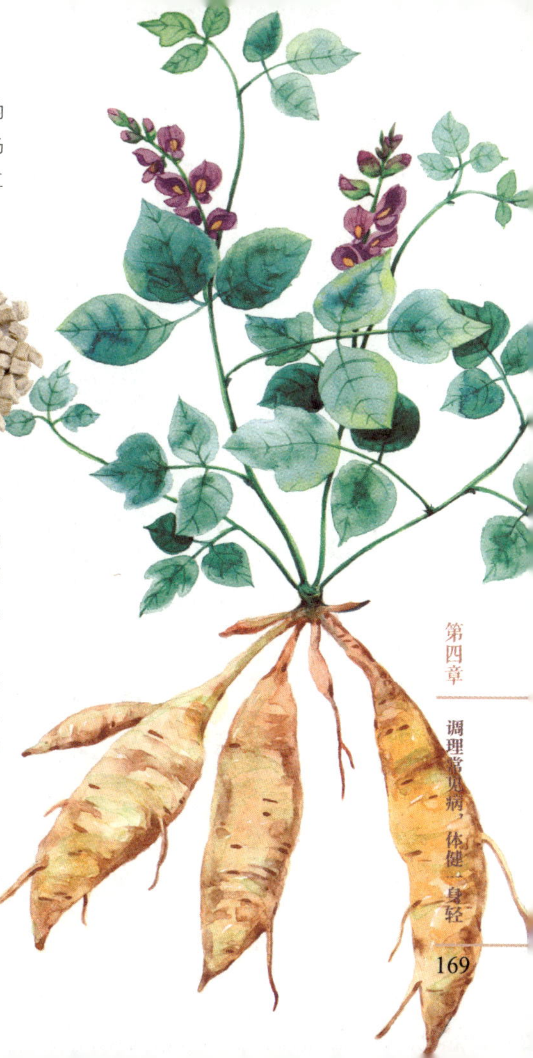

生津止渴 葛根饮

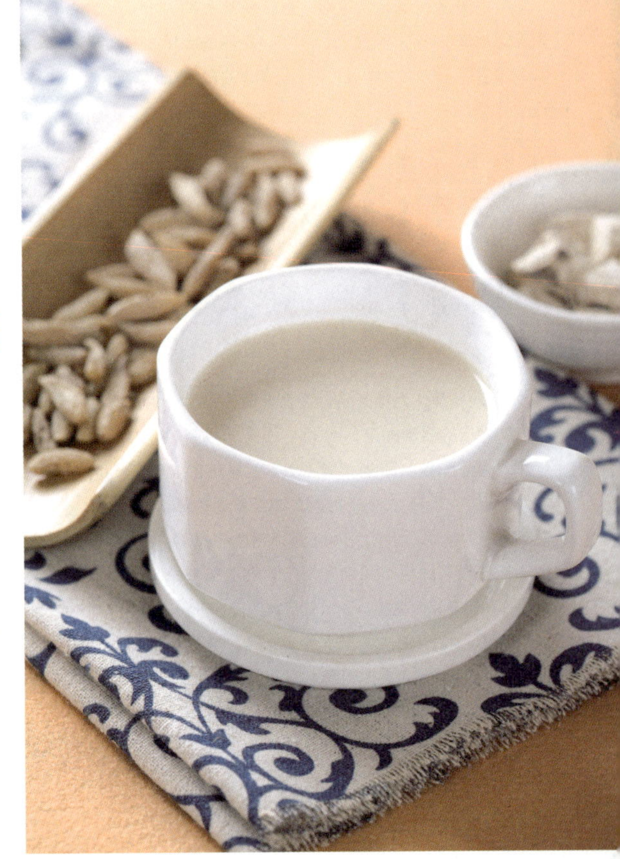

材料／葛根、麦冬各9克，牛奶5克。

做法／❶将葛根、麦冬洗净后，用100毫升水煎煮25分钟，去渣留汁。❷加入牛奶，将药液和牛奶搅拌均匀，用中火烧沸即可饮用。

功效／生津止渴。

注意／孕妇不能大量服用葛根，以防胎动不安，最多每日6~9克。普通人若过量服用也会有胃胀气的副作用，因此一天一剂为好。

治急性腹泻名方
葛根芩连汤

太阳病，桂枝证，医反下之，利遂不止。脉促者，表未解也；喘而汗出，葛根芩连汤主之。葛根芩连汤：甘草二两，葛根八两，黄连二两、黄芩二两。

此方出自中医经典《伤寒杂病论·太阳病脉证并治》，为伤寒表证未解，邪陷阳明所致的下利证的主方，黄芩、黄连清里厚肠，因里热已炽，身热口渴，胸闷烦热，口干作渴。方中葛根辛甘而凉，入脾胃经，既能解表退热，又能升发脾胃清阳之气而治下利，为当之无愧的君药。本方适用于急性腹泻并伴有肛门灼热、身热口渴、胸闷烦热、口干作渴的情况。

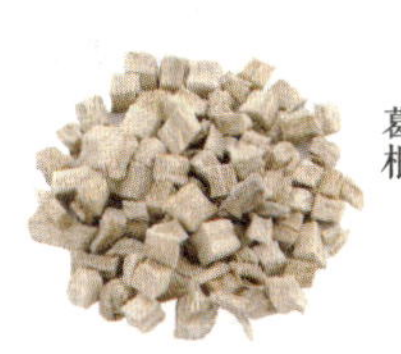
葛根

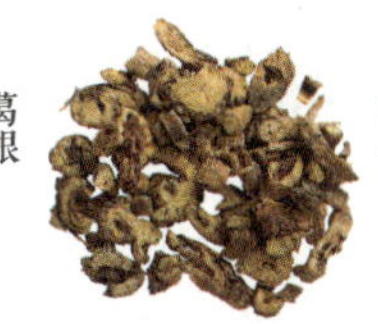
黄芩

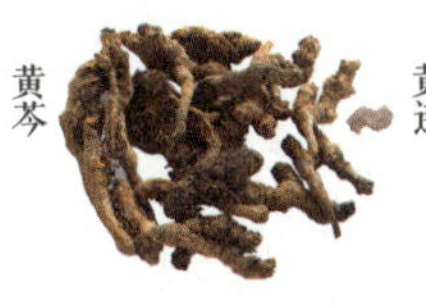
黄连

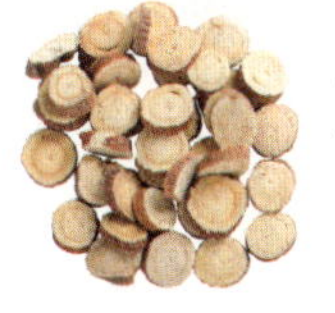
甘草

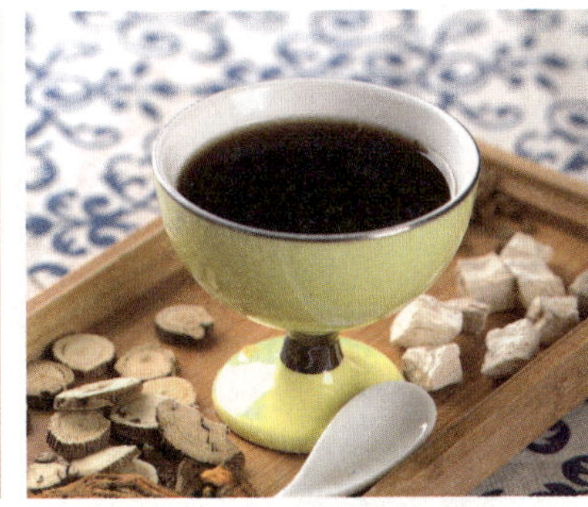

葛根芩连汤的家庭做法

材料／葛根15克，黄芩5克，黄连5克，生甘草5克。

做法／❶取砂锅一只，倒入药材，加水没过药材约两横指，浸泡30分钟左右。❷大火煮沸后，改用小火煮20~30分钟，滤取药汁。❸再加入水（没过药材表面即可），大火煮沸后，改用小火煮15~25分钟，滤取药汁，与头煎合并即可。

吃法／1剂顿服尽，若腹泻不解，可再服1剂，更不解，加至3~4剂。

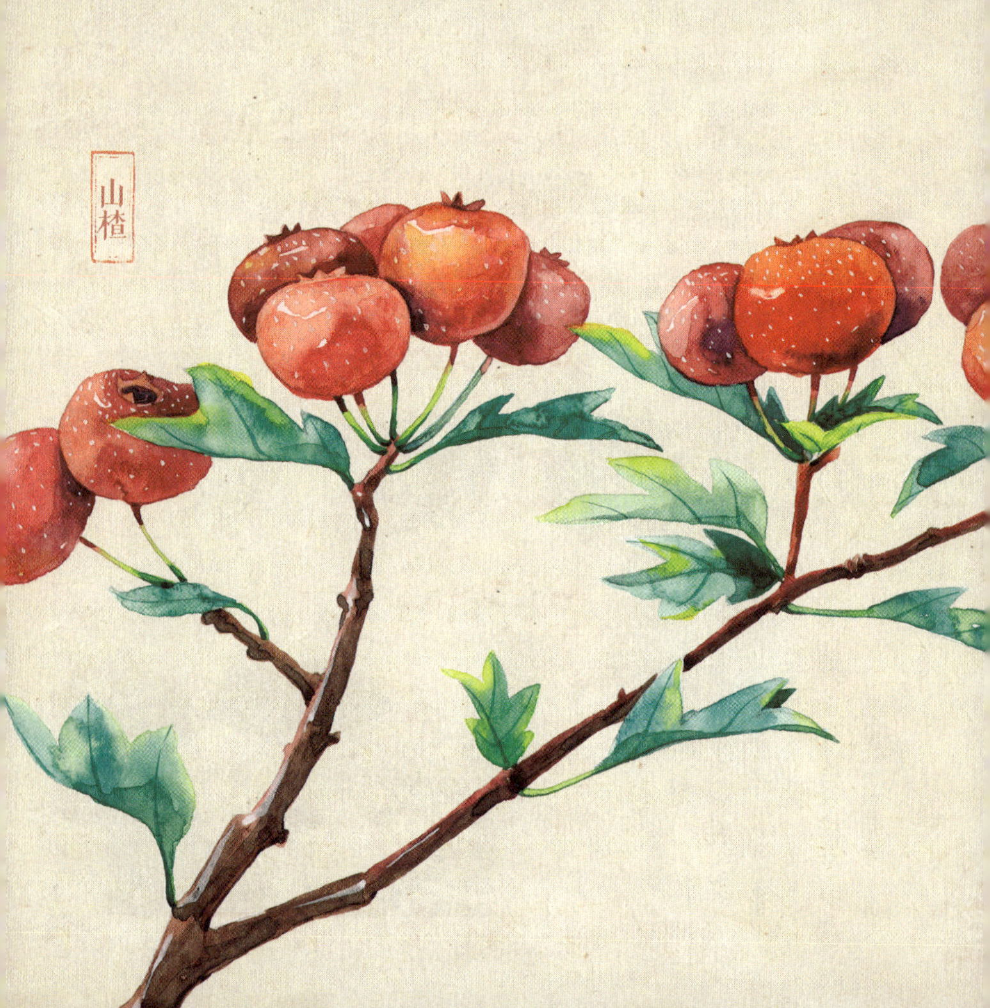
山楂

第五章

小儿调养，胃口好、身体棒

山楂

晚果红低树

山楂味酸、甘，性微温，归脾、胃、肝经，可消食健胃、行气散瘀、化浊降脂，主治肉食积滞、胃脘胀满、泻痢腹痛、瘀血经闭、产后瘀阻、心腹刺痛、胸痹心痛、疝气疼痛、高脂血症。焦山楂消食导滞作用增强，用于肉食积滞、泻痢不爽。

——《中华人民共和国药典》

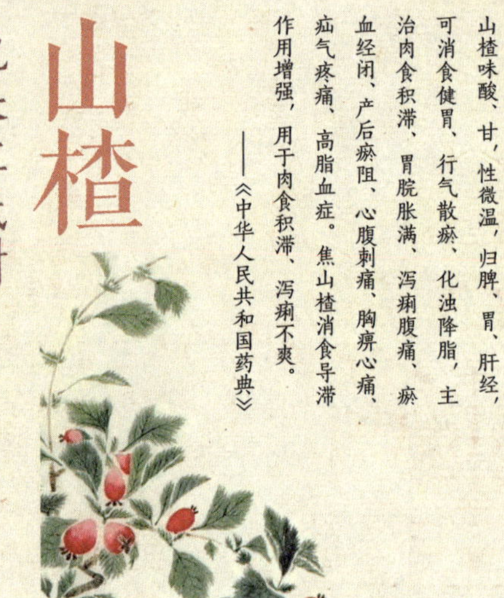

山楂是常见野果，又名红果、酸枣。生于山原茅林中，猴鼠喜食，故古书多称为鼠楂。山楂三月开白花，采摘不定时。山楂分两种，小者呼为棠子，九月成熟，农人采卖，闽人去皮核，捣和糖蜜，作为楂糕，以充果物。大者呼为羊子，果肉酸涩，经秋霜才可食用。

山楂是一味消食的药，并对肉食有极佳的消化作用，中药歌括里讲：山楂味甘，磨消肉食。非常适于现代人高热量高脂肪的饮食方式，古方保和丸、成药大山楂丸都以山楂为主药，消食力量可见一斑。现代研究显示，山楂可以显著降低高脂血症患者的血液代谢情况，甚至降低甘油三酯的生化指标，因此有减肥意向的人可以日常服用。但山楂总归属于消导之品，适于食积腹胀等实证，而对脾虚气虚等证不可单用。山楂由于酸性大，也不可过多食用，9~12克即可。

山楂果实酸多甜少，不适合单独食用，可配合冰糖、蜂蜜等炖泡。取干品泡水为佳，若经炮制成焦山楂，则更适于消化肉食。

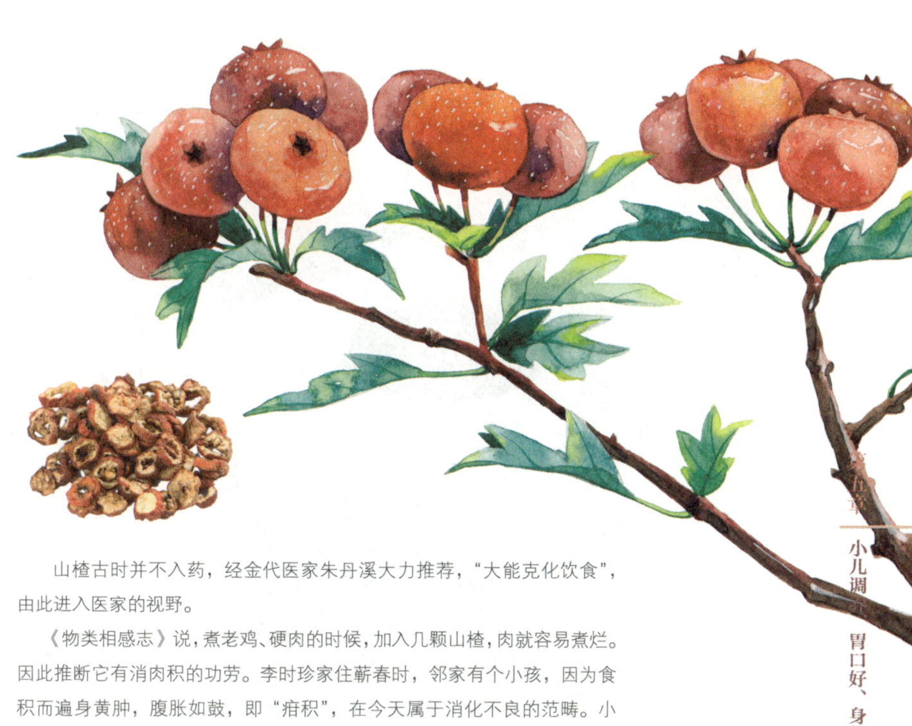

山楂古时并不入药，经金代医家朱丹溪大力推荐，“大能克化饮食”，由此进入医家的视野。

《物类相感志》说，煮老鸡、硬肉的时候，加入几颗山楂，肉就容易煮烂。因此推断它有消肉积的功劳。李时珍家住蕲春时，邻家有个小孩，因为食积而遍身黄肿，腹胀如鼓，即“痞积”，在今天属于消化不良的范畴。小孩有天在山楂树下乘凉，随意取山楂食用，吃个大饱，回来就大吐，痰水吐了一大盆，身体之后慢慢好转。

消食补脾 山楂核桃饮

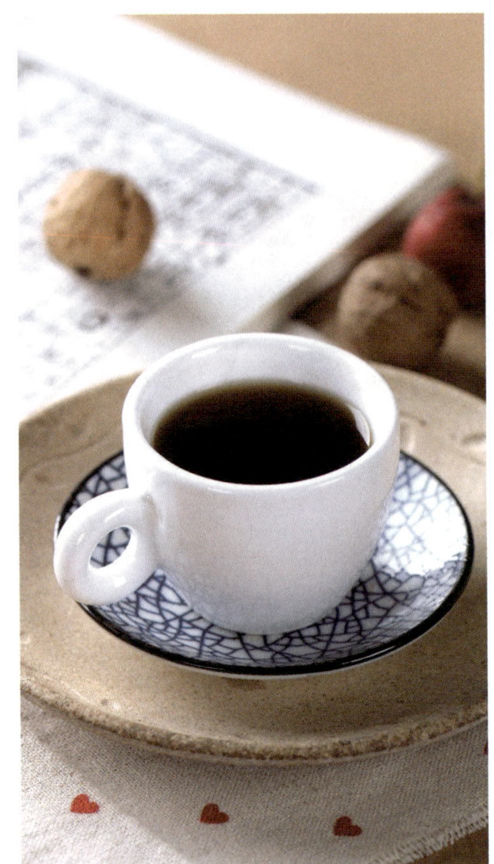

材料／核桃仁150克，山楂50克，白糖适量。

做法／❶核桃仁加水少许，磨成浆，装入容器中，再加适量凉开水调成稀浆汁。❷山楂去核，切片，加水500毫升煎煮半小时，取汁，再加入500毫升清水，煮半小时，取汁。❸将两次熬煮的汤汁混匀，倒入锅中煮，加入白糖搅拌，待溶化后，再缓缓倒入核桃仁浆汁，边倒边搅匀，烧至微沸即可。

功效／消食补脾，适于脾胃积滞者。

治食积停滞名方

保和丸

山楂六两，半夏、茯苓各三两，神曲二两，陈皮、连翘、莱菔子各一两，上为末，炊饼丸如梧桐子大，每服七八十丸，食远白汤下，治一切食积。

保和丸出自《丹溪心法》，方中山楂消油腻肉积；神曲消酒食陈腐之积；莱菔子消面食痰浊之积；陈皮、半夏、茯苓理气和胃，燥湿化痰；连翘散结清热。诸药合用，尤借山楂消食导滞、理气和胃，故原方讲“治一切食积”，现代也用于食积停滞，表现为脘腹胀满、嗳腐吞酸、不欲饮食等症状。

饭前两小时内服用，日三次。

注意消食之药不可久服，久服则损伤胃气。若胃口好转，则应慢慢减量直至停用。

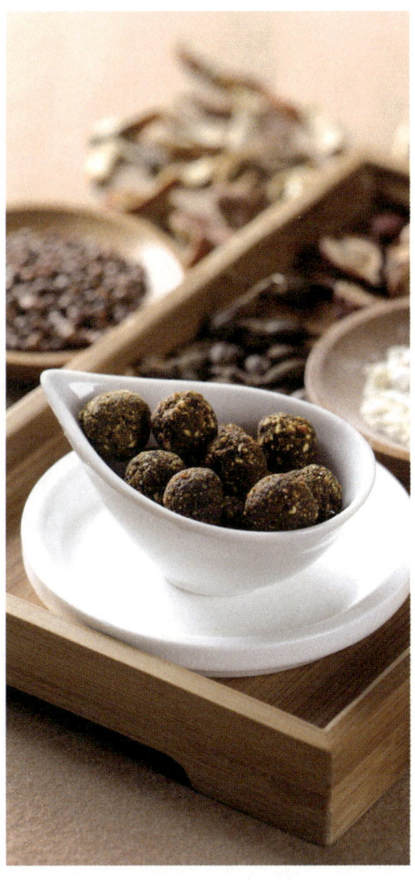

橘皮

留白和胃，去白消痰

橘皮味辛、苦，性温，归脾、肺经，功可理气、调中、燥湿、化痰，主治胸腹胀满、不思饮食、呕吐哕逆、咳嗽痰多。亦解鱼、蟹毒。

——《中华人民共和国药典》

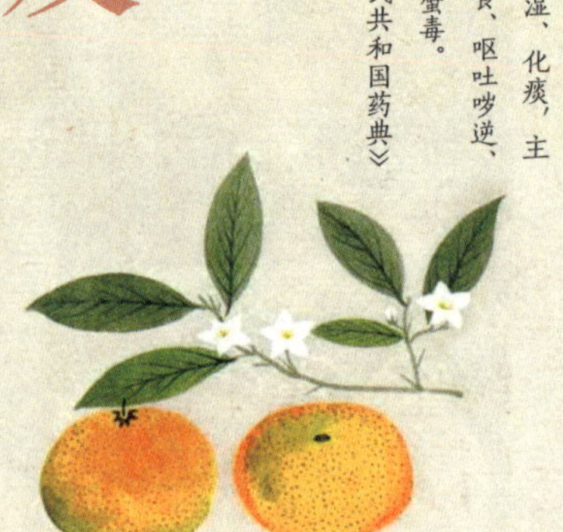

橘皮，即芸香科植物橘及其栽培变种的成熟果皮，按照成熟年限常分为青皮与陈皮，《本草纲目》说：『青橘皮乃橘之未黄而青色者，薄而光。』总之青皮稚嫩，陈皮年深；青皮气烈，陈皮气平。

青皮相比陈皮，应用年限较短，至宋时医家始用。青皮味苦而辛，以醋炒炮制，《黄帝内经》曰："肝欲散，急食辛以散之，以酸泄之，以苦降之。"青皮正好辛散苦降，所以为肝经正药。而陈皮浮而升，入脾、肺气分。青皮沉而降，入肝、胆气分。正如古人所认为的"一体二用，物理自然"。现代常用青皮治小儿食积，兼以发汗，有汗者不可用。陈皮治高处气滞，兼以宽胸。另外，青皮对呃逆病症有独特疗效，《医林集要》讲："四花青皮全者，研末。每服二钱，立止伤寒呃逆，声闻四邻。"可作尝试。

区分好青皮与陈皮功效的差别，才能做到对症选药。吃法上，可酌量温泡（3~10克为宜），一般陈皮可久服，而青皮中病即止。若适应证均不明显，可相互间杂而服用，互相制约药物的偏性。

若论产地，则以广东新会陈皮为佳，时间越长，化痰理气功效越强。

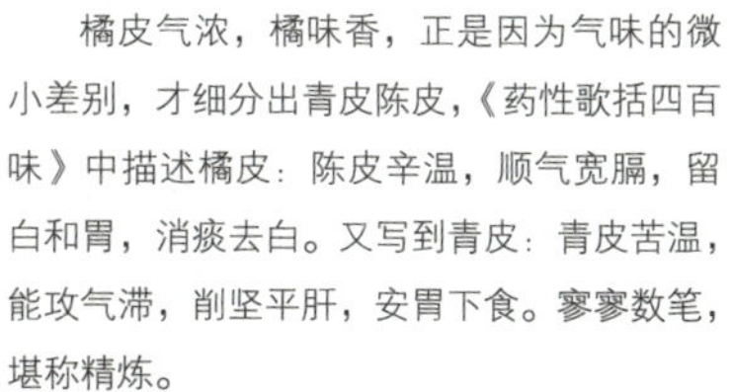

橘皮气浓，橘味香，正是因为气味的微小差别，才细分出青皮陈皮，《药性歌括四百味》中描述橘皮：陈皮辛温，顺气宽膈，留白和胃，消痰去白。又写到青皮：青皮苦温，能攻气滞，削坚平肝，安胃下食。寥寥数笔，堪称精炼。

苏轼曾写“野橘香清未过淮”，也是对橘气味香浓的绝佳描写。

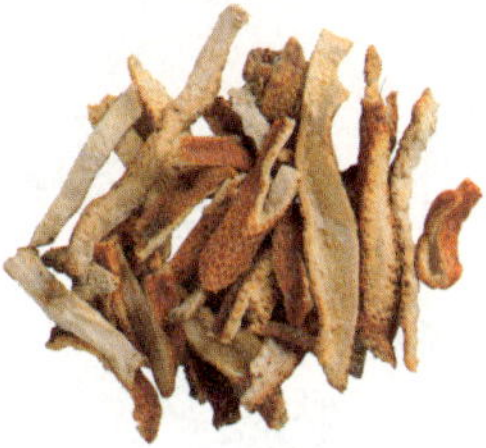

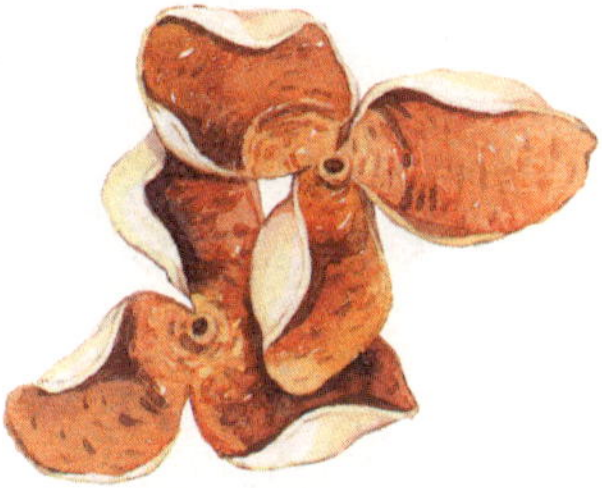

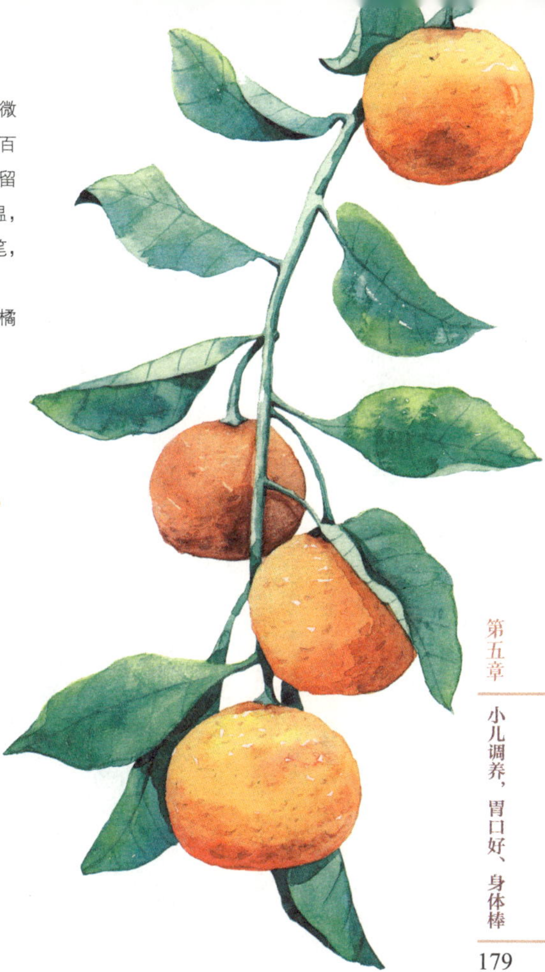

本草厨房

理气化湿 红豆橘皮汤

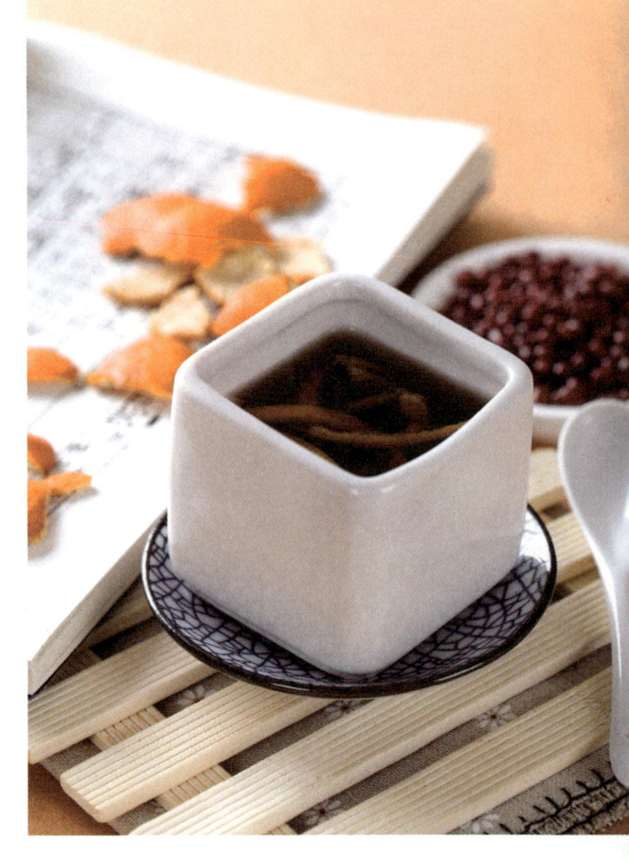

材料 / 新鲜橘皮10克，红豆30克，冰糖适量。

做法 / ❶将新鲜橘皮去白色内膜，黄金色表皮切丝。❷红豆洗净，浸泡备用。❸锅内放入泡发的红豆，加入适量水熬煮至滚后，放入橘皮丝，以小火煮30分钟，再加入冰糖搅拌均匀即可。

功效 / 理气化湿，主治腹胀积滞、头身困重。

吃法 / 可作夏天饮品，随时解渴。

理气消滞、解酒益胃名方

法制青皮

用青皮一斤（浸去苦味，去瓤，炼净），白盐花五两，炙甘草六两，舶茴香四两。甜水一斗，煮之，不住搅，勿令著底，候水尽，慢火焙干，勿令焦，去甘草、茴香，只取青皮，密收用。

此方出自王氏《易简方》，乃宋仁宗时，道家真人邢和璞所献，本名万年草，仁宗每在饭食后咀嚼数片，便感清爽。此方以青皮为主，甘草茴香为辅，二者炮制，取甘草之甘，取茴香之辛，增强青皮理气消滞的功效，常服可安神调气，消食解酒益胃，且不拘老人小儿。

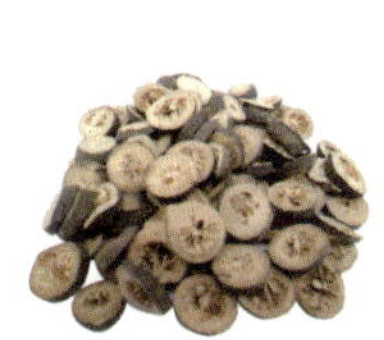
青皮

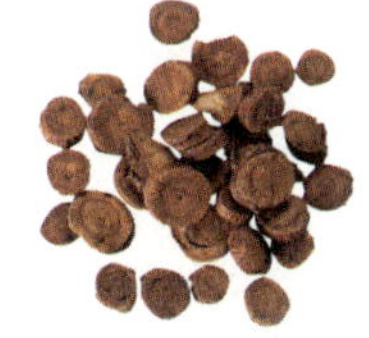
炙甘草

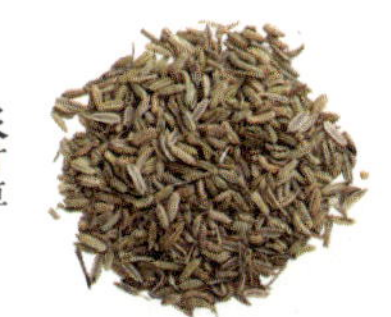
茴香

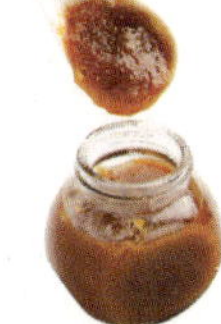
蜂蜜

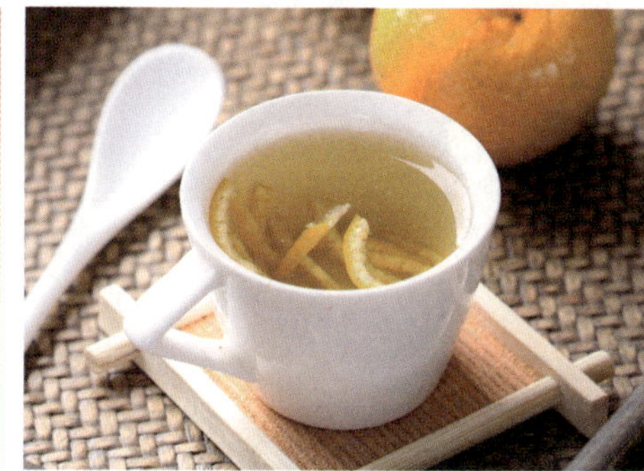

法制青皮的家庭做法

材料／青皮20克，炙甘草30克，茴香15克，蜂蜜一大勺。

做法／❶青皮浸泡一晚，除去苦味，剔去瓤。❷合炙甘草与茴香煎煮，加300毫升水，开锅后加入蜂蜜，边煮边搅动，文火熬煮不要让药材变焦。❸去掉甘草、茴香，只留青皮。

吃法／饭后随嚼，或泡水服用。

马齿苋

路边的长命草

马齿苋味酸，性寒，归肝、大肠经，功可清热解毒、凉血止血、止痢，主治热毒血痢、痈肿疔疮、湿疹、丹毒、蛇虫咬伤、便血、痔血、崩漏下血。

——《中华人民共和国药典》

马齿苋，古称长命草，民间又称九头狮子草。因叶片光滑，大小排布，状如马牙，而汁液丰富，有如苋菜，故合为马齿苋。马齿苋广泛分布于温带与热带，环境严苛，尚能生发，故有『长命草』美誉。其实，马齿苋虽名苋，但苗、叶与苋都不相似。

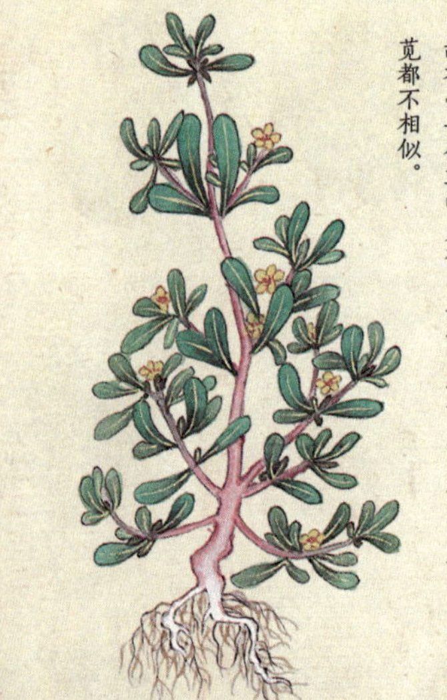

马齿苋解毒效佳，缺医少药的年代，赤脚医生常用此外敷，治疗疖子疔疮之类的外科肿毒。把马齿苋放入口里嚼烂，把汁液挤出，一方面保护皮肤，一方面消肿抗炎，皮肤过不了多久就可以恢复。现在也经常用于痤疮、烫伤，和皮肤新起的肿泡。内服当然也有去火的功效，比如肝火上炎、目中生膜（类似于结膜炎）之类的病证，还可“利便杀虫”，治疗便干、痢疾等病证。

马齿苋以鲜品凉拌为佳。外敷的话用量得大，可达一两，绞碎出汁，以盖住疮面。

马齿苋内服，是民间难得的治疗痢疾的特效方法，早在明代，李时珍就从乡民处得知“小儿疳痢，不论年龄大小，取适量以水研匀服下，有效”，并援引《宫气方》一首打油诗：

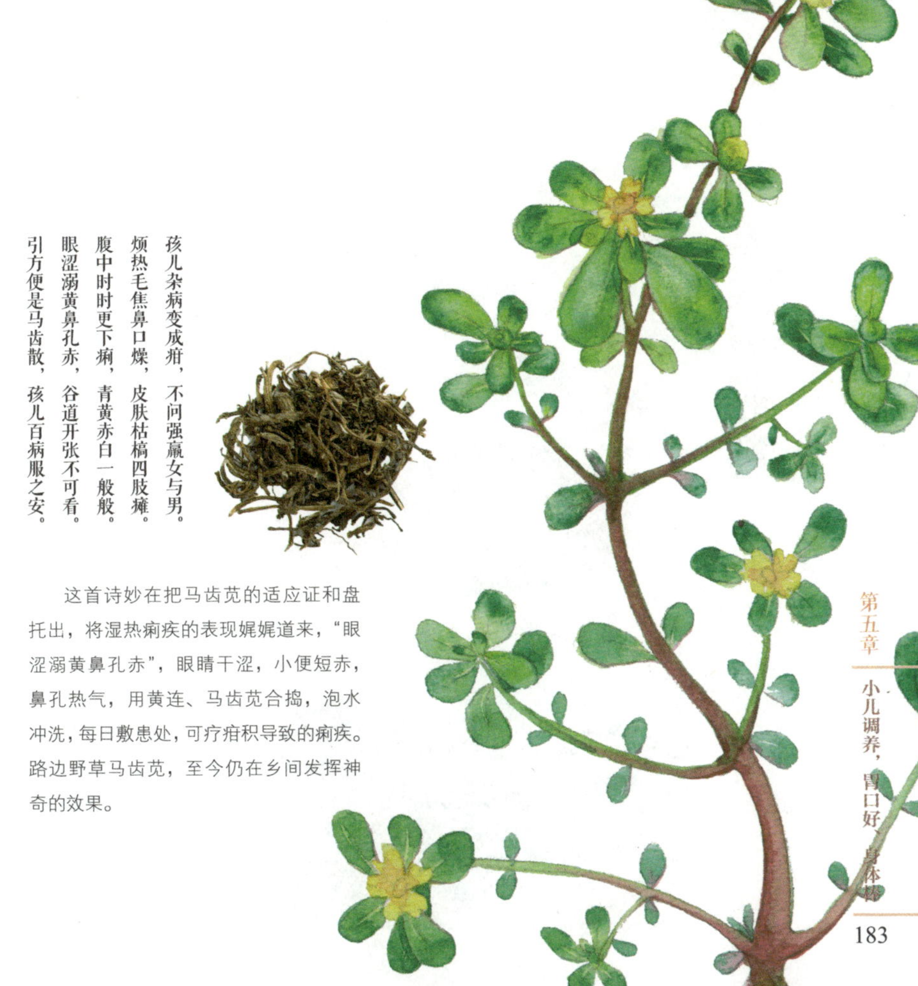

孩儿杂病变成疳，不问强羸女与男。
烦热毛焦鼻口燥，皮肤枯槁四肢瘫。
腹中时时更下痢，青黄赤白一般般。
眼涩溺黄鼻孔赤，谷道开张不可看。
引方便是马齿散，孩儿百病服之安。

这首诗妙在把马齿苋的适应证和盘托出，将湿热痢疾的表现娓娓道来，“眼涩溺黄鼻孔赤”，眼睛干涩，小便短赤，鼻孔热气，用黄连、马齿苋合捣，泡水冲洗，每日敷患处，可疗疳积导致的痢疾。路边野草马齿苋，至今仍在乡间发挥神奇的效果。

清热解毒 马齿苋大米粥

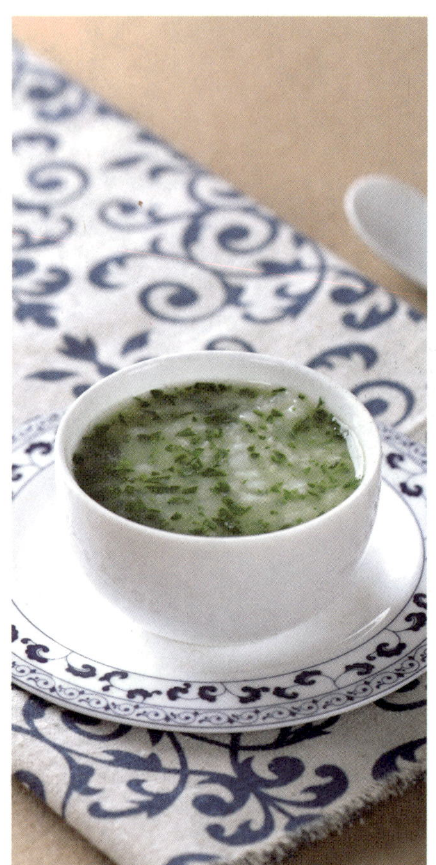

材料／大米50克，马齿苋100克，盐、葱、食用油各适量。

做法／❶马齿苋去杂洗净，放入沸水中焯一下，捞出后，过冷水漂去黏液，切碎；大米洗净；葱洗净切末。❷锅中放入适量食用油烧热，放入葱末煸香后，放入马齿苋和盐，炒至入味后盛出。❸大米放入锅中，加入适量清水，煮至成粥，放入炒好的马齿苋即可。

功效／清热解毒，养胃止痢。

注意／腹痛者慎用。

马齿苋散的家庭做法

材料／鲜马齿苋 50 克，青木香 10 克，朱砂 6 克，成盐 9 克。

做法／❶把马齿苋和青木香洗干净，捣碎，可加入适量凡士林。❷加入朱砂、盐混匀。❸加热油膏，摊平在油纸面上。

用法／取创面大小的膏面进行贴敷，尽量覆盖疮面，油膏应有一枚硬币厚，贴好后不要紧压，以防油膏外渗以及损伤创面；如果疮疡溃破，应在膏面对应溃破的部位留一小口，不上药，周围上药，使脓毒从中央箍出，这种贴法叫作箍围。若手边材料简略，也可直接将马齿苋鲜品捣碎，碎渣连汁一并外敷，也有很好的消肿效果。

注意／因青木香有肾毒性，朱砂是重金属，内服均有剧毒，故切记不可入口，仅能外用。

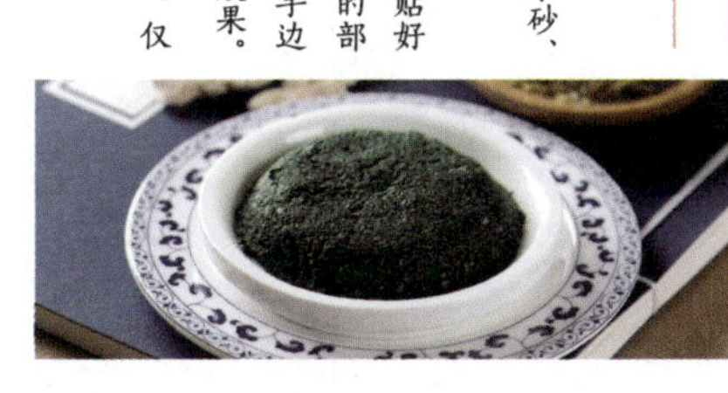

治甲沟炎名方
葱豉汤

足趾甲疽，肿烂者：屋上马齿苋、昆仑青木香、印成盐，等份和匀，烧存性，入光明朱砂少许，敷之。

此方出自《外台秘要》，为唐宋古方，用于外科甲疽，即现在的甲沟炎、甲真菌病等，马齿苋清热解毒，凉血消肿，最宜外敷，青木香理气散结，朱砂外用拔毒化腐，帮助伤口愈合。

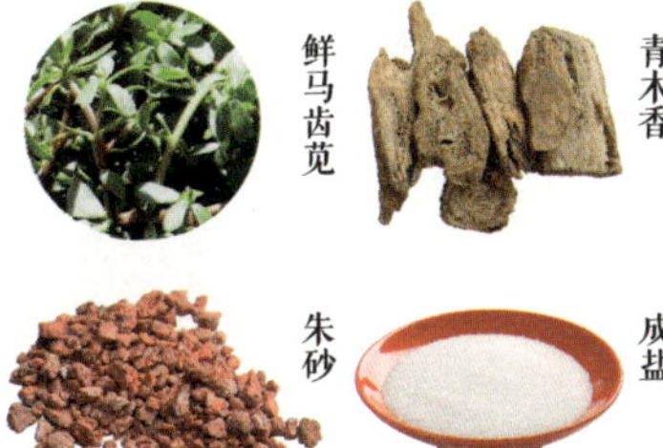

百合

渍蜜蒸根润上池

百合味甘，性寒，归心、肺经，功效养阴润肺、清心安神，主治阴虚燥咳、劳嗽咳血、虚烦惊悸、失眠多梦、精神恍惚。

——《中华人民共和国药典》

药用百合并非观赏用的百合花，而是卷丹的肉质鳞茎，两者分属不同植物的不同部位。这种肉质鳞茎形如大蒜，味如山薯，故俗称蒜脑薯。又因为卷丹的花、叶、根都向着四周生长，所以又称作强瞿，『凡物旁生谓之瞿』。

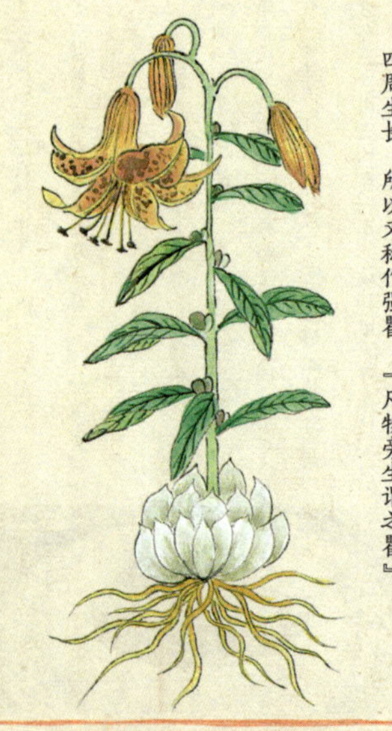

百合是一味养阴的药，尤养肺阴，肺虚久嗽之人最宜常用，本草家朱二允曰："久嗽之人，肺气必虚，虚则宜敛。百合之甘敛，胜于五味之酸。"即百合收敛肺气的作用。另外，百合可安心神。百合还可用于外科痈疽，乳痈喉痹，故李时珍评价其"乳痈喉痹殊功，发背搭肩立效"。百合甘润，多与甘润的食物搭配，如蜂蜜、雪梨、沙参等，每日6~9克，常作日常调补。

百合道地产区为湖南与兰州，但即使产地纯正，也要区分好百合含硫与不含硫的差别：

1. 看颜色，硫黄熏过的会呈雪白色，纯正的无硫百合干颜色呈半透明黄褐色。

2. 品味道，硫黄熏过会有涩味，正品干吃有微酸或发麻的感觉，泡好后或做熟会是微酸甜味。

3. 看干燥度，含硫的百合干为了降低成本，烘干的时候没有彻底烘干水分，比较绵软。无硫的百合干很脆，不压秤。

百合安神，诗人多向往之。宋代晁补之在《生查子（同前夏日即事）》中写道：

永日向人妍，
百合忘忧草。
午枕梦初回，
远柳蝉声杳。

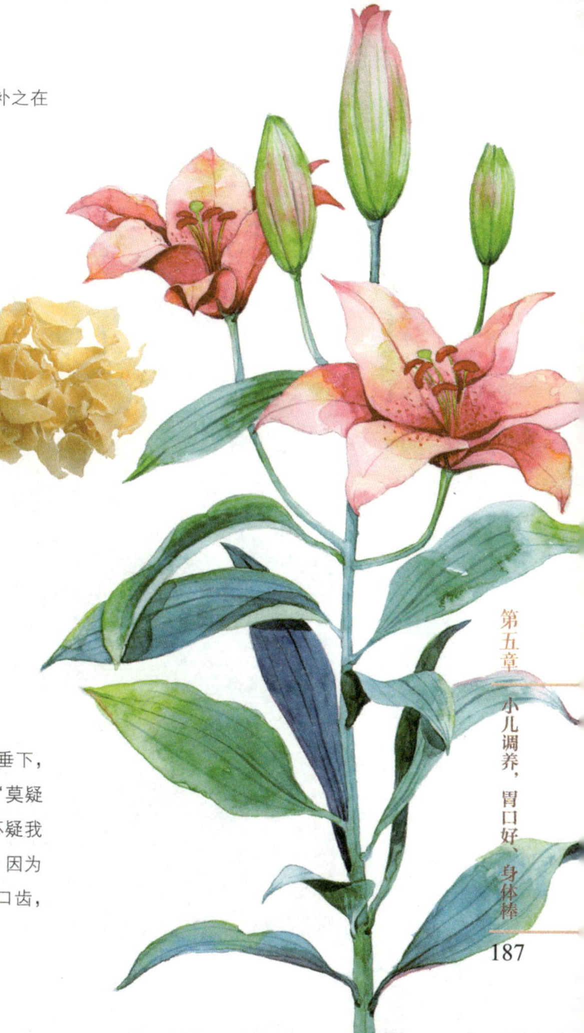

因百合（卷丹）形似萱草，萱草忘忧，百合也沾染其意。同为宋代诗人，舒岳祥也为百合专题一首：

收合千戏不上枝，
绿茎丹萼称施为。
灯笼翠干从高揭，
火伞流苏直下垂。
文豹翻身腾彩仗，
赤龙雷爪摆朱旗。
莫疑衰老多夸语，
渍蜜蒸根润上池。

百合之态，绿茎朱萼，花瓣如流苏垂下，形态优雅。百合入药，更是延年益寿，“莫疑衰老多夸语，渍蜜蒸根润上池”，不要怀疑我的身体强健，翻身彩仗，是老来的夸语。因为你不知道，百合的根浸蜜炮制，可润泽口齿，养生长年。

本草厨房

养阴安神 三色炒百合

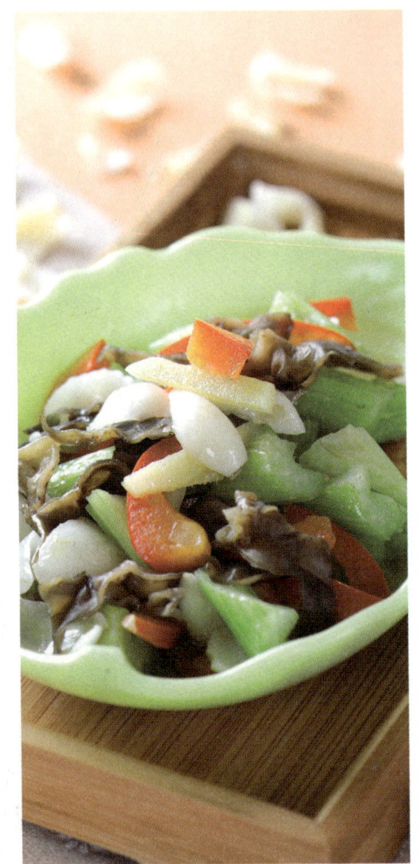

材料／红椒、西芹、水发木耳各20克，百合100克，盐、白糖、生姜、水淀粉各适量。

做法／❶将鲜百合洗净；红椒洗净切成小片；西芹去筋切成片；水发木耳洗净切成小片；生姜洗净切片。❷锅中加入适量清水煮沸，放入百合、西芹和木耳，中火煮沸后立刻捞出。❸取干净炒锅，加入适量食用油烧热，放入生姜、红椒翻炒几下，再放入百合、西芹、木耳、盐和白糖，中火炒透入味，再用水淀粉勾芡即可。

功效／养阴安神。

注意／湿热内盛者，表现如胸脘胀闷、大便黏秽、舌苔厚腻等，不宜服用。阴虚盗汗、口舌干燥者宜多服。

百合地黄汤

养心润肺、益阴清热名方

百合病，不经汗吐下后，病形如初者，百合地黄汤主之。以上水洗百合，渍一宿，当白沫出，去其水，更以泉水二升，煎取一升，去滓，内地黄汁，煎取一升五合，分温再服。中病，勿更服。

此方出自《金匮要略》，为治疗百合病的主方、百合病，症见神志恍惚，时而欲食，时而恶食；沉默寡言，欲卧不能卧，欲行不能行，口苦，小便赤，舌红少苔，脉微细。实为阴虚内热证，百合和地黄养阴，更能安心神、养心润肺、益阴清热，故为千古祖方。

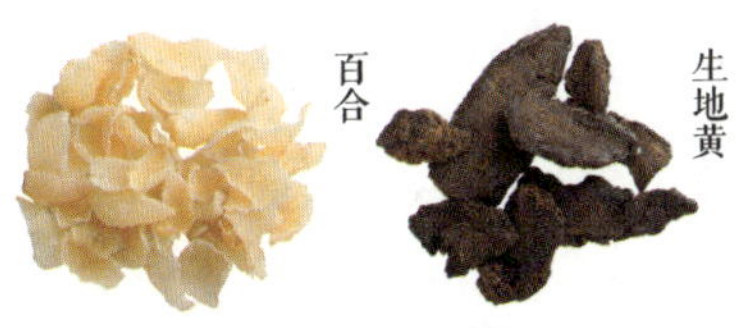
百合　生地黄

百合地黄汤的家庭做法

材料／百合24克，生地黄汁24克。

做法／百合提前一晚用矿泉水浸泡，水面没过药材一横指。生地黄取质地柔软者，榨汁冷藏。次日使用时，把百合浸泡液上漂浮的泡沫滤掉，煮沸药液，滤出药汁，二煎同理。生地黄汁与百合汤混匀。

吃法／一剂分三服，早中晚各一。

注意／脾虚便溏，或大便黏秽者忌用。

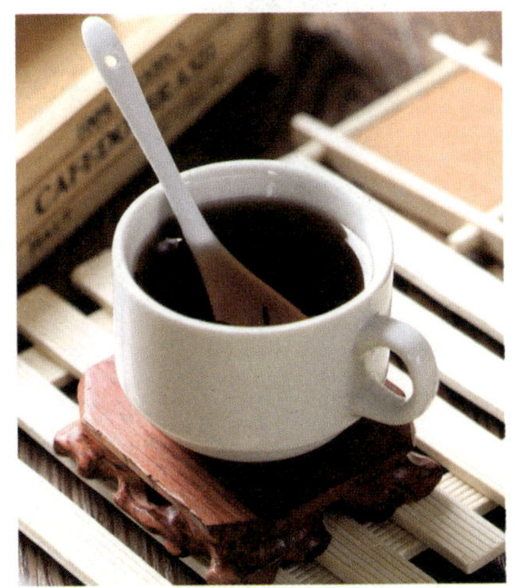

榧子

杀虫消积、润肺止咳、润燥通便

榧子味甘、性平，归肺、胃、大肠经，功效杀虫消积、润肺止咳、润燥通便，主治钩虫病、蛔虫病、绦虫病、虫积腹痛、小儿疳积、肺燥咳嗽、大便秘结。

——《中华人民共和国药典》

榧子是一种常见的干果，含有丰富的脂肪油，油脂含量甚至可以超过花生和芝麻，因此除作食用药用外，还是提炼高级芳香油的原料。李时珍说，榧子生长的树木名叫文木，生长茂盛，『斐然章采』所以称作『榧』。

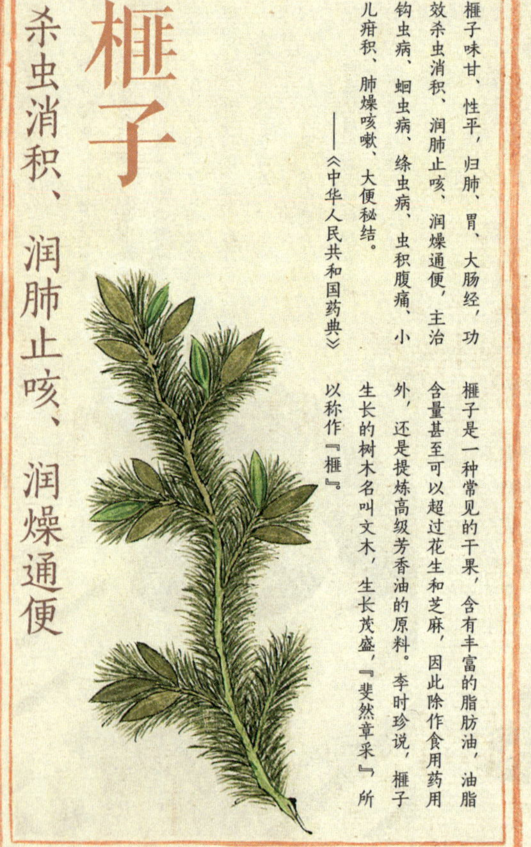

榧子是民间用来杀虫的特效药，有虫积的小孩儿，面色萎黄，形体干瘦，最适合吃。

在《食疗本草》有夸张的描述："日食榧子七颗，满七日，虫皆化为水也。"将蛔虫消弭于无形。榧子的另一效果是润肺止咳，被称作"肺家之果"，由于干果多经炒制，虽香酥甘美，但性质变热，多吃容易引起肺热，所以李时珍说它"引火入肺，大肠受伤尔"，《外台秘要》也说，大便溏薄、肺热咳嗽者不适合吃榧子。

因此榧子的食用量在9~15克为宜。榧子在很多方面与核桃仁相近，也有补肾黑发的作用，《外台秘要》有方，为胡桃二个，侧柏叶一两，捣烂，浸雪水梳头，发质柔顺且稳固。

主产于浙江、福建，食用时去壳取仁，捣碎为佳。

榧子的所有特性，都被苏轼写进了一首诗里。在《送郑户曹赋席上果得榧子》中，他这么形容榧子：

彼美玉山果，粲为金盘实。
瘴雾脱蛮溪，清樽奉佳客。
客行何以赠，一语当加璧。
祝君如此果，德膏以自泽。
驱攘三彭仇，已我心腹疾。
愿君如此木，凛凛傲霜雪。
斫为君倚几，滑净不容削。
物微兴不浅，此赠毋轻掷。

这是种甘甜的香果，可作“金盘”的佳肴。出自“瘴雾”“蛮溪”等岭南之地，作为特产送给朋友，希望朋友习得榧子一般的美德。

榧子有什么美德呢?

首先，他能祛除“三彭仇”，能打掉肚子里的三种蛔虫，帮人解除病痛。

其次，他饱经凛寒，傲立霜雪。

最后，他任随打磨，成具成器，光滑白净，适合家居。

寥寥数语，便道尽榧子的习性和功效，借物比人，不知友人收了会有何感慨。

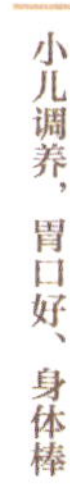

安蛔健脾 榧子藕粉糊

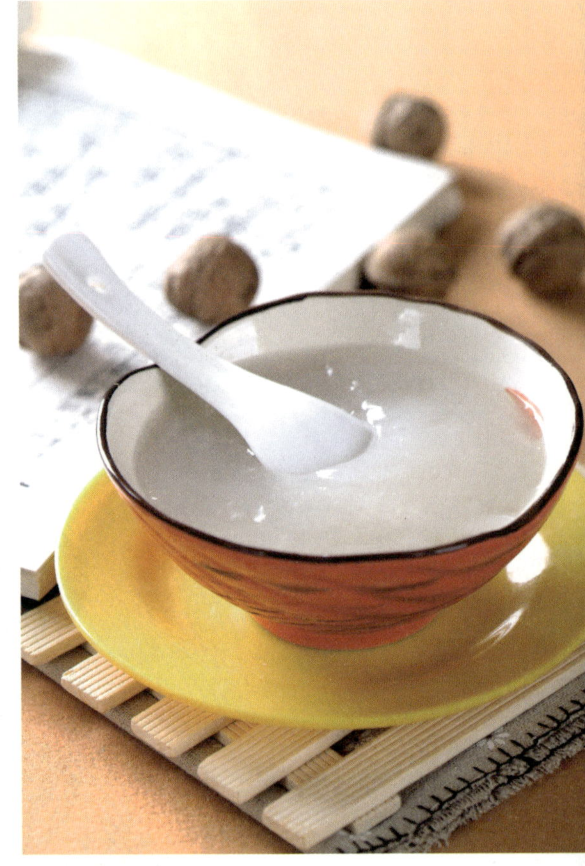

材料／藕粉30克，榧仁100克，白糖各适量。

做法／❶榧仁洗净，用食用油炸酥后，研磨成泥状。❷榧仁泥和藕粉一同放入大碗中，加入适量清水，调成糊状。❸锅中加入适量清水，大火煮沸，放入榧子藕粉糊和白糖，不停地搅拌，煮熟即可。

功效／安蛔健脾。

注意／榧子有滑胎之弊，孕妇慎食。且多食助火，热咳忌服。

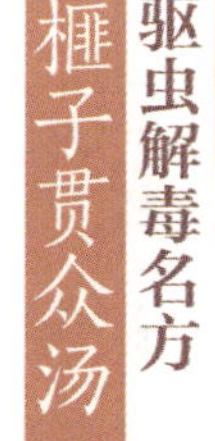

驱虫解毒名方 榧子贯众汤

榧子 1 两，槟榔 1 两，红藤 1 两，贯众 5 钱。水煎取汁，分 2 次服。每次服药时随吃生大蒜 2~3 瓣，连用 3 天。

方中榧子、槟榔、贯众、大蒜都是驱虫药，其中榧子、贯众二味多用于驱钩虫；方中红藤一药，味苦性平，能入血分，清热解毒，散结消肿，常用以治肠痈，因钩虫寄生可使肠壁损伤和出血，故用为辅佐之品。

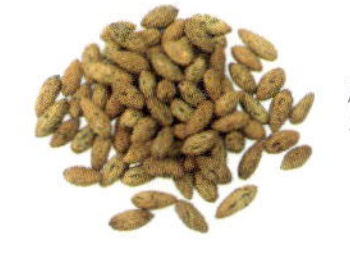

榧子

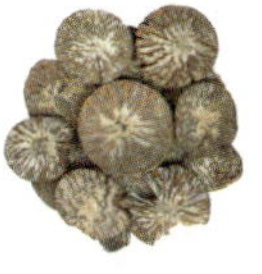

槟榔

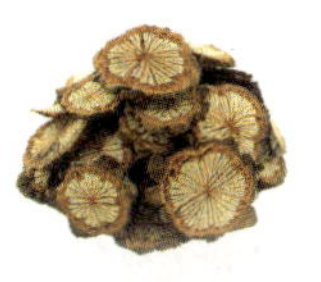

红藤

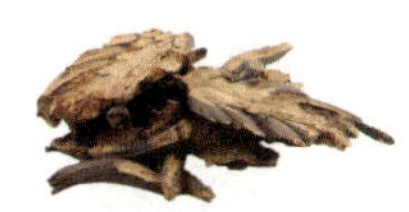

贯众

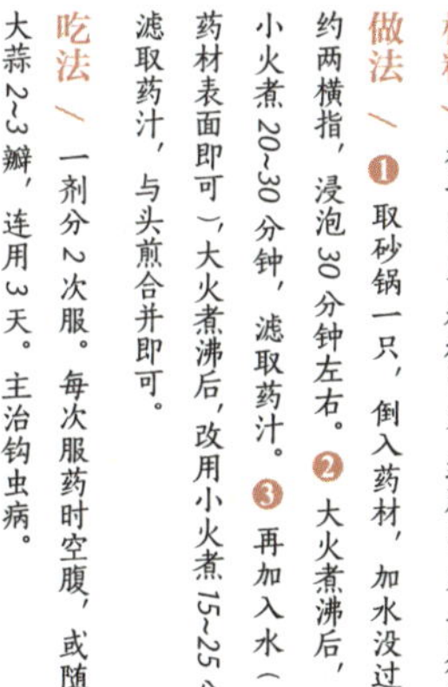

榧子贯众丸的家庭做法

材料／榧子 10 克，槟榔 5 克，红藤 10 克，贯众 5 克。

做法／❶取砂锅一只，倒入药材，加水没过药材约两横指，浸泡 30 分钟左右。❷大火煮沸后，改用小火煮 20~30 分钟，滤取药汁。❸再加入水（没过药材表面即可），大火煮沸后，改用小火煮 15~25 分钟，滤取药汁，与头煎合并即可。

吃法／一剂分 2 次服。每次服药时空腹，或随吃生大蒜 2~3 瓣，连用 3 天。主治钩虫病。

注意／对于体质较虚的患者，应先补后攻，或攻补兼施，当脾胃功能恢复正常时，再服此丸以杀虫。

附录

认识中药性、味，才能对症用药

使用中药要注意寒热药性之别

中药有寒、热、温、凉四性，这是对中药性能疗效的综合概括。

中医认为，药物是通过调节机体寒热变化来纠正人体阴阳盛衰的，因此，性质不同的中药其效用也不相同。四性可以简单概括为寒与热，因为温与热之间或寒与凉之间的差别仅仅是程度的不同，很难精确加以区分，因此从本质上讲，中药“四性”主要表现为寒凉、温热两性。温热属阳，寒凉属阴。对于有些药物，通常还标有大热、大寒、微温、微寒予以区别。

一般来讲，寒凉类中药具有清热泻火、凉血解毒等功效；温热类中药则具有温里散寒、通经活络、回阳救逆等功效。此外，还有一类平性药物，是指此类药没有明显的属寒或属热的特性。

寒凉药

凡是能减轻或消除热证的中药，一般属于寒性或凉性。寒凉药可减弱人体的功能活动，或降低人体病理性的功能亢进，具有疏散风热、清热泻火、凉血解毒、平肝潜阳的作用。常见的寒凉中药有桑叶、葛根、金银花等。

在寒冷的季节要避免使用寒性药，在清凉的季节要避免使用凉性药。孕妇、哺乳期女性、经期女性以及老年人和久病身体虚弱者忌用寒凉类药物。寒凉药具有寒凉损中、克伐阳气的副作用，因此阳虚者忌用此类药物。如果表现为怕冷、手脚冰凉、面色苍白，则忌用寒凉性质的药物，否则会加重病情。

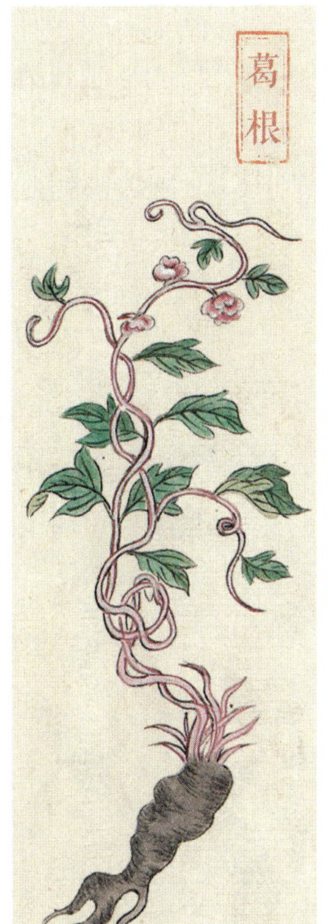
葛根

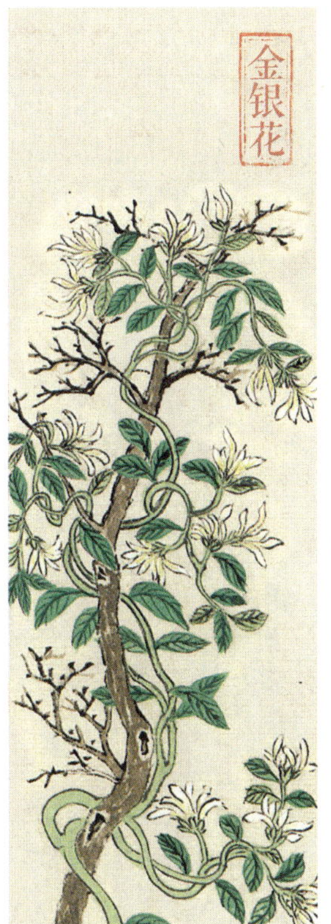
金银花

桑叶

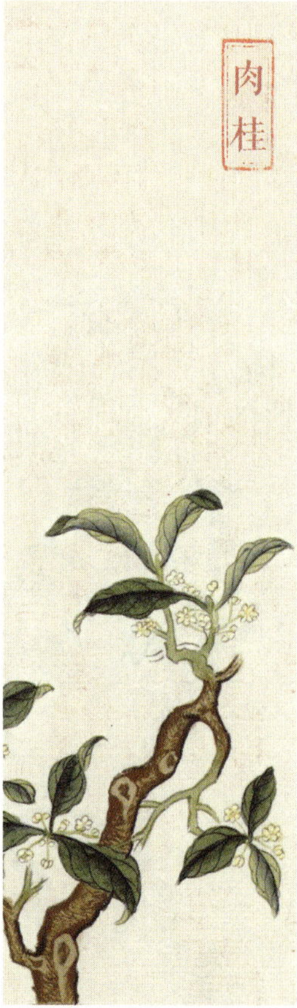

肉桂

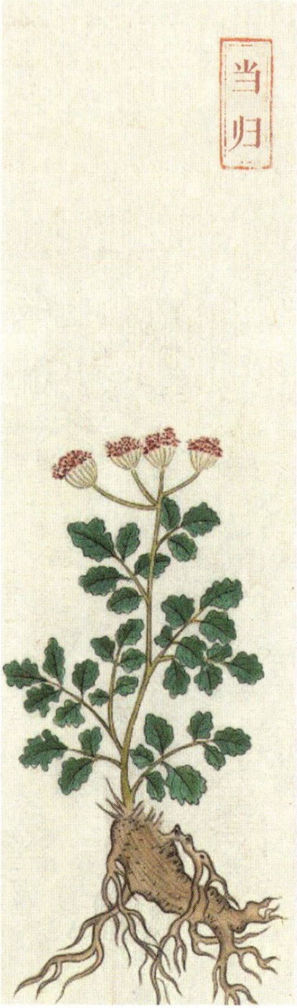

当归

温热药

凡是能减轻或消除寒证的药物一般属于热性或温性。温热药能升发阳气，增强人体功能活动，具有温里散寒、助阳益火、活血通络、行气解郁、芳香开窍的作用。常见的温热中药有当归、肉桂等。

在炎热的季节要慎用热性药。孕妇、婴幼儿慎用温热药。温热药具有耗伤气血、损津劫液、动火生热的副作用，因此阴虚者忌用此类药物。如果出现口渴烦躁、眼睛发红、脸面发红等症状，则忌用温热药。

平性药

凡是寒热界限不明显、药性平和、作用较缓的药物都属平性，当患者表现为体质衰弱、寒证、热证时，皆可使用滋补性质的平性药。常见的平性药有党参、太子参等。

平性药虽然性质偏向不明显，但只要是药就必定有其特定的性质，因此切不可以为平性药皆是药性缓和的滋补类药物，便随意服用，一定要根据具体病情而定。

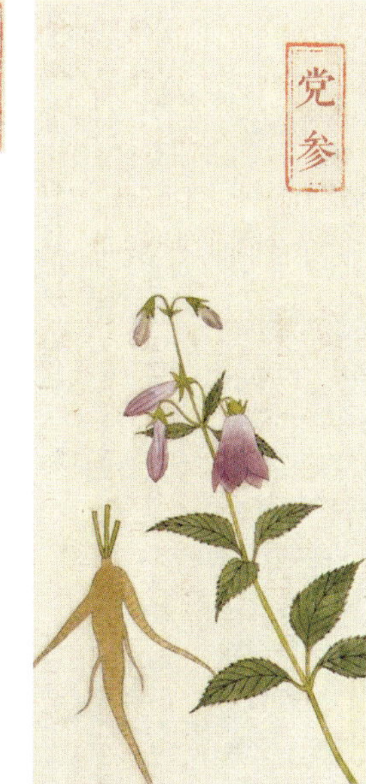

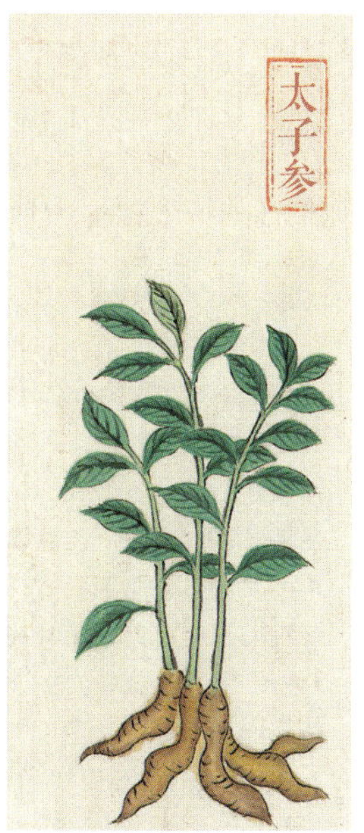

弄清楚了中药的四性，才能准确对证用药。中医认为，病证有寒热之分，在实际使用过程中应严格遵守“治寒以热，治热以寒”的原则，治疗热证要用寒性或凉性的药物，治疗寒证则应使用热性或温性的药物。不同药性适用于不同的症状和体质，一旦无法正确使用，就会导致病情恶化。

由于寒与凉、热与温之间具有程度上的差异，因而也要求中医在用药时要注意，当用热药而用温药、当用寒药而用凉药，就会达不到治愈疾病的目的。同样，当用温药而用热药、当用凉药而用寒药则会给身体带来伤害。由于每种药都具有性味，所以四性也要与五味来相配，才能更好地发挥药效，达到治愈疾病的目的。

辛味药

辛味中药与食物具有发散、行气、行血的作用，常用于治疗外感表证、气血瘀滞等。辛味中药“能散能行”所谓“辛散”是指辛味中药（如麻黄）具有发散表邪的作用；“辛行”是指辛味中药（如木香、川芎）具有行气活血的作用。一般来讲，解表药、行气药、活血药多属辛味。需要注意的是，辛不等于辣，辣属辛味，但除了辣，腥膻、味冲（刺激性气味）的食物都算“辛”，比如羊肉、葱、韭菜等。

辛入肺，辛味食物或药物，如生姜、白芷、橘皮、当归等可以养肺。秋天，肺气虚的人可多吃点辛味的食物，以增强肺气。

食用过多辛味药及食物会加重上火症状，对心脏和肝脏有不利影响，出现便秘、指甲干枯、失眠、血亏、气虚等。患有痔疮、便秘的人应少食辛味食物。

养生祛病宜辨清 中药五味

中药的五味是指其具有的辛、甘、酸、苦、咸五种最基本的滋味。中药的五味有两种意义，一是药物本身的滋味，这是五味的本义；二是药物的作用范围。

古人在长期生活实践中，除了对食物的味道加以区分，还对中药的味道及作用加以体会总结。《黄帝内经》对中药五味的作用做了总结：“辛散、酸收、甘缓、苦坚、咸软。”后世医家在此基础上又做了补充：“辛能散能行，甘能补能和，苦能燥能泻，酸能收能涩，咸能软能下。”其实，药物的滋味不止五种，此外还有淡味、涩味，由于涩依附于酸，淡依附于甘，以合五行配属关系，故称为“五味”。

另外，中药五味的作用还与脏腑有着密切的关系，五味是五脏精气之本，它们分别与人体的肺、脾、肝、心、肾相对应。《黄帝内经》根据中药对人体生理、病理所发生的影响而将五味归于五脏，提出了“酸入肝，辛入肺，苦入心，咸入肾，甘入脾”。我们在日常饮食中须调和五味，才能满足人体各部分的营养需求，如果五味有偏嗜，就会影响到脏腑功能。

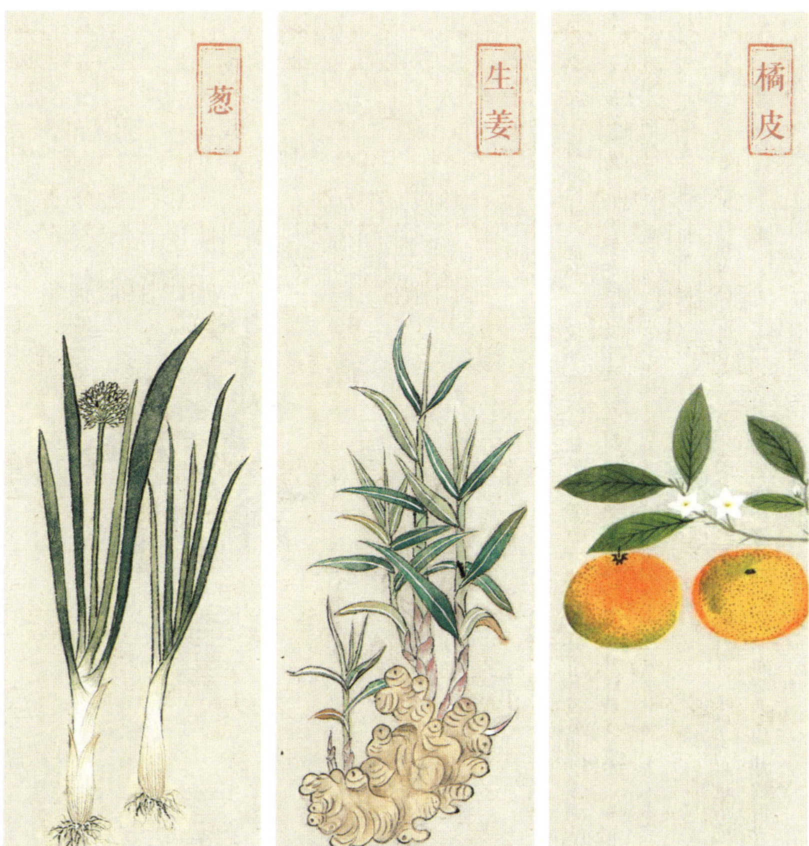
葱
生姜
橘皮

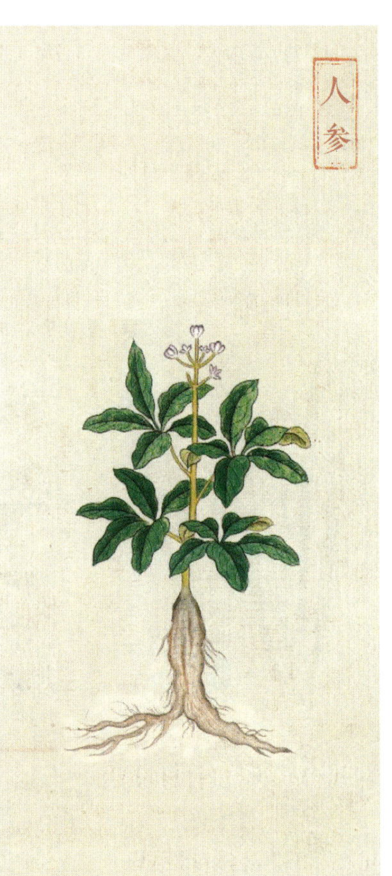

甘味药

甘味中药及食物具有补益、和中、缓急等作用，常用于治疗虚证、脾胃不和、拘急疼痛等病症。甘味药『能补、能和、能缓』，所谓『能补』是指甘味药多具有补益作用；所谓『能和』是指甘味药多具有调和脾胃及药性的作用；所谓『能缓』是指甘味药多具有缓和脘腹及四肢痉挛的作用。一般来讲，滋补养虚、调和药性及止痛的药物多具有甘味。如人参可大补元气，熟地黄可滋补精血。

『甘』在中医里不仅指口感上有点甜，更主要是指它可以补益脾胃，平常可以适当吃一些甘味食物或中药来补脾，如人参等。食用过多甘味药及食物会导致血糖升高、胆固醇升高以及出现脸色黑、胃痛、毛发脱落等。

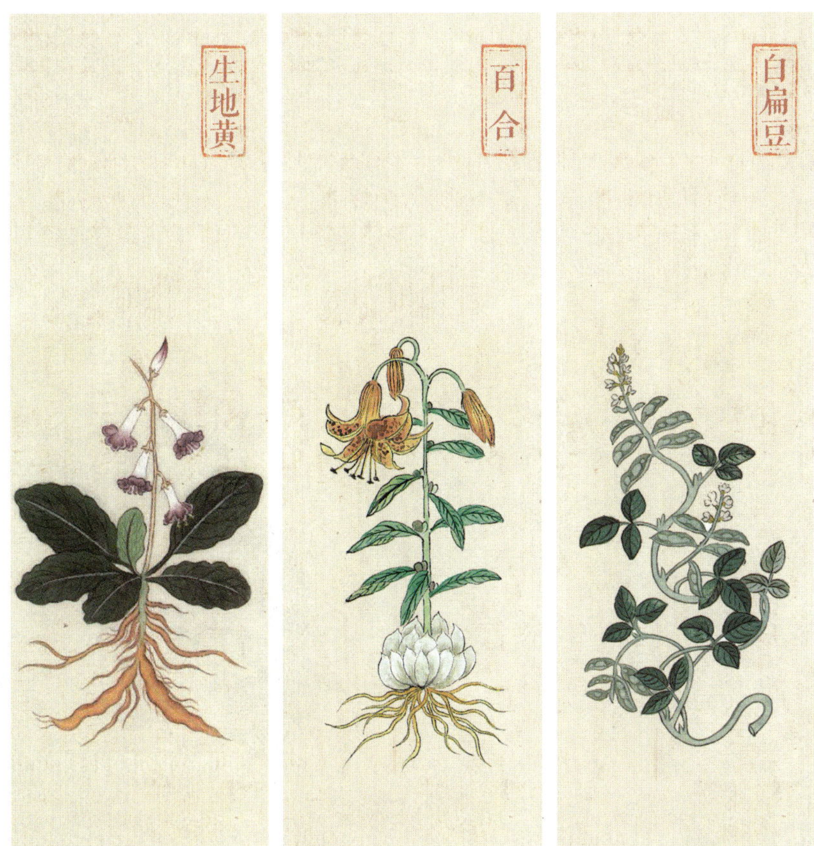
生地黄
百合
白扁豆

酸味药

酸味中药及食物具有收敛、固涩的作用，用于治疗虚汗、久泻、尿频及出血证等。一般来讲，固表止汗、敛肺止咳、润肠止泻、固精缩尿、固崩止带的药物多具有酸味。如五味子可固表止汗，乌梅可敛肺止咳，酸味药具有生津、开胃、消食的作用，可用于食积、燥渴、胃阴不足等疾病。如山楂、枇杷、醋、乌梅等。食用过多酸味药及食物会导致小便不畅和牙齿损害等。

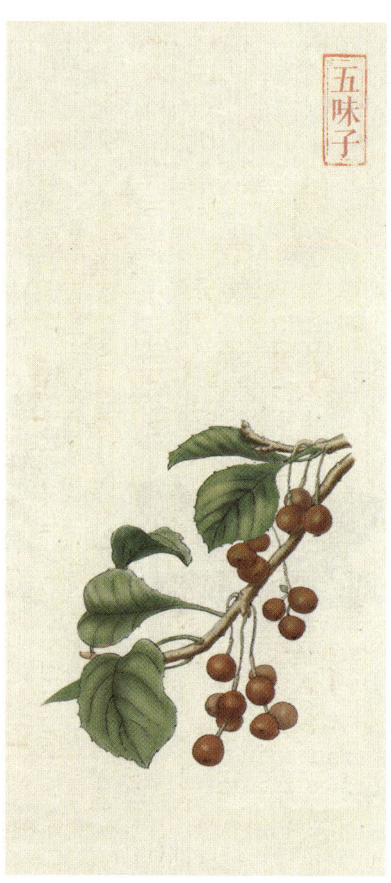

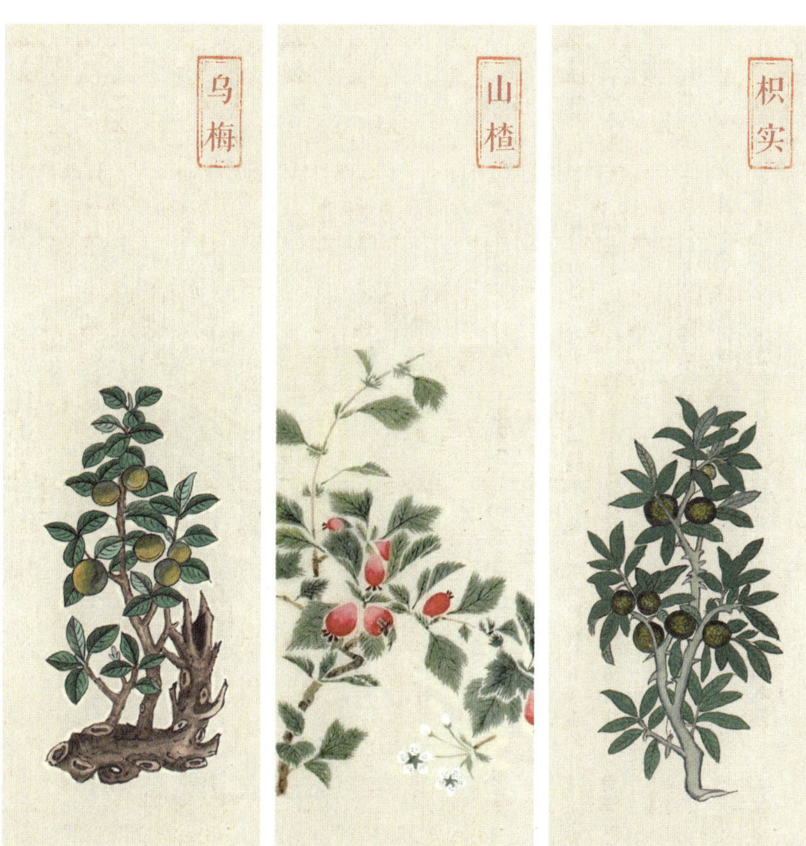
乌梅
山楂
枳实

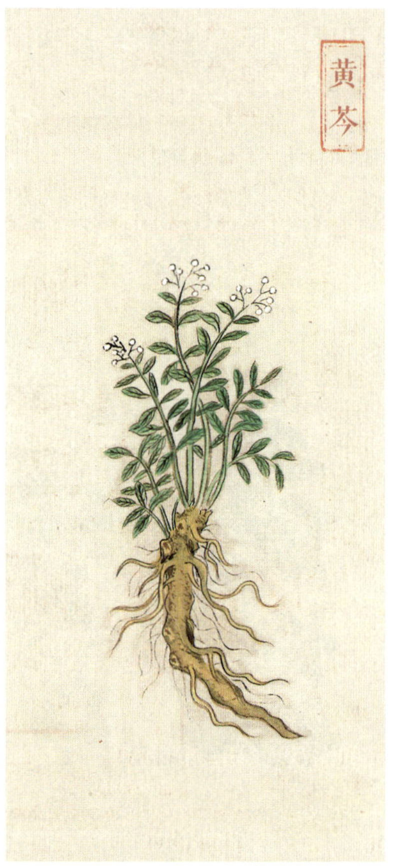

苦味药

苦味中药及食物具有泻下、燥湿和坚阴等作用，多用于治热证、火证、喘咳、呕恶、便秘、湿证、阴虚火旺等。苦味药『能泻能燥能坚』所谓『能泻』是指苦味中药具有通泻、降泻、倾泻的作用，如黄芩、栀子可清热泻火；所谓『能燥』是指苦味中药具有燥湿的作用，如杏仁、葶苈子可降气平喘；所谓『能坚』是指苦味中药具有泻火、滋阴养阴的作用，如橘皮可降逆止呕。

轻度的苦味可以起到开胃、增进食欲的作用。

苦入心，心一旦上火，就会出现脸色发红、口舌生疮甚至赤烂疼痛等，这时就要吃一些苦味中药和食物来调理。苦味药用量如果过大，会引起恶心呕吐、抑制胃酸分泌、影响食欲、伤及脾胃等。

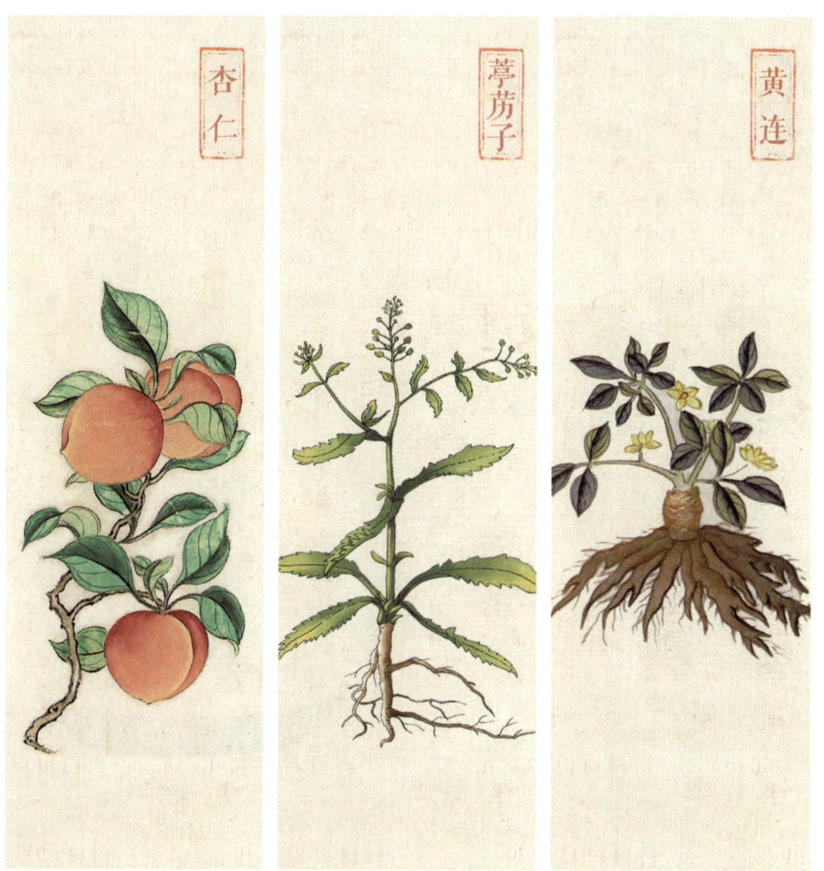
杏仁
葶苈子
黄连

咸味药

咸味中药及食物具有润下和软坚散结的作用。咸味药『能下能软』所谓『能下』指咸味药具有润下通便的作用，可用于大便干结；所谓『能软』指咸味药具有软坚散结的作用，可用于治疗瘰核等疾病。一般来讲，泻下或润下通便及软化坚硬、消散块结等药物多具有咸味，如芒硝能泄热通便。

咸入肾，适度的咸味食物或中药可以养肾。食用过多咸味药及食物会导致血流不畅，另外，高血压及有骨病者不宜多食咸味药及食物。

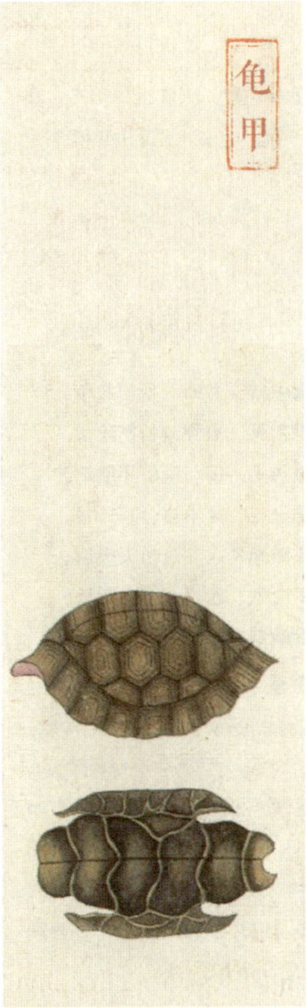

龟甲

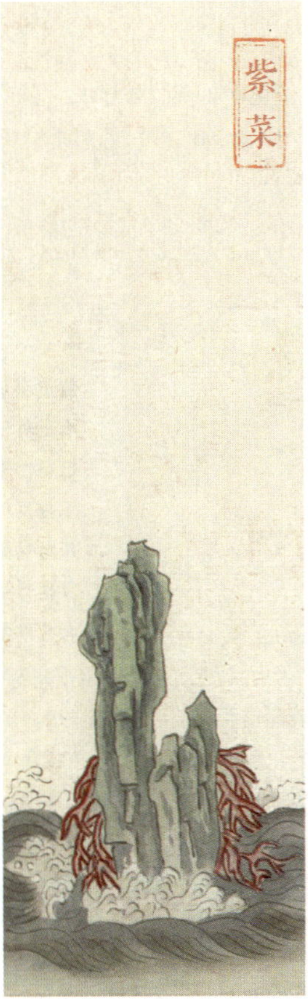

紫菜

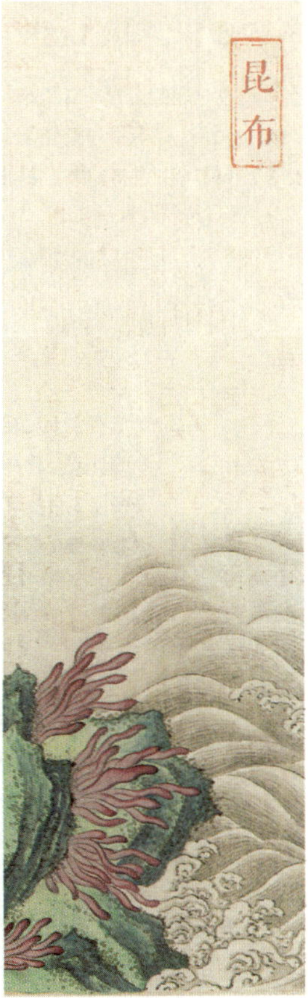

牢记中药配伍禁忌

在选药组方时，有的药物应避免合用，称为配伍禁忌。中药的配伍禁忌其实就是相恶、相反的关系。历代关于配伍禁忌的认识和发展，在古籍中说法并不一致，后来到金元时期概括为“十八反”和“十九畏”，并编成歌诀。

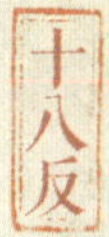

本草明言十八反，
半蒌贝蔹及攻乌，
藻戟遂芫俱战草，
诸参辛芍反藜芦。

其中玄参为《本草纲目》增入，故实有十九种中药，但仍沿袭“十八反”的说法。《本草纲目》中已明确提出以上中药配伍在实际应用时会产生毒性、不良反应，从而损害人体健康，所以不能相互配伍使用。

1. 乌头反半夏、瓜蒌、贝母、白蔹、白及。

2. 甘草反海藻、大戟、甘遂、芫花。

3. 藜芦反人参、丹参、沙参、苦参、玄参、细辛、芍药。

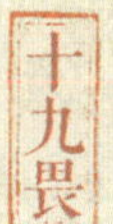

硫黄原是火中精，朴硝一见便相争。
水银莫与砒霜见，狼毒最怕密陀僧。
巴豆性烈最为上，偏与牵牛不顺情。
丁香莫与郁金见，牙硝难合京三棱。
川乌草乌不顺犀，人参最怕五灵脂。
官桂善能调冷气，若逢石脂便相欺。
大凡修合看顺逆，炮滥炙熔莫相依。

“十九畏”歌诀中相畏的中药均不能相互配伍应用，在炮制和使用过程中应尤为注意。

药物之间的相恶、相反并不是绝对的，而要具体情况具体分析。在一些经典药方中也有“十八反”和“十九畏”的搭配，例如甘遂半夏汤中将甘草、甘遂配伍，散肿溃坚汤、海藻玉壶汤等均合用甘草和海藻，十香返魂丹是将丁香、郁金同用等。

家常烹制药膳注意事项

配料必须严谨

药物的选用与配伍，必须遵循中医药基本原则，注意药物与药物、药物与食物、药物与配料、调味品之间的性效组合。任何食物和药物都有其四气、五味，对人体五脏六腑功能都有相应的促进或制约关系。因此，选料应当注意药与药、药与食之间的性味组合，尽量应用相互促进的协同作用，避免对立制约的配伍，更须避开配伍禁忌的药食配合，以免产生不良反应。

调味要合理

药膳首先应尽最大可能保持和发挥药的功效，其次需具有普通膳食的色、香、味、形，以便激发用膳者的食欲。

1. 减少调味品对食物鲜味的改变。药膳材料的味也是其功能组成的一部分，在经过烹调后，都有独特的鲜美口感，除了常用的盐、味精、食用油等，不需要调味品改变其本味。

2. 一些腥膻材料，如鱼、龟、羊肉、动物脏器等，可加入适量的去味增香类调料，如胡椒、茴香、川椒、桂皮等矫正异味。此类调料多为辛甘温热属性，不仅能调节药膳的色、香、味，还能增强药膳的调养效果。

烹调方法以保存药效为重

烹调药膳时，要注意避免药物的有效成分流失，传统药膳烹制以炖、煮、蒸、焖为主，使药物在加工过程中，有效成分最大程度溶解在汤中，增强药效。

此外，制作药膳采用的烹饪方法不同，也会影响做出来的药膳功效。甚至，同一种材料，改变辅料和做法，做出来的药膳功效可能就会随之发生细微的变化。比如山药，若做成山药茯苓糕，有健脾益胃、补中益气的作用；如果用山药炖小鸡，则有补肾壮阳的功效；山药莲子粥的作用则是益气健脾、补中止泻。

会煎煮中药，才不白花钱

俗话说："十分药力五分煎，不会煎煮白花钱。"中药的疗效与剂型有关，而汤剂是实际应用中最常见的剂型，汤剂中的中药成分在煎煮过程中会产生化学反应，煎煮方法不当就会影响汤剂的疗效。因此为了保证实际用药能取得预期的疗效，就必须采取正确的煎煮方法。

中药煎煮工具

宜用砂锅或瓦罐煎煮中药，最好是砂锅。此类锅传热和缓均匀且耐高热，药物在器皿内可充分受热而溶出有效成分，且材料稳定，不会影响药物成分的合成和分解。实在没有砂锅或瓦罐，也可用玻璃锅、不锈钢锅煎煮，但效果稍差。

忌用铁锅、铜锅、铝锅，这类锅的化学性质不稳定，其中的金属元素易和草木药中的化学成分发生反应，轻则降低疗效，重则产生毒副作用。如铁锅煎药，往往会生成一种不溶于水的鞣酸铁，使药液变黑变绿，药味又涩又腥。

中药用水、泡水

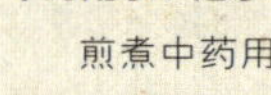

煎煮中药用水以清洁为原则，自来水、深井水都可以。忌直接用含氯自来水煎药。自来水接好后，可静置几个小时再用来煎药，可明显减少氯含量。煎煮前宜浸泡药材30~60分钟。夏季气温高，浸泡时间可短些；冬季气温低，浸泡时间可长些。忌用沸水浸泡药，以免中药中的蛋白质受热凝固，不利于药物中的有效成分浸出。浸泡用水以常温或温水（25℃~50℃）为宜。

头煎药用水量一般以将草药加压后，液面没过饮片两横指（约2厘米）为宜。其中，芳香易挥发及质地疏松的药物（如薄荷、木香等），水量以淹没药物为度；质地坚硬黏稠需久煎的药物（如龟板、鳖甲等），加水量可略多。二煎用水量以没过药面为宜，给小儿煎药时用水量可相对减少。

中药煎煮次数

每剂药一般需煎煮2次，第一煎先用大火将浸泡好的药煮沸后，改用小火，维持药物沸腾；第二煎加水适量少些（淹没过药面），火候同第一煎。较难煎出有效成分的药材，如滋补类药材，宜煎3次。

中药煎煮时间

一般中药头煎20~30分钟，二煎15~25分钟。滋补及质地坚实的药物忌煎煮时间过短，一般头煎40~60分钟，二煎30分钟左右。解表、理气及质地轻松、芳香的药物忌煎煮太长时间，一般头煎6~15分钟，二煎5~10分钟。

中药煎煮火候

一般煎煮中药宜先用大火烧开，煮沸后改为小火慢熬，以促进有效成分的溶出和减少水分蒸发量。火力不宜过强，否则水分蒸发得快，使煎煮时间不能延长，导致药材成分不易充分溶出，且易焦化。火力不宜过弱，否则达不到使有效成分溶出的目的。

中药煎煮方式

在煎煮中药时为了使药效发挥到最好，可盖上盖子煎煮。中药在出售前一般都要经过加工炮制，所以没有必要在煎前清洗，以防易溶于水的有效成分丢失，影响药效。

中药在最后一次煎煮时将药液倒出后，可用双层纱布滤取药渣，绞取药渣内剩余药液，可增加药液有效成分，增强药效。

煎药并非越浓越好

大多数人都以为中药煎得越浓效果越好，认为煎药时间长些，中药里的有效成分可以都煎出来，溶于汤里。其实，这样做是错误的。实际上，煎中药是中药有效成分不断释放、溶解的过程，当中药与药液中的有效成分浓度平衡后，这一过程就停止了。再连续不断地煎，不仅不会使药物内的有效成分继续溶解，反而令药液中的有效成分因不断蒸发而减少，甚至使有效成分在长时间的高温中遭到破坏，导致药效降低。另外，过分浓缩的药汁会加重苦味，给患者服药带来困难，服药后会产生恶心、呕吐等副作用。

由此可见，中药并非煎得越浓效果越好。煎中药时，药液应保持一定的“量”。一般而言，中药的煎出量应保持在200毫升左右。

特殊中药煎药方法

烊化冲入

阿胶、鹿角胶、龟胶等胶质性中药，以及饴糖等黏性、易溶于水的中药，不需要加水煎煮，直接用煎好的药汁融化后即可服用，也可以先用温水溶化后与药液混合，具体要根据药方的要求来操作。

泡服

一些用量少而且有效成分易于溶出的中药，如胖大海、番泻叶等不需煎煮，直接用开水浸泡后即可服用。

冲服

一些粉末状的中药如三七粉，以及液体性的中药如竹沥，可直接用温水冲服，以避免药效流失。

合药冲服

某些贵重药物的有效成分不在水中溶解，有些药物加热后有效成分可能会分解而影响药效，这些药物可磨成粉末，然后放入已经煎好的中药药汁中搅匀后服用，如人参粉、牛黄粉、羚羊粉、三七粉、麝香粉、全蝎粉、肉桂粉、甘遂粉等。

生汁兑入

一些药汁，如鲜生地黄汁、生藕节汁、梨汁、韭菜汁、姜汁、白茅根汁、竹沥等，不宜入煎，可将其他药物煎煮后兑入上述药汁，混合均匀后服用。

煎汤代水

某些中药如玉米须等，先煎煮，去渣取汁，用煎好的药汁代替水来煎煮其他中药。

先煎

有些药物需要先入锅煎煮，再放入其他药物。先煎的目的是为了增加药物的溶解度，降低药物的毒性，以充分发挥药物的疗效。

1. 矿物类、贝壳类、角甲类药物因质地坚硬，有效成分不易煎出，必须先煎。如生石膏、牡蛎、石决明、珍珠母、龙骨、鳖甲、水牛角等，应将药物先打碎，然后放入水中煎 20~30 分钟，再放入其他药物同煎。

2. 有毒的药物，如乌头、附子、商陆等，要先煎 1~2 个小时，以减去毒性，然后再加入其他药物同煎。

后下

芳香类药物（如薄荷、藿香、木香、豆蔻、砂仁等）和一些不宜久煎的药物（如钩藤、杏仁、大黄、番泻叶等）都需要后下，这样能减少挥发油的耗损，使有效成分少受破坏，从而保证药效的正常发挥。

包煎

就是将某种药用纱布包起来，再和其他药一起煎。需要包煎的主要有三类药物。

1. 细小种子类药物，如车前子、葶苈子、青葙子等，如不包煎，容易粘锅，药汁也不容易滤除。

2. 有些药物如蒲黄、青黛、海金沙、灶心土等，煎时容易溢出或沉淀，需要包起来煎煮。

3. 有些有绒毛的药物，如旋覆花、枇杷叶等，如不包煎，煎煮后不易滤除，服后会刺激咽喉，引起咳嗽、呕吐等。

另煎

一些名贵中药如人参、西洋参、虫草、鹿茸等宜单煎或研细冲服，否则易造成浪费。

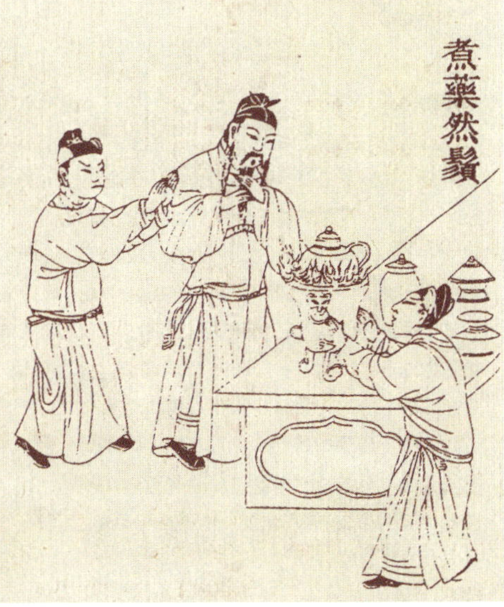

中药丸剂制作方法

丸剂是将药物研成细末，以蜜、水或米糊、面糊、酒、醋、药汁等作为赋形剂制成的圆形固体剂型。因为制备方法的不同，丸剂又分为蜜丸、水丸、浓缩丸等。丸剂体积小，服用、携带、贮存都比较方便，但每次服用的量都比较大，而且药味相对较浓。

此外，丸剂吸收缓慢，服用后需要一定的时间才能溶化散开，逐渐被人体吸收，药效也相对持久，常用来调理慢性病，如归脾丸、人参养荣丸等。也有一些丸剂用于急症，如安宫牛黄丸、苏合香丸等。

水泛为丸

将配制好的药物研成细粉，加适量的水搅拌后，做成很小很小的颗粒状（母子），然后风干。再将风干的母子放在一个表面光滑、刷水不漏的药筛上，一边用喷水器（最好是雾状）喷水，一边撒药粉并摇动药筛，一直摇动至预期的大小，最后风干即成水丸。

炼蜜为丸

将配制好的药物研成细粉；蜂蜜用微火煎熬，并不停用勺子搅动，直至蜂蜜中间泛起橙色泡沫，拉之成黄丝；趁热将药粉与蜂蜜搅匀，反复揉搓至均匀，然后搓成药条，切段，揉成丸粒。

水飞

先将药物打成粗末，然后放入研钵内，加入清水（淹没药面）共研，研至钵底无响声时，再加入清水搅拌，使药物细浮、粗沉，随即倒出上层悬液，剩下的继续研磨，如此反复操作，至全部成混悬液为止。然后将混悬液静置澄清，倒去清水，将沉淀晒干。此过程即为水飞。

服药用药的注意事项

服用中药的注意事项

正确地服用中药，不仅能最大程度地使药效得到发挥，还能避免浪费。中药的服用也要因人、因病情而异。

如果是服用单味药，用量宜重；服用复方药，用量宜轻。汤剂用量比丸剂用量要重。在同一处方中，主药用量一般要比其他辅药重。性质平和的药物用量可稍重。毒性、烈性药物用量过多会产生副作用甚至导致中毒，要严格控制用量。

服药用量要根据患者的年龄、体重和体质等情况来使用。一般来说，老年人和儿童对药物的耐受力较差，用量宜轻。

服用温度

张仲景在《伤寒论》《金匮要略》中所记载的汤剂，大都去滓温服，所以汤剂以温服居多。治热病的清凉药物不应热服，宜冷服。如果服用治寒证的祛寒药，不应冷服，要热服。如果是热证反现厥逆的真热假寒证，就要使用寒药热服的方法。如果是寒证反现燥热的真寒假热证，就要使用热药冷服的方法。一般情况下，丸、散等固体药剂以温开水吞服。

服用时间

服用中药应于饭前或饭后 1 小时进行，以免影响药物与食物的消化吸收和药效的发挥。服用中药也不是必须每日 2 次或 3 次，比如病情危急了，就需要频服。治疗咳嗽或者咽喉疾病等，最好的服药方式是小口喝，在嘴里含一会儿，再慢慢地咽下去。如果服用的是补益类的中药，那么不宜在饭后服用，饭前服用药效才能得到更好的发挥。如果服用的是治疗上焦疾病的药物，则最好在饭前服用，这样疗效更好。驱虫药和泻下药大多在空腹时食用。

中西药不宜同时服用，最好间隔1个小时以上，分开服用。服药的时间要根据患者自己的体会来调整，比如有的患者一服用中药就感觉胃不舒服，那么就可以在饭后服用，以减少药物对胃肠的刺激，一般不建议饭后马上服药，最好是2个小时以后再服。如果服用的是安神镇静药，最好在睡前30分钟至1小时内服，以便及时发挥药效。

服用方法

在服用发汗、泻下类药时，服用至出汗、泻下即可，否则会导致出汗过多，损伤正气。

服用中药时最好以温水送服，不能用茶水、牛奶、果汁、酒、咖啡、碳酸饮料等送服。

如果病人有呕吐症状，吐而不纳，应先让病人喝少许姜水止呕，然后以少量频饮的方式来服用。

切忌盲目服药、进补

“药证相符，大黄也补；药不对症，参茸也毒。”中医用药，要辨证施治，对症下药；药不对症，补药也可能成为“毒药”，加重病情。

补药多吃也有害

有人觉得补药主要用于调理身体，多吃点对身体没什么坏处。其实不然，许多补药都属温性，过量进补容易引起上火，还会出现消化不良等胃肠问题。另外，多种补药同时服用不仅不会产生协同作用，反而会产生一些副作用。如桂圆、阿胶都是滋补气血的补药，如果吃得太多或者经常一起吃，容易使人内热上火，长口疮。

在服用补药之前，应咨询医生，并了解自己的体质分清身体的虚、实，再对症进补。

进补药膳要因时因地制宜

用药不仅要考虑具体的病症、病人的体质和身体情况，还要因地制宜。如冬季的西北、东北地区天气寒冷，宜适当食用人参、鹿茸、羊肉等以强壮补肾、御寒助阳，但南方天气潮湿温暖，应食用清淡甘温的药方，如果多吃人参、鹿茸、羊肉，反而容易燥热动火， 出现咽痛、口疮、鼻出血等。

服中药期间的饮食宜忌

服药期间，饮食应清淡、易消化

服用中药期间要少吃豆类、肉类及其他不易消化的食物，以免增加肠胃负担而影响身体的恢复。多吃健脾养胃的食物，以增强脾胃功能，使身体很好地吸收药物而达到治病的效果。

服用中药时不要喝浓茶

茶叶里含有鞣酸，浓茶里含的鞣酸更多，与中药同服时会影响人体对中药中有效成分的吸收，降低疗效。如平时有喝茶习惯，可以少喝一些绿茶，而且最好在服药后2~3小时再喝。

注意所服用的中药与哪些食物相恶、相反

· 服用甘草、苍耳、乌梅、桔梗、黄连、吴茱萸忌食猪肉。

· 服地黄、首乌忌食葱、蒜、萝卜。

· 服丹参、茯苓忌食醋。

· 服苍术、白术忌食桃、李。

· 服土茯苓、使君子忌饮茶。

· 服荆芥忌食虾、蟹等海鲜。

· 服厚朴忌食煎炒豆类。

· 服人参、党参忌食萝卜。

· 服用泻下剂，如大承气汤、麻仁丸时，不宜过早食用油腻及不易消化的食物。

根据病症有选择性地忌口

· 服补阳药期间忌大寒大凉饮食，如冰淇凌、冰镇饮料等。

· 脾胃虚寒的人在服用补脾养胃药期间，不宜吃西瓜、萝卜、绿豆、梨、甘蔗、鳖等生冷寒凉、滋腻的食物。

· 服清热凉血及滋阴药物时，不宜吃辛辣的食物。

· 热性疾病应禁食或少食辛辣、鱼类、肉类等性热、腻滞、生痰食物，以免助长病邪，使病情加重。

· 服解表、透疹药宜少食生冷及酸味食物，因冷物、酸味均有收敛作用，会影响药物解表透疹功效。

· 服温补药时应少饮茶，因茶叶性凉，能降低温补脾胃的效能。

· 服用镇静、催眠类药物前后，不宜喝茶，更不能用茶水送服这些药物。

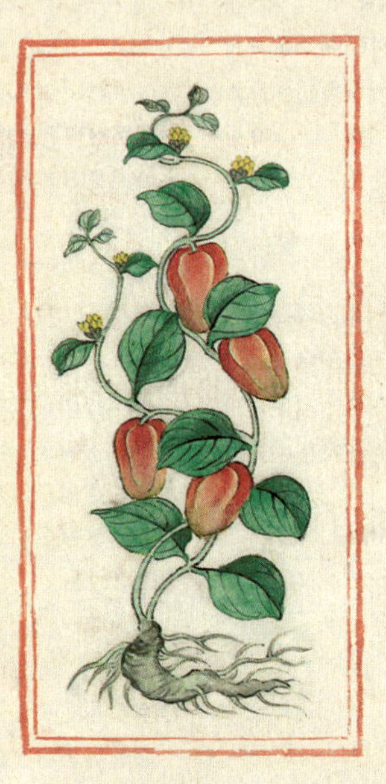